高等医药院校新形态教材

供医学影像技术、放射治疗技术及相关专业使用

X线摄影检查技术

（第 2 版）

主　编　曹国全　石凤祥

副主编　李圣军　王俊莹　李占峰　杨　明

编　委　（按姓氏汉语拼音排序）

曹国全　温州医科大学附属第一医院

崔军胜　南阳医学高等专科学校

李圣军　山东医学高等专科学校

李占峰　南京卫生高等职业技术学校

刘　蕊　杭州医学院

石凤祥　中国中医科学院广安门医院

王俊莹　北京卫生职业学院

闻彩云　温州医科大学附属第一医院

徐　赞　安阳职业技术学院

杨　明　华中科技大学同济医学院附属协和医院

张云鹏　邢台医学高等专科学校

科　学　出　版　社

北　京

内 容 简 介

本教材共 7 章，分别为 X 线摄影检查技术概论、X 线成像系统的基础理论、X 线摄影检查基础知识、常规 X 线摄影检查技术、特殊场景 X 线摄影检查技术、X 线造影检查技术、X 线影像质量管理及控制。本教材在编写过程中参考了相关教学标准和放射技士考试大纲，充分结合临床实际工作需求，遵循高等医药医学影像技术专业教育教学规律和高职高专学生的认知特点，融入课程思政，实现了理论知识、操作技能和核心正确价值观的有机结合。

本教材可供医学影像技术、放射治疗技术及相关专业使用。

图书在版编目（CIP）数据

X 线摄影检查技术 / 曹国全，石凤祥主编. —2 版. —北京：科学出版社，2024. 8

高等医药院校新形态教材

ISBN 978-7-03-077590-0

Ⅰ. ①X… Ⅱ. ①曹… ②石… Ⅲ. ①X 射线诊断–高等职业教育–教材 Ⅳ. ①R814

中国国家版本馆 CIP 数据核字（2024）第 017142 号

责任编辑：池　静 / 责任校对：周思梦
责任印制：师艳茹 / 封面设计：涿州锦晖

科学出版社 出版
北京东黄城根北街 16 号
邮政编码：100717
http://www.sciencep.com

北京九州迅驰传媒文化有限公司印刷
科学出版社发行　各地新华书店经销
*
2017 年 6 月第　一　版　开本：850×1168　1/16
2024 年 8 月第　二　版　印张：11 1/2
2024 年 8 月第 六 次印刷　字数：346 000

定价：54.80 元

（如有印装质量问题，我社负责调换）

前　言

党的二十大报告指出"人民健康是民族昌盛和国家强盛的重要标志。把保障人民健康放在优先发展的战略位置，完善人民健康促进政策。"贯彻落实党的二十大决策部署，积极推动健康事业发展，离不开人才队伍建设。"培养造就大批德才兼备的高素质人才，是国家和民族长远发展大计。"

X线摄影检查技术是医学影像技术、放射治疗技术等专业的核心课程，其教学任务是为了培养适应卫生行业影像技师工作要求、掌握X线摄影理论基础和操作技能的高素质技术人才。

本教材广泛征集吸纳诸多高等医药院校和医疗机构放射技术人员的意见，摒弃既往教材中"设备结构、成像理论和检查技术"自成一体的弊端，充分结合X线摄影检查技术亚专科工作实际，注重知识结构的连贯性和逻辑性，有利于实现以X线摄影检查技术为主线的系统性教学。结合该专科技术的发展特点，以"必备、实用、新颖"为原则推陈出新，删除既往教学内容中临床应用价值不大的知识点，完善经典必须掌握的知识点，增加新的检查技术知识点，使教学内容和学生技能及时满足快速发展的医学影像技术知识进展及岗位需求。本教材整体上体现职业特点，强调"三基"，体现"五性"，适当融入思政内容，突出专业特色。

本教材采用纸数融合的形态，纸质教材共7章，内容涵盖X线摄影检查技术概论、X线成像系统的基础理论、X线摄影检查基础知识、常规X线摄影检查技术、特殊场景X线摄影检查技术、X线造影检查技术和X线影像质量管理及控制。数字部分包含课件、自测题、微课等，使原本枯燥乏味的知识点更加生动，使抽象的各个部位检查技术更加形象直观，读者可在"中科云教育平台"免费获取、使用。"医者仁心"模块使学生在学习中深刻领悟行业内的"大医精诚"。本教材编写内容参考了放射技士考试大纲和行业内技能竞赛大纲，增加了教材的实用性。

本教材参考总授课时数为80学时，实际学时可根据各个院校的教学安排和学生具体情况进行相应的调整。教材的理论授课学时与实践技能训练的学时比例原则上按1:1安排。

本教材的编写是集体智慧的结晶，编写团队既有高等医药院校一线教师，也有医疗机构一线资深的高级职称放射技师，他们经验丰富，为此次编写提供了宝贵的经验和资料，在此表示感谢。本教材在编写中参考了许多专业著作，也得到了许多行业内专家的指导和帮助，在此一并表示感谢。

由于编者水平有限，教材中可能存在不足之处，恳请使用本教材的师生和阅读本教材的同行多提宝贵意见，以便改进。

曹国全　石凤祥

2024年5月

配 套 资 源

欢迎登录"中科云教育"平台，**免费** 数字化课程等你来！

本系列教材配有图片、视频、音频、动画、题库、PPT 课件等数字化资源，持续更新，欢迎选用！

"中科云教育"平台数字化课程登录路径

电脑端

- ▶ 第一步：打开网址 http://www.coursegate.cn/short/BY6AX.action
- ▶ 第二步：注册、登录
- ▶ 第三步：点击上方导航栏"课程"，在右侧搜索栏搜索对应课程，开始学习

手机端

- ▶ 第一步：打开微信"扫一扫"，扫描下方二维码

- ▶ 第二步：注册、登录
- ▶ 第三步：用微信扫描上方二维码，进入课程，开始学习

PPT 课件，请在数字化课程中各章节里下载！

目　录

第**1**章
X 线摄影检查技术概论

X 线摄影检查技术这门课程涵盖的理论知识和操作技能，为放射技师必备的基本能力，直接与学生毕业后所从事的 X 线摄影检查技术岗位相对应；学生对本课程的掌握程度决定了将来从事 X 线摄影检查技术工作的知识储备与职业能力。本章主要讲述 X 线摄影检查技术的研究内容、各种 X 线摄影检查技术的发展历程，以及在人体不同系统中的应用及评价。

一、X 线摄影检查技术及其研究内容

在医学领域中，以影像手段提供诊疗信息的方式很多，但是从医学影像学科的建立与发展过程、影像检查属性，以及临床岗位实际工作来分类，通常包括 X 线摄影、计算机体层成像(computed tomography，CT)、磁共振成像（magnetic resonance imaging，MRI）、核医学检查、超声检查等，而各种可见光成像技术如光学内镜、眼底摄影、热成像等通常不在医学影像科室工作范畴内。

X 线摄影检查技术是利用医用 X 线摄影装置及成像机制，对人体进行检查操作，获取人体内部结构信息，以 X 线影像的方式提供医学影像诊断所需的信息，是一门由多学科交叉融合后形成的多元化学科。同时，在整个医学影像检查技术学中，X 线摄影检查技术是一门起步最早、理论最系统、实用性较强的基础性分支学科。

X 线摄影检查技术课程的主要内容涵盖 X 线摄影基础理论和基础知识、模拟和数字 X 线摄影成像技术、X 线摄影检查体位、X 线造影检查技术、影像处理和打印技术、X 线影像质量管理与控制等。

X 线摄影检查技术的研究主要围绕普通 X 线成像过程展开，包括如何正确运用成像手段，克服不利因素，最大限度地提取真实的人体解剖结构、病理、生理生化或功能信息；如何以最小的代价，如被检者损伤、电离辐射、检查费用、检查时间等，得到符合临床诊疗需求的影像。

二、X 线摄影检查技术的发展历程

（一）普通 X 线摄影

普通 X 线摄影检查也称为常规 X 线摄影检查，在 X 线诊断中占有非常重要的地位。

1895 年 11 月 8 日，德国物理学家威廉·康拉德·伦琴在实验室进行阴极射线的实验，当阴极射线管通电后，伦琴发现玻璃管壁发出荧光。为了证实荧光现象，他将阴极射线管壁用黑纸包严，在距阴极射线管约 1m 处放置涂有铂氰化钡的纸板，在暗室再给阴极射线管通电，此时在涂有铂氰化钡的纸板上可见微弱的荧光。伦琴将这个实验重复几次，这种现象存在几次，以后的几星期，伦琴一直在实验室研究此现象，他推测这是一种新的射线。由于当时人们对这种射线的性质不了解，他将这种射线用数学上表示未知数的 X 来表示，并命名为 X 线。

1895 年 12 月 22 日，伦琴拍摄了世界上第一张 X 线片，当时曝光用时近 15 min，摄影板被处理后，照片中伦琴夫人手骨的透亮影像显示在周围肌肉的黑影之中。伦琴的发现在人类科学史上具有极其重要的意义，为自然科学和医学开创了一条崭新的道路。在发现 X 线 3 个月后，外科医生首先在手术中采

用 X 线摄影检查来协助临床诊疗。1901 年，伦琴荣获首届诺贝尔物理学奖。人们为了纪念他的功绩，将 X 线称为伦琴射线。

从伦琴发现 X 线的那刻起，X 线摄影设备、影像记录方式，以及提高影像质量的相关技术一直在随着科技的发展不断加以改良和更新。1895—1920 年，为 X 线初级应用阶段。这一阶段人们还没有认识到辐射损伤的问题，过度使用 X 线。在 1895 年，涂有一层乳剂的玻璃板、易弯曲的透明胶片和感光纸被广泛应用于普通可见光摄影，如在专门为 X 线摄影设计的玻璃板上，涂上对 X 线十分敏感的含银乳剂，用于记录宽范围的 X 线影像密度。这种成像方式得到的影像对比度低，尤其是在 X 线吸收衰减程度差别不大的组织或器官，所以这一时期人们比较关注高对比度显影剂的开发和利用。1897 年钨酸钙增感屏（intensifying screen）被应用在 X 线摄影中，大大降低了曝光量。1913 年硝酸纤维素片基胶片问世，但该胶片易燃，被称为"不安全"胶片。1918 年，双面乳剂胶片应用于临床，该胶片在片基两面都涂了高速感光乳剂，与双面增感屏配合使用，在很大程度上减少了曝光量，并使得活动滤线器的应用成为可能。

在 20 世纪 20 年代以后，X 线辐射损伤逐渐引起人们的重视，人们开始采用各种防护装置进行操作者和被检者的防护。1920～1970 年为 X 线临床应用与开发阶段。一方面，胶片技术逐步发展，如 1924 年醋酸纤维素片基的使用，提升了胶片的安全性；1933 年 X 线胶片片基开始被染成蓝色，以减少可见光透过透亮区时对眼睛的刺激；20 世纪 50 年代末聚酯片基取代了醋酸纤维素片基，这种片基更薄，减少了双面乳剂胶片的视差问题。另一方面，1921 年滤线器、1929 年旋转阳极 X 线管、1930 年 X 线体层摄影装置、1942 年光电限时器、1948 年影像增强器、1951 年多轨迹体层摄影装置、1956 年自动洗片机、1968 年荧光缩影摄影等装置或器材相继问世，使得模拟 X 线摄影检查技术得到了广泛的发展。在这一时期钼靶 X 线管问世并在乳腺等软组织摄影中得到应用。20 世纪 70 年代早期用于彩色显像管和影像增强管的稀土荧光体的研发，推动了医学摄影中稀土增感屏的发展：由 X 线发光效率高的荧光体制成新型的感绿或感蓝增感屏，不同发光光谱的增感屏与吸收光谱相对应的 X 线胶片相匹配，使曝光条件进一步降低。荧光交叠效应控制技术与新型扁平颗粒乳剂的联合应用进一步提高了屏-片系统的成像质量。

随着计算机技术的不断更新，尤其是 1972 年 CT 机的问世使放射影像开始了数字化。自 20 世纪 80 年代，在 X 线摄影设备中相继开发了计算机 X 线摄影（computed radio-graphy，CR）、数字 X 线摄影（digital radiography，DR）成像技术。进入 21 世纪以来，CR 和 DR 在临床得到广泛应用。许多全新的数字化成像设备迅猛发展，使 X 线摄影进入了全面数字化时代，构筑了全新的 X 线摄影检查技术。与模拟 X 线摄影不同的是，DR 技术的发展和进步体现在硬件和软件两个方面。

CR 是计算机和 X 线摄影相结合的产物，是常规 X 线摄影的一次革命，它是使用含有光激励发光物质的成像板（image plate，IP）作为载体的一种数字化摄影技术。该技术自 20 世纪 70 年代开始研究，在 20 世纪 80 年代初应用于临床，于 20 世纪 90 年代以后在临床普遍应用。CR 的发展，前期主要是 IP 的改进，提高其转换效率及使用寿命。2003 年 CR 在读出技术上出现了线阵阅读和双面阅读技术。线阵阅读是 CR 阅读器扫描方式的改进，即由点激光扫描改为线激光扫描，加快了扫描速度，提高了整体采集效率。双面阅读技术的 IP 采用透明支持层，使用双面 CR 阅读器处理，双面同时采集 IP 信息，提高了输出信噪比，获得了更好的影像质量。

尽管 CR 本身技术相对比较成熟稳定且成本低，在床旁摄影和全长摄影等方面也有一定优势，但在操作流程上仍相对烦琐，密度分辨力相对不够高。随着 DR 市场化进程的加快，目前 CR 正面临着严峻的挑战，在临床上有被 DR 取代的趋势。

DR 是一种采用平板探测器作为影像接收装置而获得直接数字化影像的摄影技术。1986 年，第 15 届国际放射学术会议首次提出数字化 X 线摄影的物理学概念。当时的 DR 技术采用的 X 线探测器是影像增强器-摄像管/电荷耦合器件（charge coupled device，CCD）-电视成像链，其空间分辨力和密度分辨力还不能满足临床的要求。

20世纪90年代后期，薄膜晶体管（thin film transistor，TFT）阵列等新技术的应用，使DR的探测器研制取得突破性进展，多种类型的固态一体化平板探测器（flat panel detector，FPD）投入临床应用，在影像质量、操作流程和检查时间等方面优势明显。继1995年北美放射年会报道了非晶硒直接转换型静态平板探测器后，1997年已有关于采用间接转换和直接转换型FPD的DR应用报道。2001年可用于数字透视和摄影的10～30帧/秒的大面积FPD已由实验室走向临床，动态FPD技术的开发也促进了数字合成体层成像的临床应用和发展。

DR摄影成功地实现了X线影像的数字化采集、处理、传输、显示和存储的一体化。X线照射人体后被平板探测器接收并转换为数字化信号，获得X线衰减后的不同组织密度信息的数字矩阵，经计算机处理，重建输出到显示器形成影像。DR目前广泛应用于临床X线摄影检查。

（二）口腔X线摄影

在1895年，伦琴宣布发现X线后仅2周的时间，有学者便将X线用于拍摄牙科X线片。20世纪70年代由于该技术存在许多不足而未能得到广泛应用。随着计算机的发展，口腔颌面医学影像摄影才得以迅猛发展，各种型号的X线设备纷纷登场，各种新颖的技术不断涌现。口腔X线摄影检查技术目前主要包含牙片X线摄影、口腔全景曲面体层摄影（oral panoramic tomography）、头影测量摄影、口腔锥形束计算机体层成像（cone beam computed tomography，CBCT）等。

20世纪70年代末间接数字化X线摄影首先应用于口腔科，随后发展为以CCD传感技术为基础的数字化牙片摄影技术，直到后来出现了以IP为基础的口腔CR技术。

1989年直接数字成像系统首次应用于牙科检查，同年美国食品药品监督管理局（Food and Drug Administration，FDA）批准其应用于口内成像，称为X线直视摄影（radio visio graphy，RVG）。而后又出现了以CCD为基础的CCD系统。CR最初只用于颌面影像，如全景片和头颅X线片，在口腔科的应用范围较窄，1994年一种Digora数字化放射成像系统被应用于临床，该系统具有更高的分辨力，可用于显示口内的细小解剖结构如牙槽骨的硬骨板、牙槽间隙等。

1968年第一届国际颌面放射学学术会议建立了国际颌面放射学会。中华人民共和国成立后我国口腔放射学从零开始，逐渐得到较大的发展，并在1987年召开了第一届全国口腔放射学学术会议，建立了中华医学会口腔科学会口腔放射学组，逐渐形成我国口腔放射学专业队伍。在相当长的时期内，口腔放射学实际上仅为牙科放射学，其临床应用只限于对牙、牙周及根尖病变的X线摄影检查及诊断，检查方法主要是根尖X线片及颅骨X线片的拍摄。随着口腔临床医学和X线技术的迅速发展，口腔放射学逐渐对口腔颌面部肿瘤、外伤、炎症、发育畸形、唾液腺疾病、颞下颌关节疾病等进行X线摄影检查，形成了口腔颌面放射学。X线摄影检查技术也由单纯的拍摄根尖X线片、颅骨X线片的牙科X线机发展为口腔专用牙片摄影机、全景曲面体层摄影机，以及锥形束CT机，使口腔影像学检查更加全面细致。

（三）乳腺X线摄影

随着乳腺肿瘤发病率的升高，乳腺肿瘤的诊断和预防性普查逐渐受到重视。1913年乳腺X线摄影检查开始应用于乳腺癌的诊断研究，1930年采用细颗粒胶片与增感屏相结合的方式进行乳腺X线摄影，由于上述方法均使用钨靶X线机，获得的影像软组织对比度差，也缺乏合适的压迫装置，不仅容易产生运动模糊，还使被检者在检查过程中接受的辐射剂量过大。1970年推出了专门用于乳腺及其他软组织摄影的钼靶X线机，并且采用了小焦点和脚踏式压迫装置，为乳腺摄影配备了特殊设计的专用暗盒，无论是乳腺细微结构的显示能力还是照片对比度均明显提升，这是乳腺X线摄影检查技术的一次重要突破。

20世纪末，随着数字成像技术在医学影像中的应用，乳腺 DR 系统逐步替代传统的屏-片系统而成为主流。2000 年出现的全视野数字乳腺 X 线摄影（full-field digital mammography，FFDM）具有量子探测效率高和影像密度分辨力高、动态范围大、线性度高和摄影时间短的特点，有助于优化工作流程，同时可以进行多种影像后处理，以更低的辐射剂量获得更高的成像质量。2002 年三维乳腺摄影技术、2006 年乳腺数字体层合成摄影（digital breast tomography，DBT）和相位对比技术（phase contrast mammography system，PCM），以及 2007 年量子计数技术（photon counting technology，PCT）应用于乳腺 X 线摄影检查。量子计数技术最早应用于太空探测，由于独特的成像原理，其光敏感性很高。相较于非晶硒探测器的常规乳腺 DR 系统，量子计数技术可使被检者的辐射剂量降低约 40%。

2010 年对比增强能谱乳腺摄影（contrast enhancement spectral mammography，CESM）应用于乳腺 X 线摄影。2017 年乳腺体层摄影技术、对比增强技术、立体定位活检技术三合一的数字化乳腺 X 线机首次亮相。随着探测器技术的发展，X 线转换效率越来越高，目前乳腺 X 线摄影系统的阳极靶面大多采用钼铑双靶、钼钨双靶或者钨靶，进一步降低软 X 线光电效应导致的乳腺平均腺体剂量。乳腺 X 线摄影检查技术随着新材料、新技术、诊疗一体化、人工智能等在各个纬度的创新变革，已经在 X 线摄影检查技术中独树一帜。

（四）X 线造影检查

X 线造影检查必须使用对比剂，才能观察到人体组织器官的形态和功能。因为对比剂的密度高于或低于人体的组织密度，可以改变人体某些缺乏天然对比的组织密度，使之能清晰成像。

在 X 线诊断疾病的最初阶段，X 线仅限于应用于人体自然对比度较好的骨骼和胸部。随后在 1896 年采用石膏注入尸体的方法进行造影试验，然后在动物身上进行验证，取得成功后即应用于人体造影检查。初期造影检查只用于个别系统，效果亦不理想。随着科技的发展，逐渐制成适用于各个系统检查的对比剂。随着造影方法和摄影技术的不断创新，X 线造影检查的影像质量不断提高，造影检查范围日趋广泛。

消化道造影早期采用硝酸铋作为对比剂进行动物实验，毒性较大，1903 年改用碳酸铋做人体胃肠道造影。1910 年提出采用硫酸钡做食管、胃和肠管造影检查。硫酸钡价格低廉，临床效果很好，对机体无不良反应，使胃肠造影检查广泛应用于临床。

泌尿系统造影始于 1906 年，早期采用胶体银作为对比剂，1918 年开始应用碘化钠，到 1930 年碘砒酮醋酸钠问世，开始了有机碘对比剂的时代。早期的无机碘制剂不良反应大，有机碘制剂减少了不良反应。20 世纪 60 年代提出了低渗性对比剂的概念，随之开发出了非离子型对比剂，使对比剂的不良反应大大减少。当前泌尿系统造影技术已由逆行肾盂造影发展到静脉尿路造影、大剂量静脉尿路造影等，泌尿系统的检查范围进一步扩大。

胆系造影开始较晚，1924 年口服四碘酚酞钠进行胆囊造影，1940 年应用碘阿芬酸，1951 年碘番酸问世，1951 年制成静脉注射用的胆影葡胺。后两种药物毒性低，副作用小，胆囊显影率高。造影技术也由单纯口服法造影，发展为静脉注射胆系造影、经皮穿刺胆管造影等，使胆系检查的影像质量进一步提高。

1912 年气体被应用于脑部造影，之后又被应用于腹腔、关节等部位。后来随着 CT 技术的发展，气体造影检查已逐步被淘汰。

目前，随着 CT、MRI 等检查技术的临床应用发展，普通 X 线造影检查技术正逐步被其他检查技术替代，当前临床应用比较广泛的普通 X 线造影检查主要包括消化道造影、静脉肾盂造影、子宫输卵管造影、窦道造影、T 管造影等。

三、X线摄影检查技术的临床应用

（一）X线摄影检查工作流程

技师对被检者实施X线摄影检查技术的过程中，从检查登记到检查完毕离开科室，医务人员应在整个过程为被检者提供最佳医疗服务。医学影像检查各岗位应紧密配合，保证各检查环节无缝衔接，避免因工作疏漏引起被检者的不满甚至对被检者造成伤害。

1. 被检者登记和分诊　登记时应阅读被检者递交的医学影像检查申请单或影像存储与传输系统（picture archiving and communication system，PACS）传送的预约申请单，核对被检者的姓名、性别、年龄、检查项目，了解临床检查的相关信息，进行医学影像检查的项目登记和编号。分诊是指登记结束后分配被检者到指定检查室候诊区域等待检查。对危重患者的医学影像检查，应优先处理，全力以赴为被检者争取抢救时间，各项操作做到迅速、必要、细致、准确。检查应由高年资或经验丰富的技师实施，与随诊临床医生密切配合，检查中应高度关注患者生命体征变化，必要时应在临床医护人员的协助下实施检查。医疗记录要及时、全面、规范，涉及法律纠纷的，应及时报告有关部门。

2. 候诊　指被检者接受检查前的等待过程。在此期间，被检者需要做好检查的准备。医务人员应根据检查项目的要求引导被检者更衣、喝水、排便、去除金属物品等。此过程应对被检者的准备工作提出明确要求，应尽力做好解释工作并帮助解决。

3. 体位设计　被检者的体位设计以满足临床诊疗为前提，以减少疼痛、避免损伤为原则，适度恰当地移动被检者。移动被检者时应争取被检者配合，技师动作应缓慢轻柔，充分考虑被检者的病情及耐受情况。为避免交叉感染，应在摄影床（radiography table）上铺消毒床单，床单应保持清洁，及时更换。为被检者实施灌肠、乳腺摄影等涉及身体暴露的检查时，应设置更衣间、屏风等，为被检者提供专用服装，减少被检者不必要的裸露检查，除技师及相关医务人员外，避免无关人员参与。特殊检查时需向被检者说明原因，不做与诊疗无关的事情。

根据不同的检查项目使用不同的辅助器材，用于测量角度、预估曝光条件、固定肢体等，如角度测量板、体厚测量尺、体重计、固定沙袋、固定压迫带、急救物品等。

4. 辐射防护　在X线检查过程中为被检者提供辐射防护，对非检查部位的敏感组织要施加防护措施，减少被检者辐射剂量。

（二）X线摄影检查应用范畴

X线摄影检查广泛应用于头颈部、胸部、腹部、脊柱、四肢骨关节等部位。头颈部的应用主要包括颅骨外伤、鼻窦鼻腔的炎症及肿瘤、各种口腔颌面部的病变等。胸部的应用主要包括肺部炎症及肿瘤相关病变、肋骨骨折等。腹部脏器因组织自然对比度较小，对X线的吸收系数差异小使影像对比度比较差，X线摄影检查技术在腹部的应用受限，主要包括胃肠道穿孔、泌尿系统结石等。脊柱的应用主要包括颈椎病、椎体骨折、椎骨脱位、椎间盘脱出等。全脊柱X线摄影检查是目前临床最有效、最简单的一种评估脊柱畸形的方法，广泛用于对脊柱侧弯定位测量、评估及诊治。四肢骨关节X线摄影检查是整个普通X线摄影检查中应用最广泛的检查项目，临床上广泛应用于四肢骨关节畸形、骨折、关节脱位，同时可用于判断骨龄，了解骨骼的生长发育情况；帮助术中定位，指导骨折和脱位的整复、牵引固定及其他治疗措施。

普通X线造影检查需引入对比剂，主要用于显示腹部肿块与胃肠道的关系、胃肠道良恶性肿瘤，尤其适合以器官形态结构改变为主的疾病，如疝、肠套叠、慢性溃疡性结肠炎或肉芽肿性结肠炎；以功能改变为主的病变，如吞咽困难、贲门失弛缓症、结肠梗阻等。

X线摄影也广泛应用于各种乳腺疾病的筛查和诊断，具有全面、直观、操作简单、价格比较合理等优点，可以发现临床查体无法触及的乳腺癌，原发肿瘤评估检查手段之一。可以根据需要对影像进行多种后处理，清楚地显示细微钙化灶。

（三）X线摄影检查事故的预防

X线摄影检查项目多、工作量大，检查时限性强，如何杜绝医疗事故，减少医疗纠纷，提高被检者的满意度，是影像科技师面临的不可回避的问题。

1. 常见纠纷和事故原因　①对服务态度不满，医务人员责任心不强，出现拍错被检者、拍错部位、左右颠倒等；②对医疗技术水平不满，受医务人员业务水平和影像设备局限，造成误诊、漏诊，或者操作不当，加重损伤等；③医学防护措施不得当；④医务人员职业道德水平不高，如对被检者敏感部位摄影时暴露过多，不注意保护被检者隐私。

2. 预防措施　①在影像检查处置过程中，应养成良好职业道德，充分理解被检者，以被检者为中心，为被检者提供优质服务；②技师在医疗活动中要严格遵守医疗卫生管理法律、行政法规、部门制度，学会利用法律法规保护被检者，维护自身权益；③定期进行相关知识学习，提升业务水平；④重视对被检者的辐射防护，严格执行医学影像检查操作规程，严格遵守医疗照射正当化原则，复查每项放射检查申请的合理性，拒绝非正当化的放射检查；⑤严格核对被检者姓名、性别、年龄、编号、检查部位及有关事项，防止被检者信息错误导致的医疗纠纷或医疗事故；⑥加强消毒隔离措施，按照《医院感染管理办法》进行必要的环境消毒，机房每日通风换气，定时进行紫外线消毒。

3. 医疗事故发生后的处置措施　①以积极心态采取补救措施，减少事故的不良后果，降低不良影响；②及时、如实向科室及有关部门报告医疗事故情况；③及时完善医疗记录，包括事故的时间、地点、过程、原因、补救措施等；④不得隐瞒真相、不得篡改和销毁医疗记录及有关材料；⑤健全规章制度，建立差错和事故登记制度，总结经验教训。

四、X线摄影检查技术的应用评价

随着医学发展和影像技术进步，DR检查已逐步取代模拟X线摄影检查技术，广泛应用于人体各系统的临床诊疗。

1. DR检查的特点　与超声、MRI相比，DR检查与传统X线摄影系统一样，为一种具有辐射损伤的检查技术，在检查时应注意在保证影像质量的前提下，尽量减少曝光剂量和检查次数。同时影像采集方式为二维成像，组织结构前后重叠，密度分辨力相对较低。但DR又明显有别于传统的屏-片系统X线摄影。

（1）曝光剂量降低，影像质量提高　胸片X线摄影曝光剂量通常仅为胸部CT曝光剂量的十分之一。相比于模拟X线摄影检查，DR碘化铯探测器的量子检测效率达到60%以上，对低对比结构的观察能力提高了45%，影像的动态范围提高了10倍以上。DR影像的动态响应范围很大，在影像上表现为曝光条件的宽容度大、线性响应能力强、灰阶（gray level）模数转换（analog-to-digital conversion，ADC）能力可达16位。DR平板探测器像素尺寸≤140μm，空间分辨力≥3.5LP/mm（线对/毫米），具有较高的空间分辨力。

（2）成像速度快，工作流程短　与传统的X线摄影方式比较，DR成像速度快，从X线曝光到影像的显示一般仅需要数秒时间，按下曝光按钮即可显示影像。DR成像的环节少，缩短了X线摄影检查时间，大大地提高了工作效率。

（3）影像后处理功能强　DR具有强大的影像后处理能力，除影像放大、测量、缩放、移动、镜像、旋转、滤波、锐化、伪彩、窗宽/窗位调节、影像的长度、角度、面积测量，以及标注、注释等一般功能外,同时具有能量减影、影像组织均衡、骨密度测量、融合体层、数字X线影像拼接(digital X-ray image pasting)等高级后处理功能。其中数字X线影像拼接是指DR系统在自动控制程序模式下将采集到的不同位置的多幅影像,由计算机程序拼合成为大幅面影像的技术。

2. DR影像质量综合评价方法　与屏-片系统相比,两者影像的体位显示要求相同,但在解剖细节,特别是低对比度细节显示方面DR有更高的要求。

对DR成像技术和影像质量进行要求和评价,包括诊断学要求、体位显示要求、成像技术要求、被检者辐射剂量诊断参考水平(diagnostic reference level,DRL)、影像后处理等方面。其中,诊断学要求是指为保证疾病诊断所需的影像细节及可见程度,这些影像细节所反映的解剖结构或病理改变对诊断结果至关重要。体位显示要求是指通过解剖结构的投影关系来检验体位设计和X线中心线入射点与方向是否合乎规范。成像技术要求包括管电压(tube voltage)、管电流(tube current)、X线管焦点、曝光时间(exposure time)、附加滤过(additional filtration)、摄影距离(focus to detector distance,FDD)、滤线栅、照射野(radiation field)等参数设置。其中管电压在X线摄影中,加在X线管两极的电压,决定X线硬度,单位通常用千伏(kV)表示;管电流是指通过X线管阴极灯丝的电流,单位通常用毫安(mA)表示;曝光时间是指根据X线强度和影像接收器特性确定的照射时间,单位通常用秒(s)表示;附加滤过是指在X线摄影中,X线管窗口到被检体之间所附加的滤过片;摄影距离是指X线管焦点至探测器或影像接收器的距离,单位通常用厘米(cm)表示;照射野是指从X线管准直器窗口发出的X线束在成像平面的覆盖范围。被检者辐射剂量诊断参考水平参照《电离辐射防护与辐射源安全基本标准》(GB18871—2002)中的数据,根据FPD的感度做相应换算,并进行临床实际测量加以验证。影像后处理是指利用影像后处理系统(image post-processing system)对来自医学影像成像设备的医学影像数据展开医学影像的后处理、可视化、管理及辅助诊断,应选择适当的参数组合,使影像亮度、对比度、锐利度、颗粒性满足诊断学要求,在整体显示效果满足诊断学要求的基础上,注意使低对比度的解剖细节显示清楚。

(曹国全　闻彩云)

第2章
X线成像系统的基础理论

第1节　X线成像系统的基本组成

一、模拟X线成像设备

模拟X线成像在X线影像形成时，其传递和形成的信息是模拟信号。模拟X线成像设备是医院的基础影像设备，具有摄影、透视和造影功能，是疾病诊断的常用设备，尤其对骨骼系统、呼吸系统、胃肠道的检查起着重要的作用。

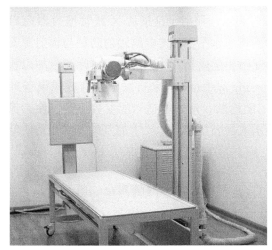

图 2-1-1　落地式模拟X线设备

（一）基本结构

模拟X线成像设备主要由主控装置、X线管（X-ray tube）、X线高压发生器（X-ray high-voltage generator）、摄影床、摄影架及辅助装置构成（图 2-1-1），特殊的X线成像设备还配备电视成像系统。

1. 主控装置　X线机的主控装置由控制面板、主电路和控制电路组成。

（1）控制面板　是指X线机的控制台，最初以实现X线管工作时的管电压、管电流和曝光时间 3 个参量的控制为主要任务，称为三钮制控制台。随着数字控制技术在X线机领域的应用，出现了零钮制控制台。将人体各组织、脏器设置为对应的选择按钮，将对应的体型、曝光参数、正侧位等条件预先存储在存储器中。摄影时，只需选择对应部位的按钮即可。为满足摄影条件灵活搭配的需要，三钮制控制台被普遍使用。

（2）主电路　是指电源电路、X线管灯丝加热电路、高压发生电路，该系统主要由功率器件构成。

（3）控制电路　指控制X线产生和停止，以及与此相关的各种单元电路，这部分电路主要由逻辑器件构成。它决定了设备的控制精度、保护功能的完备程度、应用功能的丰富程度等，包括管电压控制与调整、管电流控制与调整、自动曝光控制（automatic exposure control，AEC）等部分。

2. X线管　是借助阳极和阴极之间电位差的作用加速电子束轰击阳极而产生X线的高真空器件，是X线机的核心部件，作用是将电能转化为X线。X线管逐步向功率大、焦点小和专用化方向发展，其结构不断改进。按阳极形式分类分为固定阳极X线管和旋转阳极X线管，目前都是采用旋转阳极X线管。旋转阳极X线管由阳极、阴极和玻璃壳组成（图 2-1-2）。阴极由大小两组钨丝构成，阳极主要由靶盘、钼杆、转子、转轴和轴承等组成，制作靶盘有纯钨、铼钨合金、钼基或石墨基的铼钨合金 3 种材料，阳极做成盘形，形成一个圆形环带。环

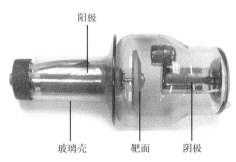

图 2-1-2　旋转阳极X线管的结构

带的某点正对阴极时接受电子撞击产生 X 线。旋转阳极 X 线管的使用寿命大多数是由于轴承损坏而终结。为了减少靶盘热量向轴承传递，轴承与靶盘间的支架做得很细，靶盘的热量主要是通过靶盘以辐射的形式散发出去，被管外的绝缘油吸收。

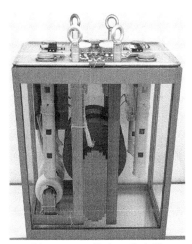

3. X 线高压发生器　是将电源的电压、电流变为 X 线管的管电压、管电流的装置。X 线高压发生器由高压变压器、灯丝变压器、高压整流器（高压硅堆）、高压交换闸、高压插头与插座等高压元器件组成（图 2-1-3），组装后安装在方形或圆形钢制箱体内。箱内注入变压器油，以加强各部件之间的绝缘和散热，箱体应接地，以预防高压电击造成的危害。

高压发生器的作用包括：①为 X 线管提供管电压；②为 X 线管灯丝提供加热电压；③若配有两只或两只以上的 X 线管，还需切换 X 线管管电压和灯丝加热电压。

图 2-1-3　X 线高压发生器

X 线高压变压器产生供给 X 线管两极高电压，提供 X 线管灯丝的自由电子高速运动所需的能源，其工作原理与一般互感变压器工作原理一样，主要由初级线圈、次级线圈、绝缘套筒、铁芯等组成。灯丝变压器是为 X 线管灯丝提供加热电流的降压变压器。双焦点 X 线管需配备两个结构相同、规格不同的灯丝变压器。X 线管工作时，灯丝必须首先开始加热，然后施加高压。高压整流器是一种将高压变压器次级输出的交流高压变为脉冲直流高压的电子元件。现代 X 线机的高压整流器都采用高压硅整流器，也称为高压硅堆，具有体积小、机械强度高、绝缘性能好、寿命长、性能稳定、正向压降小等优点。高压交换闸是针对大功率的诊断 X 线机配备的，有的大功率 X 线机为适应不同诊断工作的需要，有时配备两个 X 线管，这两个 X 线管不能同时工作，因此高压变压器产生的灯丝加热电压和管电压必须经过交换装置分别送到不同用途 X 线管上，这种交换装置称为高压交换闸。目前极少有配置两只 X 线管的模拟 X 线机。

4. 摄影床　用于安置被检者，是摆放体位的 X 线成像装置，分为固定床和移动床。摄影床主要由床架、床面构成。床面应有一定的承重能力，密度均匀，对 X 线衰减作用小，常用的床面材料是胶合木板、酚醛聚板和有机玻璃等。大多数摄影床采用电动升降式。

5. 其他　包括遮线器、滤线器等附属部件。

（1）遮线器　安装在 X 线管管套窗口，在 X 线检查中用于遮去不必要的原发射线，控制 X 线照射野的形状和大小，使被检者接受 X 线照射的范围减到最小。目前一般配备电动遮线器，其铅板的移动是由低压、小型电机带动。控制电机的动作方向和时间，就调整了照射野的大小。电动遮线器通常会配备有限位开关，当遮线铅板移动到关闭或最大张开位置时，会自动停止并断电。

（2）滤线器　在较高管电压 X 线摄影中肢体接受照射时会产生散射线，呈随机方向辐射。当散乱射线作用于影像接收器（image receptor，IR）时，会在照片上形成背景灰雾，这降低了 X 线照片对比度。特别在体厚部位摄影时更明显，滤线器是置于被照体与影像接收器之间的吸收散射线的 X 线摄影辅助装置，用于滤除散射线，提高照片对比度。滤线栅是滤线器的关键部件，其主要性能指标为栅比、栅密度、栅焦距等，在临床使用中要注意正确选择。

（二）使用注意事项与日常保养

正确使用模拟 X 线成像设备，加强日常维护管理，是确保模拟 X 线成像设备正常运行的关键，因此每位技师均应熟悉模拟 X 线成像设备的性能及安全注意事项，并进行设备日常性能维护。

1. 每日开启模拟 X 线成像设备前，要确保机房内温度、湿度等环境条件符合设备的要求。

2. 模拟 X 线成像设备开机后，首先检查设备是否正常运行，指示灯有无异常提示等，若有异常情况必须预先排除。正式检查被检者前，要预热 X 线管，再开始日常工作；工作结束后，要清理设备上的不洁物、尘土等，并进行消毒，同时保证室内环境清洁等。

3. 使用模拟 X 线成像设备时均要严格遵守设备操作规程，使用过程中遇到异常情况时，应及时切断电源，并请专业检修人员检查、维修。

4. 每周检查一次模拟 X 线成像设备各固定部件与转动部位，固定部件主要查看螺钉是否有松脱现象，转动部位主要观察有无锈蚀和运转受限情况。固定螺钉有松动时及时紧固，转动部位有异常时可以增加机油润滑。

5. 每月应对模拟 X 线成像设备内部进行清洁，并检查内部元件是否有受潮的情况，插接件是否松动，操作台内是否有灰尘，特别是各类接触电器，观察有无腐蚀情况。一般情况下可以擦拭干净，个别程度严重者应进行更换，更换后对有关数据进行调试，然后方可使用。

二、数字 X 线成像设备

数字 X 线成像在 X 线影像形成时，将被照体信息以数字影像形式进行传递，其传递和形成的信息是数字信号。数字影像，又称数字图像（digital image），是用有限像素表示的二维影像，是传统的 X 线技术与现代计算机技术结合的产物，其成像技术主要包括 CR 和 DR，其中 DR 又根据探测器的类型和临床应用场景分为常规 DR、动态 DR 和乳腺 DR。

（一）CR 成像设备

CR 用成像板（IP）代替传统模拟 X 线成像设备中的屏-片系统，经计算机影像后处理呈现 X 线摄影影像。

1. 基本结构 CR 为 X 线机与计算机数字影像处理系统的集合，组件主要包括 4 个相对独立的单元，即 X 线发生单元、X 线采集单元、影像读出单元（图 2-1-4）、信息/影像处理单元。

（1）IP 的结构 IP 是 CR 的 X 线采集单元，是采集或记录影像信息的载体，并代替了传统的屏-片系统。它适用于各种类型的 X 线机，也适用于各种常规 X 线摄影检查，具有很大的灵活性，用途广泛。IP 可以重复使用，但不具备影像显示功能。

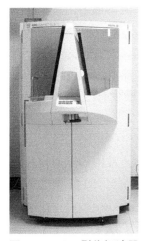

图 2-1-4 CR 影像阅读器
（影像读出单元）

IP 由表面保护层、荧光层、基板和背面保护层组成（图 2-1-5）。

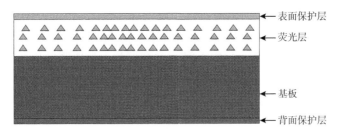

图 2-1-5 IP 结构示意图

1）表面保护层：由一层非常薄的聚酯类纤维制成，耐摩擦、可弯曲、透光率高，不受外界温度、湿度的影响。作用是防止光激励发光物质层在使用过程中受到损伤。

2）荧光层：由光激励发光（photo stimulated luminescence，PSL）物质与多聚体共同组成，涂在基板上制成。PSL 物质能记录 X 线荧光信号，当用激光进行二次照射时，就会发出与照射它的 X 线能量成正比的荧光信号。

3）基板：由聚酯纤维胶制成，具有较好的平整性、柔韧性和良好的机械强度。基板的作用是保护PSL物质层，避免激光在PSL物质层产生界面反射，提高影像清晰度。

4）背面保护层：与表面保护层材料相同，避免IP在使用过程中的摩擦损伤。

（2）CR影像阅读器的基本结构

1）激光光源：用来激发IP内的荧光物，使潜影能量转换成可见荧光。早期多采用气体激光，目前CR均采用激光二极管，能得到与荧光物激发光谱和灵敏度匹配很好的激光波长与输出功率。

2）光电倍增管（photomultiplier，PMT）：点对点采集IP受激光二次激发所得到的荧光，并按顺序转换成电信号。

3）模数转换：为把模拟信息用数字信号表示的过程。由PMT转换而来的电信号为模拟信号且强度比较弱，不便于信号的传输、处理，必须进行放大处理。再利用模数转换器（analog-to-digital converter，ADC）量化处理成数字信号，传输给计算机进行下一步运算处理。

4）擦除装置：激光二次激发读取IP潜影时，不会将全部潜影读完，尤其当曝光剂量较大时，会有未被释放的信息，称为残影。在下一次使用前必须将IP的残影擦除，避免与之后的摄影形成的潜影混合，造成误诊。目前大多采用高强光的卤钨灯作为擦除光源。

（3）信息/影像处理单元　是一个数字处理终端，具有获取被检者信息、显示影像、处理影像、发送影像、存储影像、胶片打印、质量控制等功能。

2. 使用注意事项与日常保养　定期对CR设备进行质量控制检测，必须检查设备性能，以保证设备正常运行和影像质量。按照质控要求应对设备加强日常维护，主要包括以下几个方面。

（1）使用设备前，技师至少需要接受一周的岗位培训。放射科医生应与使用者沟通，按照影像诊断要求确定影像处理算法；医院工程人员应接受简单预防性维护和小故障修复的培训。

（2）每天使用CR设备前，要全面检查设备的工作状况，如各系统显示、连接是否正常；进行IP的常规维护，观察残影的消除状态。

（3）每天检查打印机是否已经打开、打印机内的胶片量、打印机的运行状态、存储系统的工作状态及其与网络系统的连接状况等。

（4）每周检查一次CR设备和激光相机的滤过器与通风孔，擦除所有IP的残影，验证软拷贝，观察工作站的监视器校准情况，并将对比度设定在0～5%，亮度设定在95%～100%，小斑块都可见。

（5）每月的维护内容包括执行量化质量控制（quality control，QC）模体分析，对低对比度、空间对比度、信噪比等指标进行抽查；检查照片重拍率，检查曝光指数，判定不可接受影像的产生原因；检查QC数据库，确定问题产生的原因并执行校正措施。对所有IP执行线性/感度测试；评估影像质量；抽查影像处理算法的适用性；执行验收检测步骤，以确定和（或）重新建立基准值。

（二）DR成像设备

DR研究始于20世纪70年代末，在影像增强电视系统的基础上，利用ADC将模拟视频信号数字化，进行计算机影像处理。随着微电子、光电子和计算机技术的发展，X线平板探测器得到快速发展，DR设备辐射剂量低、空间分辨力高、工作效率高、影像质量高等优点得到进一步完善与提升。

1. 常规DR成像设备

（1）基本结构　常规DR设备是一种高度集成化的成像设备（图2-1-6）。组件主要包括4个相对独立的单元，

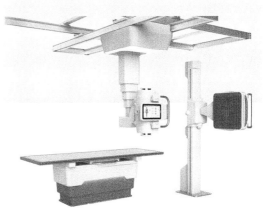

图2-1-6　常规DR成像设备

即 X 线发生单元、X 线采集单元、摄影架/床单元、信息/影像处理单元。

1）X 线发生单元：配有旋转阳极 X 线管，大多采用高频逆变发生器。具有输出剂量大、辐射剂量低、可超短时曝光、能够实时控制等优点。

2）X 线采集单元：该单元主要完成 X 线信息采集、信息转换量化、信息传输等，是 DR 设备的核心部分。FPD 是其最重要的组成部件，安装在摄影床下或立位摄影架中，一般与滤线器和自动曝光控制装置组合使用。在目前临床使用的 DR 设备中，常用的 FPD 有非晶硒和非晶硅两种。

3）摄影架/床单元：DR 摄影床逐步向专业化和多功能化方向发展，机械结构设计更具有针对性，以便更好地服务于临床摄影检查。摄影床多为移动式，四角滚轮带有机械制动装置。床面要求 X 线衰减系数小、机械强度高、负重能力强；摄影架调整灵活，操作简单，与 X 线管智能联动，两者中心始终保持重合。

4）信息/影像处理单元：该单元是一个数字处理终端，具有获取被检者信息、显示影像、处理影像、发送影像、存储影像、胶片打印、质量控制等功能。

（2）使用注意事项与日常保养　DR 减少了很多人为操作的中间环节，从而提高了工作效率和影像质量，但由于自身和环境的要求，日常使用中需要加强维护，才能保证正常工作。其日常维护主要包括以下内容。

1）使用过程中需有专人做好设备的清洁和除尘工作，开机前用拧干的湿毛巾擦拭探测器的外壳及通风格栅。

2）控制台的计算机开机时应按照先外设、后主机的顺序进行。

3）要保持环境整洁，减少仪器静电对灰尘的吸附，以免造成计算机芯片损坏。

4）虽然计算机本身散热性能很好，温度过高仍会限制计算机的散热，过高的温度仍然会使计算机散热受限，轻则缩短使用寿命，重则烧毁计算机。

5）平板探测器为高精密仪器，是 DR 的核心部件，对环境要求较高，温度应保持在 20~24℃，相对湿度为 40%~70%，这样才能使 FPD 散热良好，保障影像质量；当环境灰尘过多、工作量大时，设备散热差，也会自动切断 X 线曝光系统，造成影像传输不全或遗失。

6）参数一般设为默认值，切忌随意改动，影像处理只需调节亮度即可。当计算机处理影像变慢时，要查看影像是否达到厂家设定的最大影像幅数，如果达到或接近则要删除部分影像，释放存储空间以保证影像处理和传输；同时每天 24h 使用设备时，每周要重启设备至少 1 次，以保证计算机恢复到正常处理影像的速度。

7）定期进行设备检测和校准，出现故障时要记录故障的情况和代码，并及时通知维修工程师。

2. 动态 DR 成像设备　是建立在直接数字化探测器技术之上，配备动态数字化探测器，可以实现连续多帧摄影，并通过硬件、软件与影像算法的协同，输出高对比度和高分辨力的动态影像。对于诸多部位的诊断能从运动功能的视角进行评估，能进一步提升筛查与诊断的精准性。动态 DR 在胸部、骨关节与腹部成像检查中相较于常规静态 DR 具有无可比拟的临床应用优势。

（1）基本结构　由动态平板探测器、高压发生器、X 线管、运动机架、影像处理与传输系统组成。与传统数字化 X 线摄影技术相比，动态 DR 摄影能在一个时间单位内低剂量高速获得多帧 X 线影像，通过影像算法处理后，快速输出一段连续动态影像。

其中动态平板探测器是核心组成部分，负责将 X 线转化成数字化的影像电信号。动态成像原理与静态基本一致，不同的是动态 DR 可进行低剂量、高速率的连续拍摄，以动态影像输出。动态探测器的主要特点为：①对 X 线转化效率高；②能量损失少，信噪比高；③性能稳定；④重量和体积都比较小。

（2）使用注意事项　①在操作之前，确保动态 DR 设备正常工作，包括检查设备连接是否稳固、电源是否正常。以及探测器和辐射源的校准情况。②在进行 X 线摄影操作之前，操作人员必须了解并遵循辐射安全规范，最大限度地减少辐射暴露，包括正确佩戴个人防护设备，如铅衣、手套和眼镜。③根据临床操作目的，选择适当的成像参数确保影像质量符合要求，包括辐射剂量、成像模式、成像帧率等，必要时可以根据需要进行后处理和影像增强。④在完成动态 DR 操作后，及时记录和存档数据。⑤定期进行 DR 设备的维护和校准，以确保设备的性能和影像质量保持稳定。根据设备制造商的建议，进行必要的维护和校准操作。

3. 乳腺 DR 成像设备　随着乳腺肿瘤发病率的升高，乳腺肿瘤的诊断和预防性普查逐渐受到重视。国际癌症研究机构表明定期做乳腺 X 线摄影检查，可以降低乳腺癌的死亡率。鉴于乳腺结构的特殊性，乳腺数字 X 线摄影机采用专用 X 线管和摄影系统（图 2-1-7）。

（1）基本结构。

1）X 线管：一般采用钼靶，钼靶 X 线管由阴极、阳极靶面构成。一般普通 X 线管的极间距离约 17mm，而乳腺 X 线管的几何尺寸较小，极间距 10～13mm。因此，相同灯丝加热电流下，乳腺 X 线管获得的管电流较大。

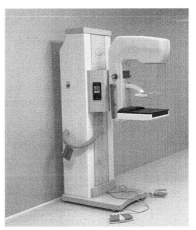

图 2-1-7　乳腺数字 X 线摄影机外形结构图

近年来，乳腺数字 X 线摄影机的 X 线管阳极靶面出现了钼/铑或钼/钨组合的双靶 X 线管，以及钨靶单靶 X 线管。

2）X 线发生系统：该系统均采用高频逆变升压式高压发生器，和普通 X 线机发生系统基本相同，采用小功率的高压发生器，与钼靶 X 线管，制成组合机头方式。

3）自动曝光控制系统：一般由探测器、控制电路、曝光中止控制等部件构成。根据乳腺压迫后的厚度和密度，设定曝光参数，如管电压、管电流、阳极滤过片的类型，并实时监测曝光量积累情况，进行自动曝光控制，起到缩短曝光时间，防止过度曝光等作用。

4）摄影平台：由平台面板、滤线器、影像探测器组成。乳腺 DR 探测器有非晶硅和非晶硒两种类型。

5）乳腺摄影机的专用支架：分立柱式和环形臂式。立柱用来支持和平衡乳腺摄影设备，在立柱上装有滑架，可以上下滑动 500～750mm，以适应不同高度的被检者方便进行检查。环形臂除了可以上下、左右旋转之外，还可以前后倾斜，实现三维运动，对被检者能在多种体位下进行检查。

6）压迫器：通常用边缘增强的有机玻璃板制成，可以在立柱上进行上下运动。压薄乳腺和固定位置，根据国家标准设定压力，摄影完成后自动离开。

压迫在乳腺摄影中十分重要，固定乳房组织，使物体更加接近影像接收系统，减小了腺体组织的厚度，使腺体内组织分离，减少了移动模糊，从而减少了散射线，降低了辐射剂量，增加了影像的分辨力，提高了诊断的准确性。

7）工作站：由硬件和软件构成，用于乳腺影像的后处理，用于诊断评价，以及影像的硬拷贝和传输。

（2）使用注意事项　①制订标准化操作规程并严格执行。必须经过专业培训方可使用设备，了解设备的性能、规格、特点和各部件的使用注意事项。正确熟练地操作 DR，以保证人机安全，在曝光过程中，禁止临时调节各种技术按钮，以免损坏设备。②确保机房环境条件符合设备要求，每天清洁机房灰尘，用防静电抹布擦拭设备，观察设备的运行情况，确定运行状态。机房内保持清洁，在影像中寻找是否存在灰尘微粒，刮擦痕迹及其他伪影。每日检查结束后关闭设备，机架复位，确保安全无误。③每 2 周由专人对设备进行检测校准，建立质控档案。配合工程师对软件设备进行定期维护，定期使用体模摄影观测影像质量是否达标。

三、口腔 X 线成像设备

口腔影像学检查一般采用专用口腔 X 线成像设备，目前临床上使用的设备主要包括模拟牙科摄影 X 线机、数字牙科摄影 X 线机、口腔全景曲面体层摄影机和口腔锥形束 CT 设备等。

（一）模拟牙科摄影 X 线机

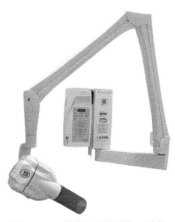

主要用于牙片的摄影，牙科 X 线机容量小、结构简单、操作灵活，可用于口内和口外 X 线摄影，机体型在 X 线机中是最小的。其结构主要由 X 线机头、支臂和控制部分组成（图 2-1-8）。X 线机头内有 X 线管、变压器。支臂由弹簧和杠杆组成，有数个可活动的关节，使机头能在一定范围内任意定位，以适应拍摄任何部位的照片。控制部分用于调节电源电压、X 线管电压、电流和曝光时间等。现在的牙科 X 线机可根据拍摄部位等自动调节曝光参数。

图 2-1-8 模拟牙科摄影 X 线机

（二）数字牙科摄影 X 线机

数字牙科摄影 X 线机的 X 线发生装置与模拟牙科摄影 X 线机相同，其接收器使用的是数字探测装置，如 IP、FPD。获取的数字影像便于进行影像传输，有利于临床应用。

（三）口腔全景曲面体层摄影机

口腔全景曲面体层摄影是一种把呈曲面分布的颌部展开排列在一幅 X 线影像上的摄影方法，一次曝光即可将全口牙齿、牙周组织及相邻解剖结构的体层影像投在一张胶片上，显示范围广，适用于颌骨多发病变、颌骨外伤、颌骨发育畸形，以及牙齿、牙周疾病的诊断。口腔全景曲面体层摄影实际上是一种摄取曲面组织结构的体层影像。

口腔全景曲面体层摄影机（图 2-1-9）的基本结构包括 X 线组合机头、头颅固定装置、数字探测器、机械部分和控制部分。

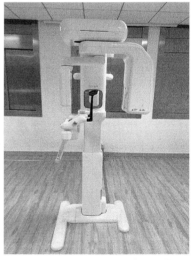

1. X 线组合机头 内装有 X 线管、高压变压器等，窗口装有铝滤过片，吸收低能的 X 线。

2. 头颅固定装置 是为了使被检者的牙弓与设备的体层域相重合而设计的装置，包括颏托及颞夹等。颏托可以前后移动，保持头部矢状面与地面垂直；颞夹起固定头颅的作用。

3. 数字探测器 数字摄影设备使用小型平板探测器，不同于胶片架上放置暗盒胶片的设备。

图 2-1-9 口腔全景曲面体层摄影机

4. 机械部分 由一个立柱支撑着整个体层机械装置，立柱上有一面镜子，以观察被检者头部就位情况。X 线机头和 IR 分别吊装在支架的两端，摄影时，X 线机头与 IR 围绕被检者旋转，同时产生 X 线，以三轴心连续转换移位，即由一侧的外耳孔区域开始，依次向磨牙和前牙区域旋转，然后转向另一侧磨牙区到外耳孔区域。

5. 控制部分 均设置在一个面板上，有管电压、管电流、曝光时间和体层域的选择按钮，曝光按钮设在防护亭内。

随着影像学检查技术的发展，曲面体层摄影机的操作性能也得到了改进，程序化控制水平明显提高；增加了曝光窗口，可进行多种部位摄影；还开发出可进行颌骨轴位体层检查和颞下颌关节体层检查的装置。新近出现的数字化曲面体层摄影机则是曲面体层摄影与数字化成像技术相结合的成果。

（四）口腔锥形束 CT 设备

口腔锥形束 CT（CBCT）所采用的锥形束是指 X 线管窗口发出的 X 线束具有一定的厚度，呈锥形。CBCT 扫描设备采用的是锥形线束电子计算机 X 线体层摄影技术，用于牙齿、上颌与颜面成像。X 线管发射的 X 线为锥形束，探测器使用平面探测器，接收一个面的容积影像。只需完成 180°～360°扫描即可完成重建信息的收集。扫描时间一般小于 20s，依靠特殊的反投影算法重建出三维影像。

该设备的基本结构包括：扫描单元（或托台）、检查台和工作站。

1. 扫描单元　为环形的扫描单元，也叫作托台或扫描器，是整个系统的核心。

2. 检查台　使用托台控制板控制，检查台可升降在扫描时，被检者躺在检查台上，检查台的顶部能够手动水平移入或移出托台，在检查台的两侧有标尺，能够控制检查台顶端的移动距离。

3. 工作站　主要由计算机或服务器配合相应的软件来完成、处理所采集的被检者信息，以及影像资料。

（五）设备使用的注意事项及日常保养

设备使用的注意事项及日常保养包括：①设备运行环境要适宜，严格控制温度和湿度。②保持设备清洁、干燥，严格防尘。③注意通风散热，定期检查主机内散热风扇运转是否正常。④严格按照开关机顺序操作，使用设备时要轻柔，避免传感器损坏或连线断裂。⑤定期对探测器进行校准。⑥选择正确的摄影条件，尽量减少噪声。⑦防止交叉感染，采用一次性防护用品。⑧及时存储影像资料，以防资料遗失。⑨出现故障时及时停机检修。

第 2 节　模拟 X 线成像原理

模拟 X 线成像是利用 X 线与物质作用产生衰减的特性，当相同强度入射的 X 线通过人体时，由于人体组织密度与厚度不同，X 线衰减也不相同，透过人体的 X 线强度不同，形成了 X 线强度的差异。具有强度差异的 X 线作用于胶片或荧光屏，使胶片感光或使荧光屏产生不同亮度的荧光。经感光的胶片通过显影、定影等冲洗处理，形成了 X 线照片影像，此过程为 X 线摄影检查；荧光屏产生不同亮度的荧光就形成了传统 X 线透视的影像，此过程为 X 线透视检查。

一、X 线胶片与增感屏

模拟 X 线成像的信息接收器主要是屏-片系统。屏-片系统由增感屏与 X 线胶片组合而成。胶片（film）是用于记录影像的涂有感光材料的成像介质。增感屏是用荧光物质制造的屏，当 X 线照射荧光物质时，该物质发射荧光，对 X 线胶片进行感光。屏-片系统使胶片感光形成潜影，通过冲洗处理形成照片影像。

（一）X 线胶片的分类

医用 X 线胶片的种类繁多，包括直接摄影用 X 线胶片、激光胶片、热敏胶片、多幅相机胶片，以及影像增强器记录胶片等。

1. 直接摄影用 X 线胶片　包括感绿胶片和感蓝胶片。

（1）感绿胶片　是一种配合发绿色荧光的增感屏使用的正色胶片，其吸收光谱的峰值约为 550nm。

感绿胶片的最大特点是在与发绿色荧光的稀土增感屏组合下感光度高达 1200，能使被照体 X 线的接受剂量大幅度减少。

（2）感蓝胶片　是配合发蓝色荧光的增感屏使用的胶片，因感光乳剂的固有感色是以蓝色为主，所以不添加感色剂，故此类胶片也称色盲片。其吸收光谱的峰值约为 420nm。

2. 激光胶片　属于银盐材料，主要用于激光打印技术，其对可见光敏感，用于记录激光扫描影像。按激光种类可分为红外线激光胶片和氦氖激光胶片两种。具有分辨力高、色彩还原度高等特点。

3. 热敏胶片　多属非银盐材料，其对可见光不敏感。一般使用炭黑材料，用于干式打印方式。可在明室下操作。

4. 其他　多幅相机胶片亦称阴极射线管（cathode ray tube，CRT）照相机胶片，能摄取显示器屏幕影像，单面涂布感光乳剂，背面涂有防光晕层以减小荧光物质造成的模糊，成像清晰、细腻。适用于 CT、MRI、数字减影血管造影（digital subtraction angiography，DSA）、核医学成像、超声成像等技术的记录。

除上述各种胶片外，还有影像增强器记录胶片、直接复制用反转片、直接反转型幻灯片、手术摄影专用胶片，以及自动冲洗机辊轮清洁片等。

（二）X 线胶片的结构与性能

1. 医用银盐感光胶片　多用于直接摄影用。其结构主要由保护层、感光乳剂层、片基及附加层构成（图 2-2-1）。

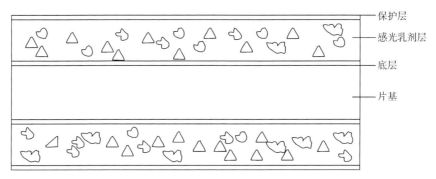

图 2-2-1　医用银盐感光胶片结构示意图

（1）保护层　在乳剂层的表面涂有一层韧性很强的明胶，防止质地柔软的乳剂层受到机械损伤，予以保护。

（2）感光乳剂层　主要由卤化银和明胶组成。卤化银是卤族元素氟、氯、溴、碘与银的化合物，是一种具有感光性能的物质，起着记录影像的作用。其中氯化银（AgCl）、溴化银（AgBr）、碘化银（AgI）分别为白色、乳白色和淡黄色的固体，都应用于感光材料。只有氟化银因极易溶于水，故实际上不能用作感光材料。传统 X 线胶片的感光物质是溴化银加上微量的碘化银，T 颗粒胶片的感光物质仅为溴化银。

卤化银是胶片产生影像的核心，从胶片制作到曝光、冲洗都是围绕着它进行的。它是以微晶体状态存在，其感光作用是以每个晶体为单位进行的，胶片记录下来的影像效果，是千千万万个微小卤化银晶体感光效应的总和。

（3）片基　是一种具有透明、柔软特性和一定机械强度的塑料薄膜，是乳剂层的支持体。片基对感光材料的成像性能有很大影响，选择片基材料要考虑其相关性能。①光学性能：片基本身无色透明，加染料后呈浅蓝色，观片视觉效果较好。片基的平面性、均一性良好，无晕残影。醋酸片基透光率 90%，聚酯片基为 87%～90%。②物理性能：坚韧而不脆，具有一定机械强度和几何尺寸稳定性，导电性好。有耐热性，热变形尺寸很小，软化温度高，不易燃烧。③化学性能：化学性能稳定，同乳剂有良好附着力，与乳剂及冲洗药液不起任何化学反应，有耐湿性，长期存放不变质。④适宜制造。

片基根据所采用的材料不同，可分为硝酸纤维素片基、醋酸纤维素片基和聚酯片基。其中聚酯片基是目前最常用的。其特点是熔点高，热稳定性好，弹性高，吸收性小，收缩性低，平整度好，化学稳定性好。

（4）附加层　包括底层和防光晕层。

底层又称结合层，片基表面有疏水性，不易与亲水的乳剂层粘连。为使乳剂层牢固地黏附在片基上，在片基表面涂有一层黏性很强的胶体，以防止乳剂层在加工时脱落。

防光晕层又称防反射层。单药膜 X 线胶片如间接摄影用的荧光缩影片和影像增强器记录片涂有防光晕层，其作用是防止强烈光线从片基反射回去，再次使乳剂层感光，造成影像的灰雾模糊。双药膜 X 线胶片不涂防光晕层。

此外，在 X 线胶片中还涂有防静电层、防腐层，或在保护层、乳剂层中加入防静电剂、防腐剂、坚膜剂、防灰剂等成分。

2. 医用激光胶片　是一种单面乳剂层胶片。主要由保护层、乳剂层、底层、片基及防光晕层（图 2-2-2）组成。

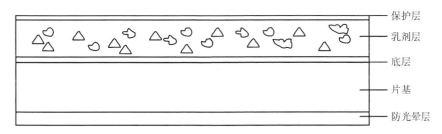

图 2-2-2　激光胶片结构示意图

（1）保护层　在胶片表面涂布一层透明的特殊胶质材料，以保护胶片乳剂，防止操作时划伤和污染，同时还避免在输片过程中发生卡片、粘片产生静电。

（2）乳剂层　是激光胶片的主要组成部分，由感光物质溴化银、碘化银和明胶组成，厚度约 6.25μm。为提高感光性能和适应自动冲洗机的要求，采用了单分散卤化银浓缩乳剂和低胶银比的薄层挤压涂布技术，并增加了坚膜剂、抗静电剂、防腐蚀剂，以及防灰雾剂等成分。

（3）底层　又称结合层，为使乳剂层牢固地黏附在片基上，在片基表面涂有一层黏附性很强的胶体，以防乳剂层在冲洗加工时脱落。

（4）片基　激光胶片的片基采用聚酯纤维材料，是乳剂层、防光晕层、保护层的载体，它可使胶片在激光打印机内可靠地传递，其厚度约 175μm。根据临床应用要求其基色有无色和蓝色之分。

（5）防光晕层　又称防反射层在片基的底面涂有一层深色的吸光物质，以吸收产生光渗现象的光线，防止反射光对乳剂再感光。对提高影像清晰度起到良好的作用。

3. 热敏胶片　为直接热敏成像打印介质，用于干式打印方式，此胶片不需要暗室处理，可在明室下进行操作。热敏胶片的结构分为五层：保护层、热敏层、聚对苯二甲酸乙二醇酯（polyethylene terephthalate，PET）支持层、光敏聚合物曝光（ultraviolet，UV）吸收层和底表层组成（图 2-2-3）。

（1）保护层　由微细的无机原料及润滑剂组成，提高加热时热力头的润滑性，减少加热时转矩变动引起的影像不均及热力头的物理性磨损。

（2）热敏层　亦称感热层，为影像记录层。由显色剂微型胶囊和显色剂乳化物组成。微型胶囊直径在 μm 级，囊内有显色剂，囊外有显影微粒，其靠黏合剂散布在胶片支持体上。由于需要获得热力来减

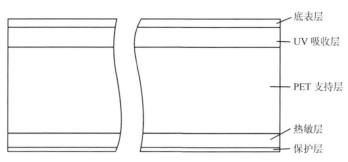

图 2-2-3　热敏胶片结构示意图

少或消除不均匀现象和获得灰阶稳定的再现性,使用两种发色起始温度不一样的微型胶囊和优化调和比例,以得到较理想的灰阶特性。同时混用了 6 种发色剂,调整色光的连续性。

(3)PET 支持层　亦称片基,为 175μm 厚的聚酯材料构成,是胶片的支持体。在实际运用中,因热敏干式胶片对温度敏感,所以,胶片保存环境要求严格。温度越低,保存性越好;对照片亦如此,温度越低越能保住稳定的影像。温度在 25℃时,胶片可保存 30 年,30℃时可保存 3 年,35℃可保存半年,45℃仅保存一周。

(4)UV 吸收层　起稳定作用,UV 吸收层内设置有 UV 吸收剂微型胶囊。利用 UV 吸收剂胶囊的内部散射来优化无光泽材料的颗粒大小和使用量,提高耐光性。

(5)底表层　内加入 3～6μm 的无光剂,对 UV 吸收剂微型胶囊的光散乱效果和表面光泽进行调整。

(三)增感屏的分类

增感屏是屏-片系统的重要组成部分。在 X 线摄影中利用 X 线激发增感屏的荧光体获得的荧光,对胶片产生增加感光的作用,从而大大减少 X 线曝光条件。经测定,X 线片上形成的光密度影像中 95% 以上是由增感屏上的荧光物质将 X 线能转化为可见的荧光光能后对胶片感光所致,而仅有不足 5%的光密度影像是由 X 线直接感光形成的。

按荧光物质分类,增感屏可分为钨酸钙增感屏和稀土增感屏。钨酸钙增感屏受 X 线照射激发出可见的蓝紫色光线,具有发光效率稳定、照片斑点少等较好的成像性能,但增感效率和发光效率相对较低。稀土增感屏对 X 线吸收率高、发光效率高和增感作用强,能有效降低 X 线的辐射剂量,但 X 线片的斑点增多。常用的稀土增感屏按其发出的荧光光谱不同,又分为蓝光系列和绿光系列两部分。

按增感效率分类,增感屏可分为低速增感屏、中速增感屏和高速增感屏。增感效率越低,影像清晰度越高。标准屏采用的是中速钨酸钙屏。按粘贴位置分类,增感屏可分为前屏和后屏,但有的增感屏已不分前后屏。前屏荧光物质涂层薄以便 X 线到达胶片和后屏,粘贴于暗盒前面内侧,荧光体层朝向胶片。后屏粘贴于暗盒后面内侧,荧光体层厚,成像清晰度差,而且有些后屏背面衬有一层铅箔,用以吸收反向散射,提高清晰度。因此,增感屏的前后屏不能颠倒。

(四)增感屏的结构与性能

1. 增感屏的结构　主要由保护层、荧光体层、基层及反射层或吸收层组成(图 2-2-4)。

(1)保护层　主要由高分子复合材料制成。其作用是对质脆的荧光体进行物理保护、防止污染、便于清洁、减少静电产生等。

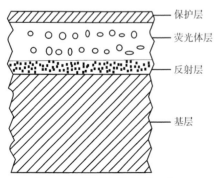

图 2-2-4　增感屏的结构示意图

（2）荧光体层　主要组成物是荧光体，它悬浮于一种胶结剂（如硝化纤维树脂）中。此外，还含有一种能保证塑胶弯曲时不致断裂的物质。荧光体分为两大类，单纯型（如钨酸钙）和赋活型（如稀土类）。其中赋活型由荧光母体、赋活剂和融剂 3 种成分组成。荧光母体是构成荧光体的基本成分（如硫化钙、硫化钡），它是荧光体具有各种特性的基础。赋活剂是包含在荧光体中形成发光中心并增强其活性的物质（如铥、铕等）。融剂（如氯化钾、氯化钠、氯化钡等）促进母体的结晶化，同时有提高发光效率的作用。

（3）基层　是荧光体的支持体，相当于胶片的片基。它由经树脂加工处理的硬纸板或聚酯塑料板制成。

（4）反射层或吸收层　反射层用于高感度增感屏，是在基层上涂有一层光泽明亮的无机物（如二氧化钛、硫酸钡、氯化镁等），起反射荧光、提高发光效率的作用。而对于高清晰型增感屏设有吸收层，是在基层上加涂一层吸收物质（如炭黑、颜料等），以吸收由荧光体向基层照射的荧光，防止荧光反射，提高影像清晰度。

2. 增感屏的性能　包括荧光现象和增感率。

（1）荧光现象　是指某些物质在紫外线、X 线、电子射线等激发下，将其吸收的能量以可见光形式释放出来的现象。其是在物质内部进行的能量转换过程，结果不伴有物质的变化。

（2）增感率　亦称增感倍数或增感因数。增感屏的增感作用常以增感率表示。在照片上产生同等密度为 1.0 时，无屏与有屏所需照射量之比，称为增感率，记作

$$f = \frac{t_0}{t} \qquad\qquad （2-2-1）$$

式中，f 表示增感率；t_0 为无屏照射量；t 为有屏照射量。

当无屏曝光时间取得 1.0 密度值，时间 4s，有屏曝光时间取得 1.0 密度值，时间是 0.1s，则该增感屏的增感率是 4/0.1=40，此时曝光时间等同于照射量。

增感率的大小主要受荧光体发光效率和屏结构的影响。

（五）屏-片系统

20 世纪 80 年代初，扁平颗粒乳剂技术应用于医用 X 线胶片上，配合使用 X 线吸收效率、荧光转换效率都很高的稀土增感屏，形成了称为 T 颗粒技术的一种新型屏-片系统。

扁平颗粒胶片（T 颗粒胶片）的结构特点是将卤化银晶体颗粒切割成二维的扁平状并与片基平行排列。扁平颗粒与传统三维颗粒相比，有更大的表面积，光的采集容量高，可获得最大光吸收量，其提供的投射面积是传统三维颗粒的四倍。扁平颗粒胶片中还加入了一层品红染料，包绕晶体颗粒，以吸收可能产生交叠效应的荧光，这样可降低约 50% 的荧光交叠效应，从而增加影像清晰度。

钇系和镧系稀土元素制作荧光体的增感屏分为两类：一类是发光光谱在蓝紫色光区，峰值 420nm，需与感蓝胶片组合使用的增感屏；另一类是发光光谱在黄绿色光区，峰值 550nm，需与感绿胶片匹配的增感屏。稀土增感屏与普通钨酸钙增感屏的最大区别是其具有很高的 X 线吸收效率及荧光转换效率，可以把极少的 X 线光子转换成大量荧光，使照射到胶片单位面积上的荧光光子数并未减少，但更加均匀，从而减少了量子斑点的产生。

扁平颗粒胶片应与相对应的稀土增感屏匹配，才能真正发挥出独特的扁平颗粒技术所具有的高质量影像效果，两者必须相辅相成。

二、模拟 X 线成像的基本条件

模拟 X 线成像的基本条件有三要素：模拟 X 线成像的信息载体、信息源（被检者）与信息接收器。

（一）信息载体

X线是 X线成像过程中人体组织结构信息的载体。X线与可见光、红外线、紫外线、γ射线完全相同，都是电磁波。它是由于原子在能量相差悬殊的两个能级之间的跃迁而产生的粒子流，波长介于0.01～10nm，对应频率范围 30PHz 至 30EHz，是一种介于紫外线和 γ射线的电磁辐射。X线的产生是由阴极灯丝发射出的高速电子束和阳极靶面相互作用的结果。在真空条件下高千伏的电场产生的高速电子流与靶物质的原子核和内层轨道电子作用，分别产生连续 X线和特征 X线。从 X线管发出的 X线束与靶面物质的原子序数（Z）、管电流时间积、管电压及高压波形有关。管电流时间积，即曝光所用的管电流值与曝光时间的乘积，单位为 mA·s。

在 X线成像中，当管电压一定时，X线管发出的 X线束的强度（I_0）是基本均匀的，其通过人体不同组织时由于各种组织对 X线的衰减系数（μ）不同，致使透过各种组织到达影像接收器的 X线强度（I）不同，即影像信息就有所不同，因此 X线是我们人体组织结构信息的载体。光子能量越大，X线的波长越短，穿透物质的能力越强。X线对人体不同组织穿透性能的差别，是 X线摄影和透视的基础。

（二）信息源

人体由骨骼、肌肉、脂肪等构成，而骨骼由胶体蛋白和钙质组成，钙质占 50%～60%；软组织内水占 75%，还有蛋白质、脂肪及糖类等。X线成像由于各种组织结构的原子序数（Z）、密度（ρ）不同，形成了对 X线的衰减系数（μ）不同。X线成像是 X线束进入人体后，一部分被人体组织结构吸收和散射，另一部分透过人体沿原方向向前传播。X线通过人体组织时是按照指数规律衰减的，即

$$I = I_0 \cdot e^{-\mu d} \tag{2-2-2}$$

式中，I_0为入射被照体的 X线强度；I为经过人体各组织结构衰减后出射的 X线强度；d为被照体厚度；μ为线性衰减系数。

X线通过人体的衰减规律一般采用单能窄束 X线的指数衰减规律。当 X线的衰减以光电吸收为主时，被照体的线衰减系数μ与人体组织的 Z、ρ 的关系，即

$$\mu = K \cdot \lambda^3 \cdot Z^4 \cdot \rho \tag{2-2-3}$$

式中，K 代表常数；λ为 X线波长；Z、人体组织的原子序数、ρ为密度。人体不同组织结构的 Z、ρ不同，其对 X线的线性衰减系数μ不同，因此一束强度为 I_0的原发 X线透过人体组织后其透过 X线强度（I）是不一样的，即产生了 X线对比度（K_X）。人体组织结构大致可分为骨骼、肌肉、脂肪及空气四大类，对 X线的衰减按骨骼、肌肉、脂肪、空气的顺序逐渐减弱，一些组织比其他组织能衰减更多的射线，这种衰减差异的大小就形成了 X线影像的对比度。然后通过各种影像接收器进而形成可见的 X线影像。

（三）信息接收器

X线透视的信息接收器是荧光屏或影像增强系统。荧光颗粒在 X线的激发下产生不同的荧光强度形成透视影像。X线摄影的信息接收器是屏-片系统，屏-片系统由增感屏与 X线胶片组合而成。屏-片系统使胶片感光形成潜影，通过冲洗处理形成照片影像。

（四）模拟 X线影像的形成与传递

X线通过肢体被检部位时，一部分射线被吸收和散射，另一部分则通过肢体成为具有诊断信息的 X线。在这一过程中，由于肢体被检部位的结构和组成成分不同，从而形成了 X线的强度差异。通过各种传递系统及变换系统，将人眼观察不到的 X线信息记录在胶片上，通过转换成为人眼可见的光学密

度影像。因此，X 线影像的形成是一种影像信息传递与转换的过程。

1. 模拟 X 线影像的形成 X 线管产生的 X 线，穿过被照体时，由于组织的吸收和散射而衰减，使透过后的 X 线强度分布出现差异。如通过荧光屏或影像增强器等接收，将直接转换成可见光强度的分布；或通过屏-片系统使胶片感光，经过化学处理后转换成可见光密度分布的照片影像。

（1）X 线透视 是利用 X 线的穿透性和荧光效应，在荧光屏上形成人体组织结构影像的检查方法，是一种经济、简便的检查方法。透视的优点在于可多角度、实时动态观察组织器官的形态和功能。但动态的影像不能永久保留，影像的细节不及摄影丰富，且患者接受的辐射剂量较大。

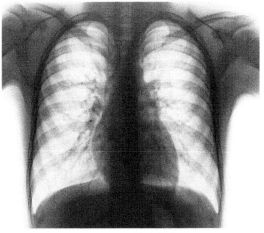

图 2-2-5　荧光影像

X 线透视过程：X 线→被照体→透射线→荧光屏→影像形成。这种荧光影像称为正像（图 2-2-5）。按照荧光屏不同，可分为荧光屏透视和影像增强透视。

1）荧光屏透视：荧光屏透视的接收器是荧光屏。荧光屏由荧光纸、铅玻璃和背板组成。穿过被照体的透射线不同，人体中 X 线吸收系数小的组织或厚度薄的组织透过的 X 线剂量大，激发荧光屏发出的荧光亮度强，反之，发出的荧光亮度弱，由此在荧光屏上产生亮暗不同的荧光影像。

荧光屏透视由于荧光亮度太弱，必须在暗室进行，操作不便且影像效果不佳，目前临床上已经淘汰。

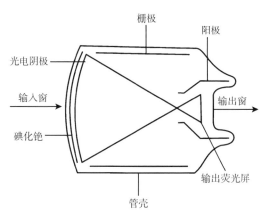

图 2-2-6　影像增强管结构示意图

2）影像增强透视：影像增强透视的接收器是 X 线电视系统。X 线电视系统是由影像增强器、光分配器和闭路电视组成的。影像增强器包括增强管、管套和电源，其中，增强管（图 2-2-6）是影像增强器的核心，它可把接收的 X 线影像转换成可见光影像，并由输入屏的光电阴极转换为电子影像；在阳极电位和聚焦电极电位共同形成的电子透镜作用下加速聚焦，冲击在输出荧光屏上形成缩小并增强了的电子影像；电子影像再由输出荧光屏转换成可见光影像。可见光影像与电视摄像机、监视器配接，显示透视影像。阳极电位越高，光电子运动速度越快，撞击到输出荧光屏时动能越大，输出荧光屏亮度越高。

影像增强透视使影像亮度明显提高，透视可由暗室转为明室，方便操作，完全可取代荧光屏透视。

（2）X 线摄影 是应用光或其他能量来表现被照体信息状态，并以可见光学影像加以记录的一种技术。以其简单、经济、常用的特点在临床上广泛应用。其优点在于影像的空间分辨力高、被检者受照剂量小及影像便于长期保存记录等。不足之处在于照片影像是瞬间固定的，难以动态了解脏器的变化。

X 线摄影过程：不同能量 X 线→被照体→透射线→屏-片系统→冲洗加工→照片。这种照片影像称为负像（图 2-2-7）。按照 X 线能量的不同，可分为普通 X 线摄影、软 X 线摄影和高电压摄影。

1）普通 X 线摄影：是指使用管电压在 40～100kV 产

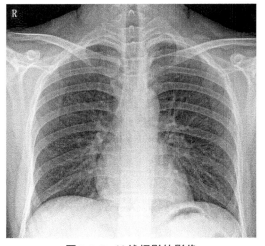

图 2-2-7　X 线摄影的影像

生的 X 线进行的摄影技术,是临床上主要应用的摄影方法。

2)软 X 线摄影:是指使用管电压在 25～40kV 产生的软 X 线进行的摄影技术,也称软组织摄影。用于乳腺摄影、喉部软组织摄影、鼻咽部软组织摄影、四肢部软组织摄影等,目前临床上多用于乳腺摄影。

软 X 线摄影的基本原理是利用钼靶 X 线机产生的单色性强、波长恒定、强度较大的 X 线,增加光电效应,扩大软组织的 X 线吸收差异,以此获取具有一定对比度的软组织影像。软组织的有效原子序数差别不大,缺乏天然对比,根据公式 2-2-3 知,光电效应系数与作用物质原子序数的四次方成正比,与 X 线波长的三次方成正比,因此,在软 X 线照射时,当波长较长时,软组织间仍可产生较大的衰减系数差,得到较大的 X 线对比度,因此,可获得照片对比度好、层次清晰的软组织照片。

3)高电压摄影:用 120kV 以上的管电压所产生的能量较大的 X 线,完全穿透被照肢体,获得在较小密度范围内显示丰富层次影像的一种摄影方法。主要用于胸部摄影。

高电压伏摄影的基本原理是高能量 X 线通过肢体时,被吸收衰减的方式、吸收系数均与一般能量的 X 线不同,形成了与一般 X 线摄影影像不同的对比度变化,从而得到与一般 X 线摄影不同的效果。随着管电压的升高,X 线作用于人体主要是康普顿散射,散射吸收相应增加,总的吸收系数减少,骨与肌肉的组织对比度降低,骨骼影像变淡。在达到一定高电压后,与骨骼相重叠的软组织或骨骼本身的细小结构及含气的管腔等,均可清晰显示。因而在损失对比度的同时,可获得层次丰富的 X 线照片。

2. 模拟 X 线影像的传递　X 线影像信息的传递可分为 5 个阶段。

(1)X 线信息影像的产生　X 线对三维空间的被照体进行照射,获得载有被照体信息成分的强度不均匀的 X 线。这种信息形成的质与量,取决于被照体因素和射线因素。

(2)X 线信息影像的转换　影像接收器是将入射 X 线直接转换成可见影像的设备,或转换成需要通过进一步变换才能成为可见影像的中间形式,包括如荧光屏、X 线胶片、成像板、影像增强器或平板探测器等。通过 IR 将不均匀的 X 线强度分布转换为二维的光强度分布。若以增感屏-胶片体系作为接收器,则荧光强度分布传递给胶片形成银颗粒分布。冲洗加工处理后,将潜影转换为二维光学密度的分布,即把不可见的 X 线影像信息转换成可见的密度影像。若以荧光屏或影像增强器作为接收器,则把 X 线转成可见光的透视影像。

(3)密度分布转换成可见光的空间分布　借助观片灯可将密度分布转换成可见光的空间分布,然后投影到视网膜。此阶段信息传递的质量,取决于观片灯的亮度、色光、观察环境,以及视力。

(4)视觉影像的形成　通过视网膜上明暗相间的图案,形成视觉影像。

(5)意识影像的形成　通过对视觉影像的识别、判断,作出评价或诊断。此阶段信息传递取决于医生的学历、知识、经验、记忆和鉴别能力。

三、X 线束与 X 线管焦点

模拟 X 线成像中的 X 线是影像信息载体,在成像中起着至关重要的作用。掌握 X 线管焦点及其发出的摄影用 X 线束的性质和特点,诸如 X 线束的形状、X 线能量及其分布特点、X 线管焦点的定义、X 线管焦点的特性及成像性能等,对于正确使用 X 线进行摄影检查是非常重要的。

(一)X 线束

1. X 线束的形状　X 线管阳极靶面上产生的 X 线,原本是按一定规律向各个方向发射,由于阳极结构的自身吸收,以及 X 线管套和窗口的限制,实际上 X 线管发出的 X 线是以阳极靶面的实际焦点为锥尖的锥形线束(cone beam)(图 2-2-8)。

在 X 线束中，居中心部分的连线称为中心线（central line）。中心线垂直于窗口平面，是摄影方向的代表。一般情况下，中心线应通过被检部位的中心并与胶片垂直，有时也需要倾斜一定角度经被照体射入胶片。X 线束中除中心线以外的射线称为斜射线（oblique ray），在某些特殊体位摄影时偶尔利用斜射线作为中心线摄影，以减少肢体影像的重叠。

由于 X 线是具有直进性的锥形射线束，所以 X 线摄影的影像放大是必然的。影像放大率的大小对于影像的质量和观察效果都有很大的影响。

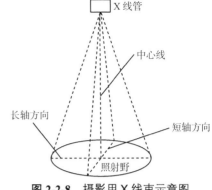

图 2-2-8　摄影用 X 线束示意图

2. X 线束的量与质　X 线束的能量是对感光系统产生感光效应的根本因素。它取决于 X 线光子的数量及单个光子的能量大小。

（1）X 线的量　决定 X 线的量多少的是管电流时间积。X 线的量越大，X 线束的总能量就越大，所给予感光系统的感光效应就越大。

（2）X 线的质　X 线的质是用来描述单个 X 线光子能量大小的。X 线的质是由管电压所决定的。管电压值越大，单个 X 线光子的能量就越大，X 线束的总能量也就越大。临床上常用 X 线的硬度来描述 X 线的质。

X 线束中的光子能量大小不一、波长不等。X 线束是一束混合能量的射线束。射线束中单个光子的最大能量从理论上应等于所用管电压值的电子伏特数。

X 线光子的最短波长计算公式，即

$$\lambda_{\min} = \frac{1.24}{kV} \tag{2-2-4}$$

式中，$\lambda_{\min}$ 表示 X 线管发射的 X 线束中 X 线的最短波长，单位是纳米（nm）；kV 表示所用的管电压值。

在 X 线管发射的 X 线束中最强波长（$\lambda_{\max}$）是最短波长的 1.5 倍，平均波长（λ_{mean}）是最短波长的 2.5 倍。分别记作：$\lambda_{\max} = 1.5\lambda_{\min}$ 和 $\lambda_{\mathrm{mean}} = 2.5\lambda_{\min}$。

3. X 线束的能量分布　X 线束在照射野内的线量分布是不均匀的。若用一块厚为 1.0mm 的铅板，在上面加工几排平行的针孔，并将此铅板置于焦点和胶片正中，在适当的条件下曝光，便得到一张多个焦点针孔像的照片。

（二）X 线管焦点

1. 定义　X 线管焦点是 X 线的发生区域。焦点的大小、形状及线量是 X 线管焦点成像性能的主要参量之一，与成像系统的成像性能有密切关系。焦点的大小除与 X 线机本身的设计有关外，也与焦点的投影方位及使用的曝光条件等因素有关。

（1）实际焦点（actual focal spot）　是指 X 线管阳极靶面上阻挡截止加速粒子束的区域。X 线管阴极灯丝发射的电子，在高压电场作用下高速撞击阳极靶面时，因电子间库仑斥力的存在而相互排斥产生扩散，表现为一个发生 X 线的焦点面积。设计阴极灯丝于聚焦槽内，就是使撞击阳极靶面的电子束聚集而缩小撞击面积。由于 X 线管的灯丝呈螺旋状，所以阳极靶面上形成的电子撞击面从理论上讲近似矩形。实际焦点的大小取决于聚焦槽的形状、宽度，以及灯丝在聚焦槽内的深度（图 2-2-9）。

（2）有效焦点　X 线管阳极靶面具有一定的倾斜角度即为阳极倾角，它是阳极靶面与 X 线管长轴的垂直面所构成的夹角，用 α 表示。一般阳极倾角为 17°～20°。由于靶面的倾斜，实际焦点的投影在不同方位上的大小是不一致的，实际焦点在基准平面上的垂直投影称为有效焦点（effective focal spot）。有效焦点的大小，对 X 线成像质量影响很大。作为 X 线管焦点成像性能的参量之一，通常把实际焦点在 X 线管长轴垂直方向上的投影称为 X 线管标称的有效焦点。有效焦点近似一个矩形，其大小可用

$a \cdot b\sin\alpha$ 来表示。其中：a 为焦点的宽、b 为焦点的长、α 为阳极倾角。

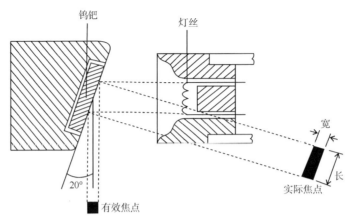

图 2-2-9　实际焦点与有效焦点示意图

1982 年国际电工委员会（International Electrotechnical Committee，IEC）336 号出版物采用无量纲的数字来表示有效焦点的大小，如 1.0、0.3、0.1 等。此数字称为焦点标称值（nominal focal spot value），是指在规定条件下测量的与 X 线管有效焦点尺寸有特定比例的无量纲数值。另外，由于焦点面上的线量分布是不均匀的，故在描写焦点成像性能时又用等效焦点来描述。

（3）主焦点与副焦点　阴极灯丝在聚焦槽内的位置，对阴极电子流的流动及焦点的形成产生重要作用。从灯丝正面发射出的电子先发散后会聚撞击阳极靶面形成主焦点；从灯丝侧方发射的电子先发散后会聚再发散撞击阳极靶面形成副焦点；主焦点与副焦点共同形成实际焦点。在聚焦槽中灯丝的深度与焦点大小有关，当灯丝在聚焦槽内的深度越深、聚焦槽的宽度越窄时聚焦作用越大，即灯丝深度大，主焦点变小，副焦点变大。理想的副焦点是处于主焦点内侧，此时热量容易被分散，焦点大小变化不大。

2. X 线管焦点的特性　包括焦点的方位特性、焦点的阳极效应，以及焦点面上的线量分布等指标。

（1）焦点的方位特性　在平行于 X 线管的长轴方向的照射野内，近阳极侧有效焦点小，近阴极侧有效焦点大，这一现象被称为焦点的方位特性。在短轴方向上观察，有效焦点的大小对称相等（图 2-2-10）。

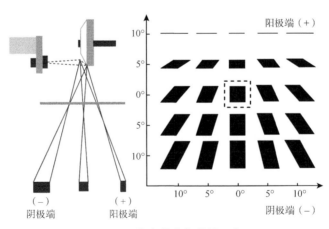

图 2-2-10　焦点的方位特性示意图

（2）焦点的阳极效应　当阳极倾角约为 20°时，进行 X 线剂量的测定，其结果是在平行于 X 线管的长轴方向上，近阳极侧 X 线剂量少，近阴极侧的 X 线剂量多，最大值在 110°处（图 2-2-11），分布是非对称性的。在 X 线管的短轴方向上，X 线剂量的分布基本上是对称相等（图 2-2-12）。

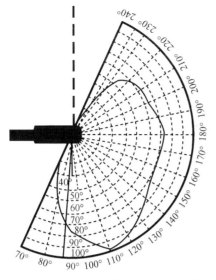

图 2-2-11 X 线剂量的空间分布（长轴）

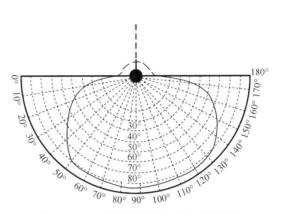

图 2-2-12 X 线剂量的空间分布（短轴）

因此，在摄影时应注意将肢体厚度大、密度高的组织放在 X 线管阴极侧，而需重点观察的细微结构组织及厚度小的部位应置于阳极侧。

（3）焦点面上的线量分布 利用小孔成像原理，从焦点像上可以看出焦点面的密度分布是不均匀的：沿焦点宽方向用密度计扫描得出两端密度高、中间密度低的双峰分布曲线（图 2-2-13）。这证明了焦点宽方向上的线量分布是中间少、两边高的双峰形。也有呈多峰分布者，是由于灯丝受聚焦槽深度的影响而出现了主副焦点。沿焦点长方向用密度计扫描得出两端密度低、中间密度高的单峰分布曲线图（图 2-2-14）。由上述可知，焦点面上的线量分布是不均匀的，线量呈单峰分布的焦点成像质量较好。

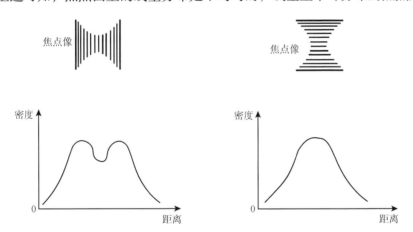

图 2-2-13 X 线管短轴方向上焦点像线量分布（双峰）　　图 2-2-14 X 线管长轴方向上焦点像线量分布（单峰）

3. X 线管焦点的主要成像性能参量 包括焦点大小、焦点的极限分辨力、焦点的散焦值和焦点的调制传递函数。

（1）焦点的大小 是影响像质优劣的主要原因之一。焦点是一个有一定面积的发光源。由于 X 线影像是由物体吸收 X 线后产生的本影和几何原因形成的半影共同组成的。因此，焦点尺寸越大则半影越大，影像表现越模糊。

（2）焦点的极限分辨力（R） 是在规定测量条件下不能成像的最小空间频率值，以每毫米中能够分辨出的线对数（LP/mm）来表示。即用星形测试卡测试时，在星形测试卡像面上出现第一个模糊带所对应的空间频率值。

$$R = \frac{1}{2d} \tag{2-2-5}$$

式中，d 值为不能成像时星形测试卡的线径宽度；$2d$ 是测得的模糊区的一对楔条对应的弧长。在 X 线管焦点小、焦点面上的线量分布为单峰时，R 值大；反之，在 X 线管焦点大、焦点面上的线量分布为多峰时，R 值就小；R 值大时成像性能好。

测试方法：测试设备主要采用矩形波测试卡（图 2-2-15）或星形测试卡（图 2-2-16）。

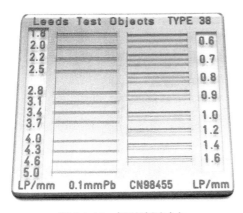

图 2-2-15　矩形波测试卡

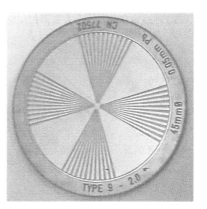

图 2-2-16　星形测试卡

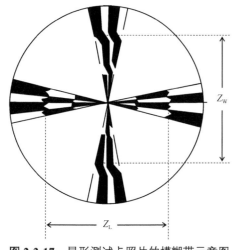

图 2-2-17　星形测试卡照片的模糊带示意图

星形测试卡简称星卡。摄取星卡照片时，需先做好准直，要求 X 线中心线与星卡中心的垂直基准线所成角度必须 $\leqslant 10^{-3}\text{rad}$。调节焦点至星卡和星卡至胶片的距离，使星卡照片的两个方向上测得的最外模糊区尺寸 Z_W 和 Z_L（图 2-2-17），应大于和接近星卡影像直径的 1/3，但不得小于 25mm。曝光条件应使照片的最大密度值在 1.0～1.4。

计算方法为

$$R_F = R_P(M-1) = \frac{M-1}{Z \cdot \theta} \tag{2-2-6}$$

当 $\theta=2°$（0.035rad）时，则

$$R_F = \frac{28.65}{Z}(M-1) \tag{2-2-7}$$

$$R_{FL} = \frac{(M-1)}{Z_L \cdot \theta} = \frac{28.65}{Z_L}(M-1) \tag{2-2-8}$$

$$R_{FW} = \frac{(M-1)}{Z_W \cdot \theta} = \frac{28.65}{Z_W}(M-1) \tag{2-2-9}$$

式中，θ 为星卡的楔条顶角；M 为星卡照片放大率；R_P、R_F 分别为焦点像面及焦点面上的极限分辨力；R_{FL}、R_{FW} 分别为焦点面上的宽方向上与长方向上的极限分辨力；Z 为星卡照片上的模糊区直径；Z_W、Z_L 分别为星卡照片上垂直于 X 线管长轴方向和平行 X 线管长轴方向上的模糊区直径。

（3）焦点的散焦值（B）　是描述 X 线管焦点的极限分辨力 R 随着负荷条件的改变而相对变化的量，又称晕值。有效焦点的尺寸随负荷条件的变化而变化，在 X 线管管电压较低时，其大小随着选用的管电流大小不同而有较大的变化。当管电压一定，随管电流增大，焦点的尺寸变大。当管电流不变时，焦点增长随管电压的上升而减小，在高毫安时尤为明显。焦点的这种特性对成像质量有很大的影响。

焦点增长的原因是在管电流增高时灯丝附近的电子密度较大，电子间的库仑斥力作用造成有效焦点

增大的倾向。当管电流降低时此倾向变小。管电压升高时，电子束向阳极靶面撞击的速度加快，该方向矢量增大，因此扩散程度也较小；反之，则引起较大的焦点增长。

如果将管电压、管电流分别作为参量，可以观察到焦点尺寸的变化（表 2-2-1）。

表 2-2-1　X 线管 1.0 焦点的尺寸变化

管电压（kV）	管电流（mA）	焦点尺寸	
		长/mm	宽/mm
40	200	1.95	2.93
80	200	1.89	2.61
120	200	1.91	2.58
40	600	2.15	4.04
80	600	1.95	2.63
120	600	1.98	2.61
40	1200	2.25	4.95
80	1200	2.25	3.39
120	1200	2.15	2.97

从表 2-2-2、表 2-2-3 中可以得出：有效焦点的尺寸是随着负荷条件的变化而变化的，特别是在 X 线管管电压较低时，其大小随着选用的管电流大小不同而有较大的变化。在管电压相同的情况下，管电流增大，焦点的尺寸变大，焦点的极限分辨力下降。在管电流不变的情况下，随着管电压的上升焦点增涨减小，尤以高毫安时更为明显。

表 2-2-2　某 X 线管 1.0 焦点随管电流 200～1200mA 的变化情况

管电压（kV）	焦点增长
40	70%
80	30%
120	15%

表 2-2-3　某 X 线管 1.0 焦点随管电压 40～120kV 的变化情况

管电流（mA）	焦点增长减少
200	13%
600	55%
1200	67%

为了确切地描述这一参量，IEC 用下列公式计算

$$B = \frac{R_{50}}{R_{100}} \tag{2-2-10}$$

式中，R_{50} 为用表 2-2-4 规定的负载因素所测得的焦点的极限分辨力；R_{100} 为用表 2-2-5 规定的负载因素所测得的焦点的极限分辨力。

表 2-2-4　R_{50} 的负载因素

X 线管的标称电压（kV）	管电压（kV）	管电流（mA）
≤75	标称电压	50%的额定管电流（0.1s）
75＜标称电压≤150	75	
150＜标称电压≤200	50%标称电压	

表 2-2-5　R_{100} 的负载因素

X线管的标称电压（kV）	管电压（kV）	管电流（mA）
≤75	标称电压	在规定的管电压下，曝光时间为
75<标称电压≤150	75	0.1s 的最大管电流
150<标称电压≤200	50%标称电压	

一般 X 线焦点的散焦值 $B \geqslant 1$。焦点的散焦值越接近 1，成像性能受负荷条件的影响就越小。

（4）焦点的调制传递函数（modulation transfer function，MTF）　是描述 X 线管焦点这个面光源在成像时，不同空间分辨力下成像系统细节分辨力的函数。其主要考察影像中信号的调制度相比于物体（对应于理想成像系统）中信号的调制度的降低程度，是记录（输出）信息量与有效（输入）信息量之比，具有衡量系统如实传递和记录空间信息的能力，用于表示调制度与分辨力的关系。

MTF 的最大值为 1，最小值为 0，即 $0 \leqslant MTF \leqslant 1$。当 MTF=1 时，表示成像系统的输入对比度与输出对比度相等；当 MTF=0 时，表示成像系统的输出对比度为 0，即影像消失（图 2-2-18）。一般说，在同一个空间频率值时，MTF 值大的焦点，成像性能好；MTF 值小的焦点，成像性能差。综上所述，焦点尺寸越小，MTF 值越大，成像性能就越好。

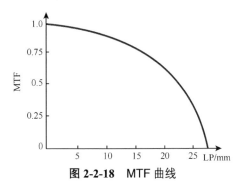

图 2-2-18　MTF 曲线

四、X 线影像的形成及影响因素

X 线片影像是通过 X 线摄影过程获取的。优质 X 线片影像必须具备的基本条件：①照片影像密度适中；②照片影像对比度良好；③照片影像层次丰富；④照片影像锐利度好；⑤照片影像失真度小；⑥照片影像颗粒度好；⑦照片标记正确、清晰、整齐；⑧照片无任何伪影、刮痕、污染；⑨照片影像显示部位符合诊断要求。

（一）X 线照片密度

1. 定义　照片密度又称光学密度或黑化度，是指 X 线胶片经过感光后，通过显影等处理在照片上形成的黑化程度，用 D（density）表示。将 X 线片置于观片灯上，可以看到照片密度相间的影像，组织密度高的部位如骨骼，X 线胶片感光少，经冲洗后银原子堆积少，照片显示白；组织密度低的部位如气体，X 线胶片感光多，经冲洗后银原子堆积多，照片显示黑。

光学密度值是一个对数值，无量纲。其大小决定于入射光线强度（I_0）与透过光线强度（I）的比值。

（1）透光率　指照片上某处的透光程度。在数值上等于透过光线强度与入射光线强度之比，用 T 表示，如

$$T = \frac{I}{I_0} \qquad (2\text{-}2\text{-}11)$$

式中 T 值越大，表明照片密度越低，在照片上吸收光能的黑色银原子越少；T 值越小，表明照片密度高，照片吸收光的黑色银原子越多；当 T 值为 1 时，表明在照片上无吸收光能的黑色银原子，入射光全部通过照片；当 T 值为零时，表示照片黑色银原子将入射光线全部吸收，无透过光线。

（2）阻光率　指照片上某处阻挡光线能力的大小。在数值上等于透光率的倒数，用 O 表示

$$O = \frac{1}{T} = \frac{I_0}{I} \qquad (2\text{-}2\text{-}12)$$

O 值越大，表示照片密度越高，在照片上吸收光能的黑色银原子越多；O 值越小，表示照片密度越低，在照片上吸收光能的黑色银原子越少，照片透过的光线越多；当 O 值为 1 时，表示入射到照片上的光线全部通过，即表示照片无吸收光线的黑色银原子。

（3）光学密度值　照片阻光率的对数值。表示如

$$D = \lg O = \lg \frac{I_0}{I} \qquad (2\text{-}2\text{-}13)$$

式中 $I_0 = 1000\text{lx}$，$I = 100\text{lx}$，则 $D = 1.0$。光学密度仪即根据此原理制作，借助光学密度仪可以直接读出照片影像的光学密度值。

在阅读照片时，D 值大小由照片吸收光能的黑色银粒子多少决定，与观片灯的强弱无关；但人眼对密度值大小感觉，却随观片灯光线的强弱而有差异。根据有关的实验资料表明，人眼在正常的观片灯下能分辨的光学密度值的范围在 0.25～2.00，对于低于 0.25 的光学密度值或高于 2.00 的光学密度值的 X 线片影像，人眼则难以辨认，需要通过调节入射光线强度，将其 X 线片置于弱光源或强光源下，才能使人眼增加分辨能力。良好的 X 线诊断照片的密度值范围在 0.3～1.5，在这一范围内人眼有最佳反差的感觉。

2. 影响照片密度的因素　照片密度是观察 X 线片影像的先决条件,构成照片影像的密度必须适当,才能符合影像诊断的要求。如果密度过小或密度过大时,也将导致照片影像的观察受限,影像细微结构不能识别。

（1）管电流时间积　当管电压一定时，决定 X 线片影像密度的因素是管电流时间积，即管电流和曝光时间的乘积。不同的管电流时间积，在照片上得到不同的照片密度。两者的关系符合胶片特性曲线的关系。在正确曝光量时，管电流时间积与照片密度成正比。但在曝光不足或过度时，照片密度的变化小于管电流时间积的变化。

（2）管电压　决定 X 线的硬度，管电压增加，使 X 线穿透物体到达胶片的量增多，即照片密度增加。由于作用于 X 线胶片的感光效应与管电压的 n 次方成正比，当胶片对其响应处于线性关系时，照片密度的变化则与管电压的 n 次方成正比例。管电压的 n 值，可因管电压数值、被照体厚度及增感屏与胶片组合等因素发生改变。

管电压的变化为 40～150kV 时，n 值从 4 降到 2。因此使用低电压摄影技术时，管电压对照片密度的影响要大于高电压摄影技术。高电压摄影时，摄影条件选择的通融性要大；低电压摄影时，管电压选择要严格。

由于照片密度与管电压的 n 次方成正比，所以管电压数值变化比管电流时间积变化对照片密度的影响要大。但是，管电压的升高可增加散射光子，降低照片对比度。因此，在摄影中，应当利用照射量调节照片密度，利用管电压控制照片对比度。

（3）摄影距离　X 线强度在空间中的衰减遵循平方反比定律，即 X 线强度的衰减与摄影距离的平方成反比。在 X 线摄影中，摄影距离越短，X 线强度越大，照片密度越高，若为了获得一定照片密度可以减少曝光条件，但由于缩短摄影距离，将增加影像的模糊及放大变形，所以确定摄影距离的原则：首先要在 X 线机容量允许的条件下，尽量增加摄影距离，确保影像的清晰；其次要根据诊断的要求，选择合适的摄影距离。

（4）增感屏　在 X 线作用下，可转换成低能量可见光，使胶片感光，从而提高照片密度。增感屏对照片密度的提高能力，取决于增感屏的增感率。增感率越高，所获得的照片密度越大。

（5）胶片的感光度　是指产生密度值 1.0 的照片所需曝光量的倒数。在曝光量一定时，胶片的感光度越大，形成的照片密度越大。在胶片与增感屏组合应用时，可以提高相对感光度，降低照射量，有利于减少被检者的辐射量。

（6）被照体厚度及密度　人体各组织器官的密度、有效原子序数和厚度不同，对 X 线的衰减程度

各异，一般按骨骼、肌肉、脂肪和空气的顺序由大变小。

（7）照片冲洗因素　照片冲洗加工不是导致胶片产生照片密度差异的决定因素，但胶片感光后只有通过冲洗加工才能显示出照片密度。因此，冲洗环境的安全性、显影液特性、显影温度及时间等因素，对照片密度的大小有较大的影响。

（二）照片影像对比度

1. 定义　照片对比度是形成 X 线片影像的基础因素之一，包括肢体对比度、X 线对比度、胶片对比度和 X 线照片对比度。

（1）肢体对比度（$\Delta\mu$）　又称对比度指数，是肢体对 X 线吸收系数的差（$\mu_2-\mu_1$）。肢体对比度是被照体所固有的，是形成射线对比度的基础。

（2）X 线对比度　X 线透过被照体时，由于被照体密度、厚度等的差异，对 X 线的吸收、散射不同，透射线形成不均匀分布的强度差异，这种 X 线强度的差异称为 X 线对比度，又称射线对比度。X 线对比度用 K_X 表示，即

$$K_X = \frac{I_2}{I_1} \tag{2-2-14}$$

式中，I_1、I_2 代表透过线强度。

对于不同部位的透射线。其强度如下

$$I_1 = I_0 e^{-\mu_1 d_1} \tag{2-2-15}$$

$$I_2 = I_0 e^{-\mu_2 d_2} \tag{2-2-16}$$

$$K_X = \frac{I_2}{I_1} = \frac{I_0 e^{-\mu_2 d_2}}{I_0 e^{-\mu_1 d_1}} = e^{\mu_1 d_1 - \mu_2 d_2} \tag{2-2-17}$$

式中，μ_1、μ_2、d_1、d_2 分别表示被照体上两部分的 X 线吸收系数和厚度。

（3）胶片对比度　又称胶片对比度系数，是 X 线胶片对射线对比度的放大能力。通常采用胶片的最大斜率（γ 值）或平均斜率（$\bar{G}$）来表示。由于射线对比度所表示的 X 线信息影像不能为肉眼所识别，只有通过某种介质的转换才能转换成肉眼可见的影像。胶片特性曲线上 γ 值如下。

$$\gamma = \tan\alpha = \frac{D_2 - D_1}{\lg RE_2 - \lg RE_1} = \frac{D_2 - D_1}{\lg(I_2 \cdot t) - \lg(I_1 \cdot t)} = \frac{D_2 - D_1}{\lg I_2 - \lg I_1} \tag{2-2-18}$$

（4）X 线照片对比度　又称为光学对比度（K），是 X 线片上相邻组织影像的密度差。照片对比度依存于被照体不同组织对 X 线衰减所产生的射线对比度，以及胶片对射线对比度的放大结果。

$$K = D_2 - D_1 \tag{2-2-19}$$

由图 2-2-19 可知，X 线照片对比度（K）为

$$K = \gamma \lg \frac{I_2}{I_1} = \gamma \lg K_X = \gamma(\mu_2 d_2 - \mu_1 d_1)\lg e \tag{2-2-20}$$

在 X 线对比度一定时，照片对比度的大小决定于胶片的 γ 值大小，γ 值越大获得的照片对比度越大，反之越小。

X 线照片对比度可用相加的方法计算，即

$$\sum K_1 + K_2 + K_3 + \cdots + K_n \tag{2-2-21}$$

因此，在两面药膜的医用 X 线胶片，其照片上的对比度，分别是两个药膜各自产生的照片对比度之和。

2. 影响照片对比度的因素　影响因素有许多，主要有以下几个方面。

（1）被照体因素　照片对比度是 X 线对比度被胶片对比度放大的结果，X 线对比度是被照体组织结构对 X 线不同吸收的结果。在强度相同的 X 线照射下，X 线对比度主要取决于被照物体本身的因素，

如组织的原子序数、组织的密度及厚度等。

1）组织的原子序数：X线诊断领域内，射线作用于人体的形式主要有光电吸收和康普顿散射。其中，组织的原子序数（Z）增高，则光电效应增加。光电效应与物质的原子序数 Z 的三次方成正比，即原子序数越高，光电吸收越多，X线吸收系数（μ）越大，X线对比度越高。

人体除骨骼及气体外，大部分是由水、蛋白质、脂肪及糖类组成的软组织，这些化合物的有效原子序数相差较少，对X线的吸收率较接近。因此，临床上通过借助含高有效原子序数的对比剂，如碘化油、硫酸钡等；低原子序数的介质，如气体等，增加组织间对比，提高照片对比度。

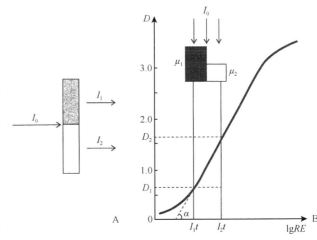

图 2-2-19　X线照片对比度合成示意图

I_0 为入射光线强度；I_1、I_2 为透过强度；μ_1、μ_2 为不同物体对 X 线吸收系数；D 为密度；t 为曝光时间；RE 为相对曝光量。A. 射线穿过不同物质后强度差异；B. 照片对比度和胶片对比度的关系

2）组织的密度与厚度：被照体组织的密度与X线的吸收成正比。组织的密度越大，X线吸收越多。肺在活体时是个充气组织，气体对X线的吸收约是血液、肌肉的千分之一，因此，肺与其他组织可形成较高的对比度。

当被照体的密度、原子序数相同时，照片对比度则受被照体的厚度影响，肢体厚度大时，吸收X线多，照片密度越小。如果在软组织中出现空腔，因为空气对X线几乎没有吸收，相当于减小厚度。

（2）射线的因素

1）X线质：通常是由射线的波长决定的。而波长受管电压的影响，管电压越高，X线波长越短，X线的穿透能力越强，被检组织对X线的衰减越少，反之越大。因此，不同的管电压摄影，所获得的照片对比度也不同，使用高电压摄影，射线对比度减小，照片对比度也减小；反之增大。

肌肉组织的X线吸收曲线，在高电压或低电压摄影基本相同，而骨组织和脂肪组织，在不同电压时则出现差异（图 2-2-20）。高电压摄影时，X线吸收系数彼此相互接近，说明骨、肌肉、脂肪组织对X线的吸收差异不大，所获得的照片对比度低（白色柱体间的对比）；而在低电压摄影时，骨、肌肉、脂肪等组织的X线吸收系数差异大，故获得的X线照片对比度高（黑色柱体间的对比）。

因此，使用高电压摄影，照片对比度减小，获得的层次丰富。因而，病灶与正常组织清晰可见，甚至在胸部可呈现出肺纹理连续追踪的效果。

从理论上讲，在高电压摄影时用 γ 值大的胶片所获得的照片对比度与低电压摄影用 γ 值小的胶片所获得的照片对比度可以相等。但实际上，前者显示出的组织密度一般在胶片特性曲线的直线部分，而后者易在胶片特性曲线的趾部或肩部显示，因而获得优质的照片是较困难的。

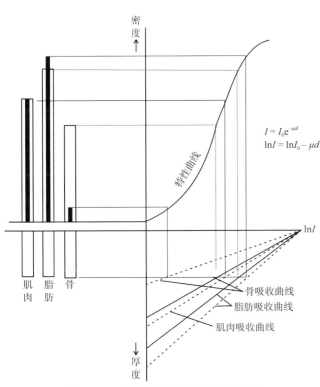

图 2-2-20　X线质对照片对比度的影响

X线吸收差因被检组织的性质、原子序数、厚度、密度及管电压的不同而发生改变，特别是原子序数不同的物质，如对比剂、钙化灶等，在照片上有明显的对比。而乳腺、腹腔内的组织器官等，因吸收差小，照片对比度较小。为获得良好对比的照片，尽量将组织吸收差显示在胶片特性曲线的直线部。为此，可通过改变X线的质，压缩吸收差，将被检组织的影像显示在胶片特性曲线的直线部，不需要的其他组织显示在直线部分之外。

为了得到更高对比度的照片，可采用不同管电压进行摄影，管电压的使用范围分类如下：①软X线摄影25～40kV；②普通X线摄影40～100kV；③次高电压摄影100～120kV；④高电压摄影120～150kV。

临床上，大都使用管电压为40～100kV的普通X线摄影。而管电压25～40kV时由于产生的波长较长，多用于软组织及较薄组织的摄影，特别是乳腺摄影，故又称软组织摄影。高电压摄影又称高千伏摄影。

2）X线剂量：即X线束中的光子数量。一般情况下，X线剂量对照片对比度无直接的影响。但是，增加X线剂量可增加照片密度，从而使照片低密度区的影像对比度明显好转。

当摄影时曝光量为E时，骨骼由于组织密度高，对X线剂量吸收大而形成的照片密度落在胶片特性曲线的足部，肌肉、脂肪组织由于组织密度小而落在胶片特性曲线的直线部，因而可形成良好的对比度，X线影像清晰，而骨骼的影像由于在足部缺乏对比，无法观察。若把曝光量增加到2倍E时，其他条件不变，曝光量的增加使原来落在足部的骨骼通过增加曝光量落在了直线部，加大了对比度；而肌肉、脂肪组织则由直线部移到肩部，对比度减小甚至消失。因此，在使用X线剂量调节影像对比度时，应注意X线剂量不可过分增加。

在影像密度过高时，可适当减少X线剂量增加对比度。但不改变X线的质，而仅加减X线剂量的摄影方法，在使用高千伏摄影后，已不常用。

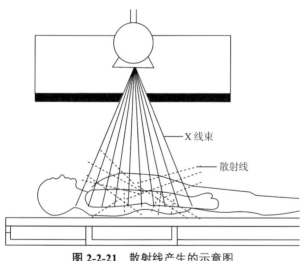

图2-2-21　散射线产生的示意图

3）散射线：是X线管发射出的原发射线穿过人体及其他物体时，会产生光电效应和康普顿散射，而产生方向不定、能量较低的二次射线（图2-2-21）。这些射线不能用于成像，只能使照片发生灰雾，照片对比度下降。同时对工作人员和被检者都产生辐射损伤。

散射线含有率是指作用于胶片上的散射线占全部射线的比例。散射线含有率与原发射线和被照体有关。①管电压：散射线含有率随着管电压的升高而加大。当管电压超过80～90kV，散射线含有率趋于平稳。②被照体的厚度：当被照体的厚度在15cm以下，相同的管电压和照射野下，散射线含有率随着被照体的厚度增加而增加。当被照体厚度超过15cm时，因其上层组织中产生的散射线被下层组织所吸收不能达到胶片，因此，散射线含有率不再增加。③照射野：照射野增加时，散射线含有率大幅上升。散射线含有率的增加在30cm×30cm的照射野时达到了饱和，照射野小于2cm×2cm时，散射线很少。

抑制和消除散射线的方法，包括①遮线器：主要是通过控制照射野的大小减少散射线。遮线器分透视和摄影用两种。通常以铅板的机械装置组成，使相互垂直的两对铅板并拢或张开，以控制照射野大小。实际应用时，应尽量缩小照射野，一般与胶片等大。②滤过片：通过使用适当厚度的金属薄板，如铝板、铜板等，置于X线管窗口处，吸收原发射线中波长较长的无用射线，减少软线对被检者的辐射。

消除散射线的方法：①空气间隙法，又称为空气间隙效应（Groedel效应），是利用空气可吸收能量较低的 X 线及 X 线衰减与距离的平方成反比的规律，在增加了肢-片距后，一部分与原发射线成角较大的散射线可射出胶片以外（图 2-2-22）。②滤线器，直接吸收散射线最有效的设备。

滤线器是由许多薄的铅条和易透过 X 线的低密度物质如 0.15～0.35mm 的铝或有机化合物等作为填充物，两面再附加铝板或合成树脂板制成的，附加铝板或合成树脂起支撑和保护作用。厚度为 0.05～0.10mm 的能吸收散射线的铅条板，相互平行或形成一定斜率固定排列（图 2-2-23），即为滤线栅。

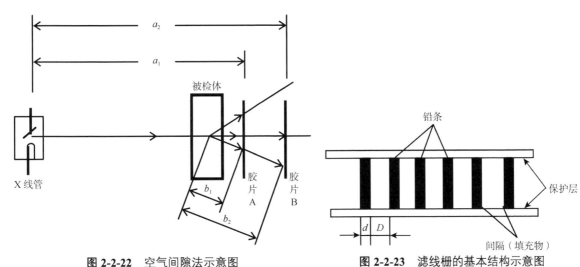

图 2-2-22　空气间隙法示意图

a_1 表示 X 线管到胶片 A 的距离；a_2 表示 X 线管到胶片 B 的距离；b_1 表示被检体中心到胶片 A 的距离；b_2 表示被检体中心到胶片 B 的距离

图 2-2-23　滤线栅的基本结构示意图

d 为铅条板厚度；D 为填充物厚度

根据滤线栅的构造特点，可分为平行式、聚焦式及交叉式等。平行式滤线栅的铅条互相平行排列；聚焦式滤线栅（focused grid）的铅条延长线聚焦于空中一条直线（图 2-2-24）；交叉式滤线栅中的铅条相互垂直或斜交叉组成，栅平面呈网格状。此外，滤线栅根据运动功能分为静止式（固定式）和活动式两种。静止式滤线栅在曝光过程中保持不动，会在照片上留下细小的铅条影；运动式滤线栅则滤线栅与机械振动结构连接在一起，曝光时铅条运动产生模糊，避免铅条影像对被照体影像的影响。

滤线栅的工作原理：在 X 线摄影时，将滤线栅置于肢体与 IR 之间，焦点至滤线栅的距离应在栅焦距允许的范围内，并使 X 线中心线对准滤线栅中心。这样从 X 线管发出的原发射线与滤线栅的铅条平行，大部分穿过铅条间隙到达 IR，小部分照射到铅条上被吸收。散射线因与铅条成角，大部分不能通过铅条间隙而被吸收，减少了 IR 上接受的散射线量，有效地改善了照片对比度，提高了影像质量（图 2-2-25）。

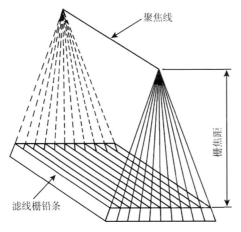

图 2-2-24　聚焦式滤线栅示意图

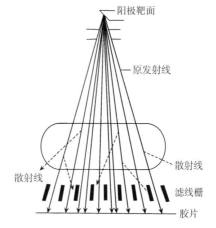

图 2-2-25　滤线栅应用原理示意图

滤线栅的特性参数包括几何特性和物理特性，其中几何特性参数包括栅比、栅密度、铅容积、栅焦距；物理特性参数包括一次 X 线透过率、对比度改善系数、曝光量倍数。

栅比（R）指铅条高度 h 与相邻两铅条间距 D 的比值，即

$$R = \frac{h}{D} \tag{2-2-22}$$

R 表示一个滤线栅清除散射线的能力，栅比值越高其消除散射线作用越好。R 值有 8∶1、12∶1、16∶1、34∶1 等多种。

栅密度（n）表示在滤线栅表面上单位距离（1cm）内，铅条与其间距形成的线对数，常用线/厘米表示。

$$n = \frac{1}{d+D} \tag{2-2-23}$$

d 为铅板的宽度，栅比值相同，密度 n 值大的滤线栅，吸收散射线能力强。

铅容积（P）表示在滤线栅表面上，平均 1cm² 中铅的体积。

$$P = n \cdot d \cdot h \tag{2-2-24}$$

栅焦距（f_0）指聚焦式滤线栅的倾斜铅条会聚的焦点到滤线栅板平面的垂直距离。栅焦距界限（$f_1 \sim f_2$）是指 X 线摄影时，在聚焦式滤线栅有效面积边缘处，原射线透射值在聚焦距离上的透射值的 60% 时允许焦点距离聚焦入射面的最低 f_1 和最高 f_2 的范围。此范围随栅比的增加而缩小。

一次 X 线透过率（T_p）是指使用滤线栅时原发 X 线强度与不使用滤线栅时原发 X 线强度之比。

$$T_p = \frac{I_{p2}}{I_{p1}} \tag{2-2-25}$$

其中 I_{p2}、I_{p1} 分别为用和不用滤线栅时的 X 线强度。

对比度改善系数（K）又称对比度因子，是使用和不使用滤线栅的对比度之比。

$$K = \frac{使用滤线栅的对比度}{不使用滤线栅的对比度} \tag{2-2-26}$$

K 值越大消除散射线效果越好。

曝光量倍数（B）又称滤线栅因子，是指不使用滤线栅时测得的全 X 线（原发射线和散射线之和）强度 I_{t1} 和使用滤线栅时测得的全 X 线强度 I_{t2} 的比值。

$$B = \frac{I_{t1}}{I_{t2}} \tag{2-2-27}$$

B 值越小所需曝光量越小。

滤线栅的切割效应即滤线栅铅条对 X 线原射线的吸收作用（图 2-2-26），归纳为 4 种情况：①聚焦式滤线栅倒置（图 2-2-26B），照片显示中部密度大，而两边密度小的不均匀现象。②侧向倾斜（或偏离）栅焦距，一种是摄影距离与栅焦距一致，但 X 线管焦点向一侧偏离了聚焦线（图 2-2-26C）；第二种是摄影距离与栅焦距一致，而栅平面不与 X 线束垂直，向一侧倾斜了一定角度（图 2-2-26D）。两种都会产生密度不均匀的影像。③偏离栅焦距（图 2-2-26E），当 X 线管焦点对准栅中心，但栅焦距过大或过小，都会产生切割效应。④双重偏离，侧向偏离及上、下偏离栅焦距同时发生，双重偏离可造成胶片不均匀照射，照片影像密度一边高一边低。

使用滤线栅的注意事项：①使用聚焦式滤线栅时，不能将滤线栅倒置；②X 线中心线要对准滤线栅中线，左右偏差不超过 3cm；③倾斜 X 线管时，倾斜方向只能与铅条排列方向平行；④使用聚焦式滤线栅时，焦点至滤线栅的距离要在允许的栅焦距界限范围；⑤使用调速运动滤线栅时，要调好与曝光时间相适应的运动速度，一般运动时间应长于曝光时间的五分之一。

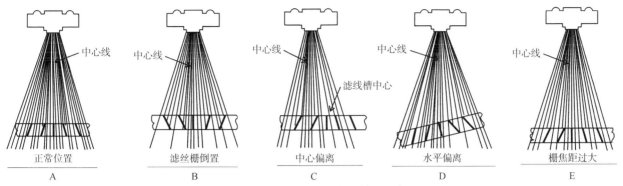

图 2-2-26　滤线栅位置与切割效应示意图

（3）接收器的因素　包括胶片和增感屏的因素。

1）胶片对比度系数：照片对比度是射线对比度通过胶片对比度放大而显示出来的。在 X 线摄影条件正确的前提下，胶片对比度（γ）越高，对 X 线对比度的放大能力越大。一般医用胶片对 X 线对比度的放大能力在 1.5～3.5 倍。

采用不同 γ 值的胶片摄影时，所得照片对比度不同，若摄取同一厚度的脂肪、肌肉和骨组织的影像，由于物质对 X 线的吸收关系为 $I = I_0 e^{-\mu d}$，两侧取以 e 为底的对数，得 $\ln I = \ln I_0 - \mu d$，若用横坐标表示 $\ln I$，纵坐标表示组织厚度 d，则各组织的吸收曲线位于第四象限（图 2-2-27）。若纵坐标表示密度值，在第一象限描绘出胶片的特性曲线 A 和 B，曲线 A 比曲线 B 的 γ 值大。通过各种组织的 X 线吸收曲线做出各种组织在不同胶片上的影像密度差，就获得了不同照片的对比度。黑色柱体表示用 γ 值大的胶片获得的照片对比度。很明显，用 γ 值大的胶片比用 γ 值小的胶片获得照片对比度高，即使对 X 线吸收差异较小的脂肪和肌肉组织，用 γ 值大的胶片，在照片影像上也可以辨认，因此，X 线摄影中应尽量采用 γ 值大的胶片。

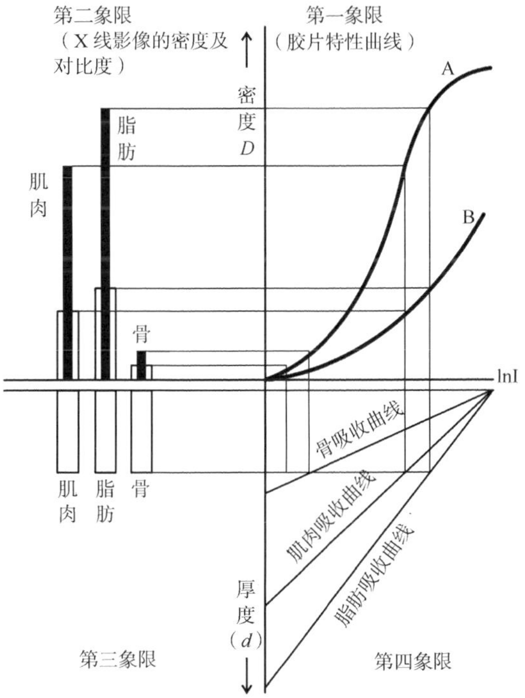

2）增感屏：目前 X 线摄影采用的增感屏的增感率为 20～100，使胶片的感光能力增加 20～100 倍。这样可以明显提高照片对比度。

图 2-2-27　胶片 γ 值对照片对比度的影响

（4）照片冲洗处理的因素　在冲洗胶片的显影液中如果增加了显影剂对苯二酚的比例，则可以增加照片对比度；适当提高显影液的 pH、温度，加入适量的抑制剂，采取动态显影可以提高照片对比度。

（5）照片观察的因素　X 线片需在观片灯上观察，把银颗粒的不均匀分布转换为可见光的空间分布，以便投射到人眼的视网膜上。因此，观片灯的亮度、颜色及照片观察的环境亮度都影响照片对比度的观察效果。同一张照片在不同亮度的观片灯观察时效果不同。一般来说，感光不足的照片用低亮度黄色观片灯可提高生理对比度，感光过度的照片可借助强光灯来提高生理对比度。

（三）照片影像锐利度

1. 定义　锐利度（S）是指在照片上所形成的影像边缘的清晰程度。若以 X 线片影像的相邻两点的照片密度差 D_1-D_2 为照片对比度（K），从 D_1 到 D_2 移行距离为 H，则锐利度为

$$S = \frac{D_1 - D_2}{H} = \frac{K}{H} \tag{2-2-28}$$

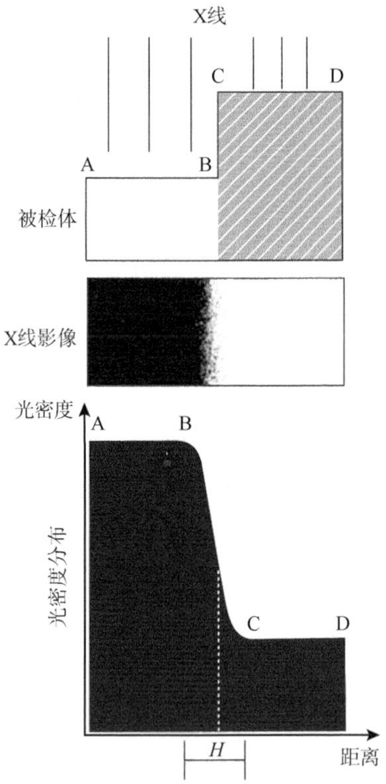

X线

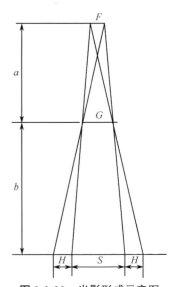（注：此处图在左栏，下面有描述）

被检体

X线影像

光密度

光密度分布

A B

C D

H

距离

图 2-2-28 X线影像模糊示意图

A-B 为组织 1；C-D 为组织 2；B-C 为组织 1 与组织 2 的交界处；*H* 表示模糊度

模糊度（*H*）是锐利度的反义词，在 X 线片上组织器官、解剖结构、病灶等影像的轮廓边缘不锐利，均称为模糊。表示从一个组织的影像密度，过渡到相邻的另一组织影像密度的幅度，此移行幅度大小，称为模糊度。当移行幅度超过 0.2 mm 时，人眼即可识别出影像的模糊。图 2-2-28 中 *H* 值越大，表示两密度移行幅度越大，其边缘越模糊。

2. 照片锐利度、对比度、模糊度三者关系 模糊度多用于对某些影像质量下降因素的评价，以及 X 线影像工程设计方面。在分析影像锐利度时，均以模糊度作为分析影响锐利度的因素。

（1）照片锐利度与照片对比度（$D_2 - D_1$）成正比，模糊值一定时，随着照片对比度的增加，锐利度越来越好。

（2）照片锐利度与模糊度（*H*）成反比，照片对比度一定时，模糊度越大，锐利度越差。

然而在实际观察影像时，理论上计算的锐利度与人眼感受到的锐利度并不完全一致。当 *H* 值一定时，*K* 值增大，则锐利度增加；若 *K* 值一定，*H* 值减少时，锐利度也增加；但当 *H* 值和 *K* 值都相应增大时，*S* 值虽然不变，人眼却感到锐利度降低。

X 线影像的模糊度是评价 X 线片质量的重要标准之一。如果一张 X 线片技术性模糊较大会妨碍影像细节的清晰显示，严重时会导致漏诊或误诊，甚至成为废片。因此，通过各种技术措施，将 X 线影像模糊度尽量降低，并控制在允许范围内而不影响 X 线诊断，是 X 线摄影技术的一个重要内容。

3. 影响照片锐利度的因素 X 线片影像的模糊是由多种原因引起的综合效果，其中对影像质量影响较大的是焦点的几何学模糊、运动性模糊和屏-片系统模糊。针对这些原因，进行全面正确的分析，采取有效措施降低、限制影像模糊，才能提高照片影像的质量。

（1）几何学模糊 根据几何光学的原理可知，一个理想的点光源发出的光束呈放射状，在肢-片距不等于零时，对物体的几何投影只有放大变化而不产生模糊。然而，X 线管焦点不是理想的点光源，是一个具有一定面积的发光源。因此，在 X 线摄影成像时，由于几何学原因而形成半影（*H*），即几何学模糊（图 2-2-29）。分析影响半影大小的因素，有利于减少照片影像模糊。

半影的大小可按下式计算。

$$H = F \cdot \frac{b}{a} \qquad (2\text{-}2\text{-}29)$$

式中，*F* 代表焦点的尺寸；*b* 代表肢-片距；*a* 代表焦-肢距。

影响半影大小的因素：①焦点的大小，焦点越大，几何模糊度即半影越明显。在 X 线管负荷允许的情况下，为促使影像清晰，应尽量采用小焦点摄影。焦点的大小，在一定程度上主要受管电流的影响。②放大率，在 X 线摄影中，X 线束是以焦点作为顶点的圆锥形放射线束，将被照体 *G* 置于焦点与胶片之间时，因为几何投影关系，一般被照体离开焦点一定的距离 *a*，胶片离开肢体一定距离 *b*，所以肢体在 X 线胶片上的影像 *S* 比肢体 *G* 大，将 *S* 与 *G* 之比称为影像的放大率 *M*（图 2-2-30）。影像的放大率为

F

a

G

b

H *S* *H*

图 2-2-29 半影形成示意图

F 代表焦点的尺寸；*b* 代表肢-片距；*a* 代表焦-肢距；*G* 为肢体；*S* 为影像；*H* 为半影

$$M = \frac{S}{G} = \frac{a+b}{b} = 1 + \frac{a}{b} \quad (2\text{-}2\text{-}30)$$

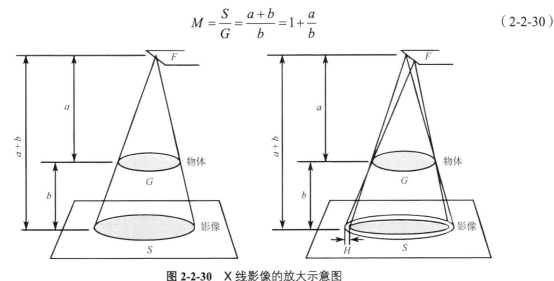

图 2-2-30 X 线影像的放大示意图

F 为焦点；G 为肢体；S 为影像；b 为肢-片距；a 为焦-肢距；H 为半影

当 a 越小，b 越大时，影像的放大率越大，反之相反。③焦点的允许放大率由人眼的模糊阈值决定。国际放射学界一致认为：当半影模糊值＜0.2mm 时，人眼观察影像毫无模糊之感；当半影模糊值≥0.2mm 时，人眼观察影像开始有模糊之感。故 0.2mm 的半影模糊值就是人眼的模糊阈值（H）。焦点允许放大率，根据半影计算公式得

$$H - F \cdot \frac{b}{a} - F \cdot \left(\frac{a+b}{a} - 1 \right) = F(M-1) \quad (2\text{-}2\text{-}31)$$

将模糊阈值 $H = 0.2$mm 代入上述公式，则

$$0.2 = F(M-1) \quad (2\text{-}2\text{-}32)$$

$$M = 1 + \frac{0.2}{F} \quad (2\text{-}2\text{-}33)$$

式中，M 为焦点的允许放大率；F 为焦点的尺寸。如果已知焦点的尺寸，即可求出该焦点所允许的最大放大率。

（2）运动性模糊　X 线摄影过程中，X 线管、被照体及胶片三者均应保持静止或相对静止，即三者之间的相互几何投影关系保持不变。如果其中一个因素在 X 线摄影过程中发生移动，所摄影像必然出现模糊，称为运动性模糊。

1）产生运动性模糊的因素：X 线管、胶片的运动及被照体的运动。在 X 线摄影时，由于组织脏器的生理性运动和病理性运动，甚至是被检者不合作，如婴幼儿哭闹、精神不健全者，以及人为的体位移动等，导致在照片上产生运动性模糊。其运动性模糊的程度取决于物体运动的幅度（m）与照片影像的放大率（图 2-2-31），即

$$H_m = m \left(1 + \frac{b}{a} \right) \quad (2\text{-}2\text{-}34)$$

式中，H_m 代表运动模糊；m 代表物体运动幅度；b 代表肢-片距；a 代表焦-肢距。在一般情况下，运动性模糊是影像模糊最主要的因素。由于运动性模糊量为运动幅度与放大率的乘积，运动性模糊要比单纯性的几何模糊严重得多。

2）减少运动性模糊的方法：为了控制和降低运动性模糊，在 X 线摄影中应采取的措施有①保证 X 线管、诊断床及活动滤线器托盘的机械稳定性，发现故障应及时维修。②在摄影时，通过固定患者肢体、屏气与缩短曝光时间等方法，减少运动性模糊，如对于活动脏器和不合作者，采用短时间曝光法；对于合作的被检者，在某些部位摄影前向其说明并训练屏气动作，使其很好地配合摄影；对于四肢部位可用

沙袋等作必要的压迫及固定，以避免摄影中移动。③尽量缩小肢-片距，使肢体与胶片紧贴。肢-片距在不等于零的情况下，存在不同程度的放大现象，而放大现象又增加了运动性模糊，因此缩小肢-片距也是降低运动性模糊的一种措施。④为了减少曝光时间，可选用高感光度的胶片、高增感率的增感屏、强力显影液等，保证X线胶片有合适的感光效应。

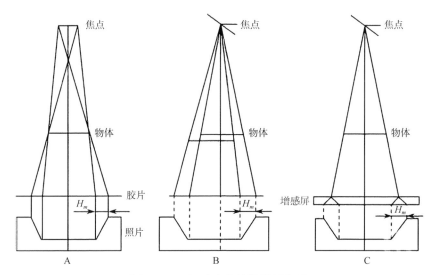

图 2-2-31 运动产生的模糊示意图
A. 焦点大小；B. 物体运动；C. 屏-片系统性能

（3）屏-片系统模糊 使用屏-片系统成像时，由于荧光体光扩散、荧光交叠效应、X线斜射效应、屏-片密着状态、屏结构斑点等因素的影响，影像锐利度下降的现象为屏-片系统模糊。因此对屏-片系统模糊应引起足够的重视（图 2-2-32）。

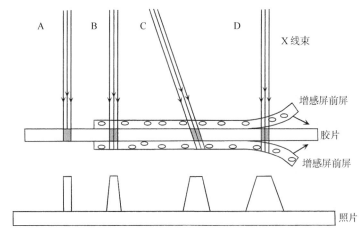

图 2-2-32 增感屏产生的模糊示意图
A. 射线对无屏胶片直接曝光；B. 增感屏颗粒导致的模糊；C. 中心线斜射导致的模糊；D. 屏片接触不良导致的模糊

导致屏-片系统模糊的因素：包括增感屏性模糊、屏-片接触模糊及中心线斜射导致的模糊。①增感屏性模糊：增感屏产生的模糊，是由光的扩散现象造成的。增感屏荧光颗粒越大，荧光发光效率越高，荧光扩散现象越严重，产生的模糊度则越大。另外，荧光颗粒发出的荧光在传递到胶片之前可有各种程度的反射，反射层越大，荧光层越厚，模糊度越大。②中心线斜射导致的模糊：在X线摄影技术中，经常需要中心线倾斜一定角度来摄取某一解剖部位。为此，X线对双增感屏-双乳剂胶片（暗盒）形成了倾斜照射。此时，胶片前后乳剂层形成的影像将因错开一个距离，造成模糊，这种现象即为X线对屏-片体系的斜射效应。中心线倾斜角度越大，影像也就越模糊。③屏-片接触模糊：X线摄影一般均为屏-片组合使用，若组合使用时两者接触不良，则继发产生的屏-片接触模糊对影像质量的影响更为明显。因此，屏-片组合必须紧密，要求在粘贴增感屏后，进行屏-片接触性测试，合格者方可在摄影技术中应用。

（四）照片影像颗粒度

1. 定义　均匀的 X 线束照射胶片或屏-片系统之后，在照片上观察光学密度值大约是 1.0，有时可见其光学密度不均匀，即出现不规则的斑点，这种由小密度差造成的不均匀结构呈现粗糙或砂砾状效果称为照片斑点或称为照片颗粒性。颗粒性差，可造成一定程度的影像模糊，从而影响影像质量。

2. 影响照片颗粒度的因素　最为重要的因素是增感屏斑点和胶片斑点。引起增感屏斑点的原因有：增感屏结构斑点及 X 线量子斑点。引起胶片斑点的原因有：胶片卤化银晶体颗粒的尺寸和分布，以及胶片对比度。

（1）增感屏斑点　由增感屏结构斑点和量子斑点组成。

1）增感屏结构斑点：由增感屏结构方面引起的斑点。引起增感屏结构斑点的因素包括荧光物质性能方面的因素和工艺方面的因素。如增感屏荧光体颗粒大小不等，分布不均匀，涂布厚度不同等现象，均可导致斑点增多或减少。

2）量子斑点：就是 X 线量子统计涨落的照片记录。通过被照体后的 X 线量子可形成 X 线影像。如果这些 X 线量子很少，则照片很难记录有吸收差的两种组织。这种现象是由于 X 线量子的统计涨落而产生的。若量子数相当多时，到达像面单位面积上的量子数（光子密度）可认为比较均匀。但当 X 线量子数较少时，在像面上单位面积的量子数则明显不同。这种量子密度的变动，就称为 X 线量子的"统计涨落"。量子斑点是由增感屏单位面积吸收量子的数据统计学波动造成的。所用的量子越少，量子斑点越大。若在 X 线统计涨落限度外，不管如何改善摄影设备，提高影像质量也是困难的。因而进行 X 线摄影时，必须充分注意 X 线的量不能过少。

随着高电压摄影的开展，稀土增感屏的出现，因 X 线统计涨落而影响影像质量的问题显得尤为重要。一般认为屏-片系统中最低限度的 X 线量子数远大于透视系统。

（2）胶片斑点　由卤化银晶体颗粒造成。其晶体颗粒大，则影像颗粒粗，即产生模糊。在屏-片系统中，由于胶片卤化银的颗粒比荧光物质的颗粒小得多，且胶片厚度不及增感屏的 1/10，故这种模糊可以忽略不计。

3. 照片颗粒度的测量方法　主要分为两种，主观性测量和客观性测量。

（1）主观性测量　通过肉眼观察影像的颗粒状况。对于影像是否粗糙或优质的决定总是带有主观性，且依赖于肉眼的观察。这种方法不同观察者之间存在着很大的差异，会产生主观错误。

（2）客观性测量　以仪器或物理学检查获得颗粒状况的结果。最常用的是均方根颗粒度和维纳频谱。

1）均方根（root mean square，RMS）颗粒度：是感光材料颗粒度的一种度量系统。测量方法是待测材料均匀曝光，按常规加工方法冲洗，用测微（微米级）密度计逐点测量大量读数，其密度将在平均值上下波动，用密度波动的均方根偏差来定量表示其波动程度。波动越大，颗粒度越高。

2）维纳频谱（Wiener spectrum，WS）：一种表达每一空间频率下的颗粒度的方法。由显微密度计分析推出的密度分布，可将密度分割成各种空间频率并可确定其标准偏差值。

（五）照片影像失真度

1. 定义　照片影像较原物体大小及形状的改变称为失真。其变化的程度称为照片影像失真度。

2. 照片失真的种类及措施　根据影像失真的原因，照片影像失真主要包括歪斜失真、放大失真、重叠失真 3 种类型。

（1）放大失真　X 线摄影的照片均有放大，由于被照物体各部与胶片距离不同，被照体各部位放大率不一致，称为影像的放大失真（图 2-2-33）。

例如，在体内有 A、B 两点，离焦点近者为 A，离焦点远者为 B。A、B 之间距离为 b，焦点离 A

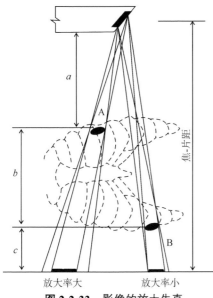

图 2-2-33 影像的放大失真

点的距离为 a，B 点至胶片距离为 c 时（图 2-2-33），则 A 点在胶片上的放大率 α 为

$$\alpha = \frac{a+b+c}{a} \quad (2\text{-}2\text{-}35)$$

B 点的放大率 β 为

$$\beta = \frac{a+b+c}{a+b} \quad (2\text{-}2\text{-}36)$$

如果用 ω 表示放大率的比值即为引起的失真，则

$$\omega = \frac{\alpha}{\beta} = 1 + \frac{b}{a} \quad (2\text{-}2\text{-}37)$$

由上式可知，当两个物体位于体内，若其距离较大，且焦点至物体 A 的距离不是足够大时，那么 ω 值是不可忽视的；当焦-片距增大，病灶离胶片又较近时，ω 值近似于 1，这时可认为 X 线几乎是平行的。

矫正方法是在摄影过程中，应按设定的标准摄影方法进行摄影，使被照体或被摄病灶，尽量与胶片平行且靠近，减少放大失真。

（2）歪斜失真　摄影时 X 线中心线与被照物的投影关系不合理，被照体不在焦点的正下方可引起歪斜失真（又称为形状变形）。歪斜失真基本上包括被照体的影像被拉长和缩短（图 2-2-34），但不限于诊断上的特别要求。

X 线中心线投射方向和角度的改变，对被照体影像的变化有很大的影响。因此，对于歪斜失真，可①将焦点置于被照物体中心的正上方；②尽量使被照体与胶片平面平行。

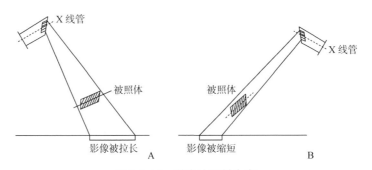

图 2-2-34 影像的歪斜失真

（3）重叠失真　由于被照体组织结构相互重叠，在影像上形成的光学密度减小，对比度下降，乃至影像消失的现象叫重叠失真。

被照体为三维立体的人体，而照片影像则是二维的平面影像，必然会存在影像重叠现象。X 线片影像的重叠包括 3 种情况：①大物体密度小于小物体，而且相差很大，其重叠的影像中对比度较好，可以看到小物体的影像，如胸部肺野中的肋骨阴影。②大小物体组织密度相等，并且密度较高时，重叠后的影像中小物体的阴影隐约可见，对比度差。如膝关节正位照片中髌骨的影像。③大小物体组织密度相差很大，而且大物体密度大于小物体的密度，重叠后的影像中小物体的阴影由于对 X 线吸收很少，而不能显示。如正位胸片中看不到胸骨的影像。

为了减轻和避免被照体影像的重叠，在 X 线摄影时应合理选择体位，灵活运用中心线的投射方向（图 2-2-35），若投射方向从 G_2 和 G_1 的垂直

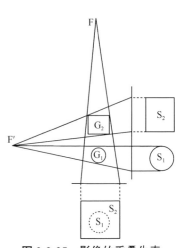

图 2-2-35 影像的重叠失真

方向上摄影时，仅得 G_2 的影像 S_2，而 G_1 的影像 S_1 与 S_2 重叠。若将 X 线管转动 90°进行摄影时，G_1 和 G_2 的投影 S_1 和 S_2 即分开。因此，合理利用各种角度摄影、旋转体位、倾斜射线、体层等方法是减少影像重叠的主要措施。

第 3 节　数字 X 线成像原理

随着医疗卫生事业的发展，以胶片为主要显示、存储、传递 X 线方式的摄像技术已不能满足临床诊断和治疗发展的需求，医疗设备的数字化要求日益强烈。CR 推动了 X 线成像系统数字化的进程，20 世纪 90 年代末期出现的 DR 从根本上改变了 X 线成像系统的工作方式。

一、CR 成像原理

CR 是以成像板为载体，经 X 线曝光及信息读出处理后形成数字影像的一种 X 线摄影技术。经过不断发展和完善，CR 已将模拟 X 线摄影的模拟信息转化为数字信息，不仅实现了各种影像后处理功能，还可将获得的数字影像信息通过影像存储与传输系统实现远程医学。但是 CR 的时间和空间分辨力还有待提高，目前还不能实时动态观察器官和结构，显示细微结构的能力也不及平片。

（一）IP 的特性与使用

1. IP 的特性　IP 中 PSL 物质在受到第一次激励光照射时，能将第一次激励光所携带的信息储存下来，当受到第二次激励光照射时，能发出与第一次激励光所携带信息相关的荧光，这种现象被称为光激励发光现象。

光激励发光现象是由于 PSL 物质受到第一次激发光，如 X 线、γ 射线及紫外线等照射时，物质中的电子吸收能量呈半稳定状态散布在成像层内，即形成潜影；当第二次激发如激光照射时，半稳定状态的电子就会以可见光的形式将能量释放出去。

IP 替代胶片，作为信息的采集部件可重复使用。IP 重复使用是 PSL 物质中微量 Eu^{2+} 形成的发光中心发挥的作用。当 IP 受到第一次激励时，由于吸收 X 线而发生电离形成电子/空穴对，一个电子/空穴对将一个 Eu^{2+} 跃迁到激发态 Eu^{3+}，以俘获电子的形式存储的能量形成潜影。当 IP 受到第二次激励时，激发态 Eu^{3+} 再返回到基态 Eu^{2+}，同时将俘获的能量以可见光的方式释放出来。IP 在正常条件下的使用寿命有 10 000 余次。

IP 的激励光谱是激光阅读器中激光发出波长为 600nm 左右的光谱，也是 PSL 物质发生光激励发光现象的光谱。IP 的发射光谱是 IP 中 PSL 物质在激光阅读器中被激光激励时释放出的可见光光谱，峰值为 390～400nm。该光谱的峰值恰是光电倍增管吸收光谱的范围，因而信息检测效率最高。IP 的激励光谱与发射光谱的差别（图 2-3-1），可以确保光电倍增管接收的是携带被照体信息的可见光，而不是激光。

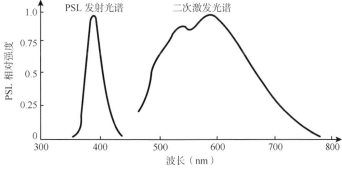

图 2-3-1　IP 的发射光谱与激发光谱

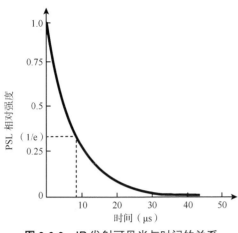

图 2-3-2　IP 发射可见光与时间的关系

IP 的光发射荧光寿命短，是发射荧光的强度达到初始值的 1/e（e=2.718）时所用的时间。IP 受到第二次激发后产生的可见光，可见光会逐渐衰减直至消失（图 2-3-2）。虽然 IP 上不同位置受激光照射后产生相同光谱的可见光，但以 Eu^{2+} 为发光中心的 PSL 物质发光寿命期为 0.8μs，这个时间极短，致使光电倍增管吸收 IP 上不同位置产生的可见光信息不发生重叠。

X 线激励 IP 后，模拟影像被存储在 IP 内。随着时间的推移，俘获的信号会通过自发荧光呈指数规律消退。一次曝光后，典型的 IP 会在 10min 至 8h 损失 25% 的存储信息，这个时间段之后逐渐变慢。时间越长、存储的温度越高，消退速度越快。因此，曝光后的 IP，需在 8h 内读出信息。

IP 易受天然辐射的影响，IP 是由高敏感性的光敏材料制作的，不仅对 X 线敏感，对其他形式的电磁波也敏感，如紫外线、γ 射线及粒子射线等。

2. IP 的使用注意事项　①可以重复使用，在使用中，应注意避免 IP 出现擦伤。②在 8h 以上未使用，则在使用前应使用强光照射，消除可能存在的潜影。③由于 IP 中的荧光物质对放射线、紫外线的敏感度远高于普通 X 线胶片，因此摄影前、后的 IP 都要屏蔽。④摄影后的 IP 上的潜影会因光的照射而消退，所以必须避光。避光不良或漏光的 IP 上的影像会因储存的影像信息量减少而变得发白，这与普通胶片正好相反。

3. IP 的规格　根据不同的摄影技术，IP 分为标准型（standard，ST）和高分辨力型（high resolution，HR）两种。ST 多用于常规摄影，而 HR 则用于乳腺摄影。IP 常用的规格有 35cm×43cm（14 英寸×17 英寸）、35cm×35cm（14 英寸×14 英寸）、25cm×30cm（10 英寸×12 英寸）和 20cm×25cm（8 英寸×10 英寸）4 种规格。

（二）CR 的工作流程与成像原理

1. CR 工作流程　即影像信息的形成过程，主要包括影像信息采集、影像信息转换、影像信息处理和影像信息存储 4 部分，步骤见图 2-3-3。

（1）影像信息采集　将未曝光的 IP 经穿过被照体的透射线照射后，X 线光子就被 IP 的 PSL 物质层中的荧光颗粒吸收，释放出电子，其中一部分电子散布在成像层内呈半稳定状态，形成潜影，X 线信息以潜影的形式被记录下来。

（2）影像信息转换　指存储在 IP 上的 X 线模拟信息转化为数字信号的过程。主要由激光扫描读出装置、光电倍增管和 ADC 完成。其过程

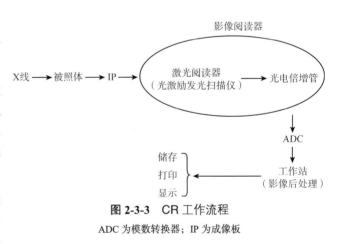

图 2-3-3　CR 工作流程
ADC 为模数转换器；IP 为成像板

是储存着潜影的 IP 置入到 CR 阅读器内，IP 被自动取出并经过激光扫描仪扫描，潜影信息以可见光的形式被读取出来，同时，释放的可见光被光电倍增管检测收集，并将接收到的光信号转换成为相应强弱的电信号，放大并由 ADC 转换为数字信号。

激光扫描读出装置的激光扫描读出过程：随着由高精度电机带动 IP 匀速移动，激光束经摆动式反光镜和回旋式多面体反光镜的反射，在与 IP 垂直的方向上，依次对 IP 进行精确而均匀的扫描。与此同时，随着激光束的扫描，IP 上释放出的 PSL 被自动跟踪的集光器收集，经光电倍增管转换成相应强弱

的电信号，并逐步放大，再由 ADC 转换成数字信号。这一过程反复进行，扫描完一张 IP，便可得到一幅完整的数字影像（图 2-3-4）。

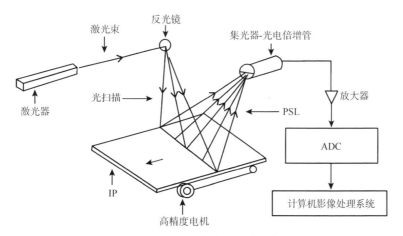

图 2-3-4　CR 影像读取原理示意图

IP 为成像板；ADC 为模数转换；PSL 为光激励发光

（3）影像信息处理　是指在 CR 的后处理工作站采用不同的影像处理技术实施处理，以达到影像质量的最优化，满足临床诊断的需求。主要包括谐调处理、空间频率处理和减影处理等。

（4）影像信息存储　CR 影像信息的存储方式有两种：①通过激光打印机打印成照片的形式进行存储；②采用光盘或大容量的硬盘的方式存储。光盘或硬盘的储存方式可大大减小储存的空间，并能够长久保存。

2. CR 成像原理　可用直观的四象限理论进行解释（图 2-3-5）。

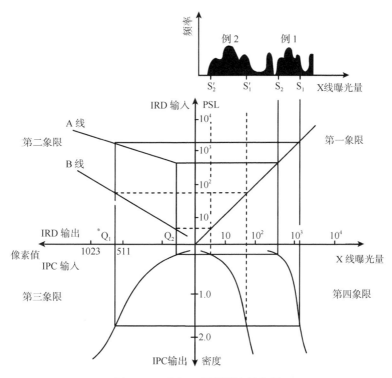

图 2-3-5　CR 四象限理论示意图

第一象限横坐标表示入射到 IP 的 X 线曝光量，纵坐标表示 IP 被激光束激发的发光强度；第二象限纵坐标表示影像读出装置输入的 IP 释放的可见光强度，横坐标表示影像读出装置输出的影像像素值；第三象限横坐标表示影像处理装置输入的数字信号像素值，纵坐标表示影像处理装置输出的经处理后的影像信息；第四象限横坐标表示入射到 IP 的 X 线曝光量，纵坐标表示记录的影像密度

S 为 X 线曝光量；PSL 为光激励发光；IRD 为影像读出装置；IPC 为影像处理装置；Q 为像素灰度值；A 线为例 1 的读出条件；B 线为例 2 的读出条件

（1）第一象限　涉及 IP 的固有特性，即 X 线曝光量与激光束激发的 PSL 强度之间的关系。横坐标表示入射到 IP 的 X 线曝光量，纵坐标表示 IP 被激光束激发的 PSL 强度，两者之间的关系在 1∶10^4 动态范围具有良好的线性，即 IP 的动态范围大、线性好，这种线性关系也说明 CR 具有很高的敏感性和较宽的动态范围。

（2）第二象限　涉及输入到影像读出装置（image reader，IRD）的信号和从 IRD 输出的信号之间的关系。IRD 的作用之一是建立一个自动设定每幅影像敏感性范围的机制，根据记录在 IP 上的成像信息（X 线剂量和动态范围）来决定读出的条件。表示 IP 被第二次激发释放可见光的强度与 CR 影像的像素值灰度之间的转化关系，即由模拟信息到数字信息的转化关系。图 2-3-5 中所示，例 1 的读出条件由 A 线指示，使用了较高的 X 线剂量和较窄的动态范围；例 2 的读出条件由 B 线指示，使用了较低的 X 线剂量和较宽的动态范围。由于第一象限中 IP 性质的特性化和在第二象限的自动设定机制，成像与显示的特征是分别独立控制的，使输出的像素灰度值在 Q_1～Q_2，这一读出的影像信息被馈送到第三象限的影像处理装置中。

（3）第三象限　涉及影像处理装置（image processor，IPC）。经 IPC 处理，输入的数字信息（数字影像），采用多种影像处理技术，如动态范围压缩处理、谐调处理、空间频率处理等，对影像进行处理，使影像能够达到最佳的显示，以最大限度地满足医学影像诊断的需要。

（4）第四象限　涉及影像记录装置（image recorder，IRC）。横坐标表示入射的 X 线曝光量，纵坐标表示影像密度，馈入 IRC 的影像信号重新被转换为光学信号以获得 X 照片。IRC 对 CR 系统使用的这种曲线类似于屏-片系统的 X 线胶片特性曲线，使相对于曝光曲线的影像密度是线性的。它包括了前面三个象限对影像转化和处理后的综合效果，是 CR 的一个总的特性曲线。

（三）CR 的影像处理

CR 的影像处理，包括 3 个主要环节：①与系统的检测功能有关的处理环节，即第二象限处理功能。该环节基于适当的影像读出技术，保证整个系统在一个很宽的动态范围内自动获得具有最佳密度与对比度的影像，即采用最佳阅读条件，并使之数字化。这个处理环节称为曝光数据识别。②与显示的影像特征有关的处理环节，即第三象限处理功能。此环节在于通过各种特定处理如谐调处理、频率处理、减影处理等，为诊断医生提供满足不同诊断要求的、具有较高诊断价值的影像。③与影像信息的存储与传输功能有关的处理环节，即第四象限处理功能。这个环节是获得优质的数字影像的记录，并保证在影像质量不衰减的前提下实施影像数据的压缩，以达到高效率的存储与传输。

二、DR 成像原理

DR 是以 FPD、CCD 等为转换介质，将被照体信息以数字影像形式进行传递的一种 X 线摄影技术。本小节主要讲解常规 DR 和数字化 X 线体层融合成像的原理。

（一）常规 DR 成像原理

1. 常规 DR 成像基本条件　成像包括信息源、信息载体及接收器三要素。DR 根据接收器的能量转换方式不同分为直接转换型探测器和间接转换型探测器。直接转换型探测器是直接使用 X 线的光电导特性，将 X 线的信息直接转换成电信号，如非晶硒平板探测器。间接转换型探测器是利用闪烁体或荧光体层和光电二极管组合，将 X 线的信息通过可见光间接转换成电信号，如非晶硅平板探测器和 CCD。其中，平板是指探测器的单元阵列采用 TFT 技术，制成外观似平板的探测器，如非晶硒平板探测器和非晶硅平板探测器。

2. 常规 DR 的工作流程与成像原理　DR 的工作流程是以平板探测器为影像接收器，将 X 线信息转换为数字信号，实现了直接曝光输出影像功能的 X 线成像。其时间分辨力高于屏-片系统和 CR 成像。根据 DR 影像接收器的类型不同，DR 的成像原理不同，工作流程也有差别。

（1）非晶硒（a-Se）DR　当携带被照体信息的 X 线照射非晶硒平板探测器导电层后，非晶硒层的导电特性发生变化，产生一定比例的电子/空穴对，该电子/空穴对在几千伏偏置电压形成的电场作用下被分离并反向运动，形成电流。电流的大小与入射 X 线光子的数量成正比，这些电流电荷无丢失或散落地被存储在具有 TFT 的电容上（图 2-3-6）。每个 TFT 形成一个采集影像的最小单元，即像素。每一个像素区内有一个场效应管，在读出控制信号的控制下，开关导通，把储存于电容内的像素信号逐一按顺序读出，放大，经过 ADC，电信号转化为数字信号，经工作站处理，数字信号被重建后形成数字影像。信号读出后，扫描电路自动清除硒层中的潜影和电容存储的电荷，为下一次曝光和转换做准备。其具体的工作流程见图 2-3-7。

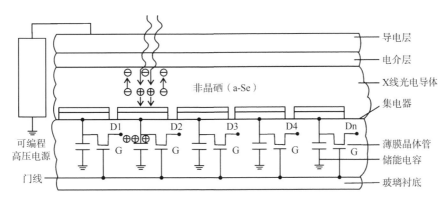

图 2-3-6　非晶硒平板探测器的工作原理

（2）非晶硅（a-Si）DR　以碘化铯（CsI）闪烁晶体+非晶硅光电二极管阵列为例，位于探测器顶层的 CsI 闪烁晶体将入射的 X 线信息转换为可见光，可见光在针状 CsI 结晶内受外膜反射向底层方向传导，直接被非晶硅光电二极管吸收并转换成电信号。每一个像素的电荷量变化与入射的透射线强度成正比，在中央时序控制器的统一控制下，居于行方向的行驱动电路与居于列方向的读取电路将电信号逐行取出，转换为串行脉冲序列并量

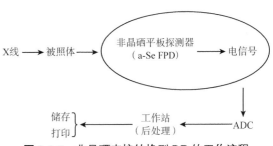

图 2-3-7　非晶硒直接转换型 DR 的工作流程

化，由 ADC 转化为数字信号，经通信接口电路传送至工作站的影像处理器，形成 X 线数字影像。其具体的工作流程见图 2-3-8。

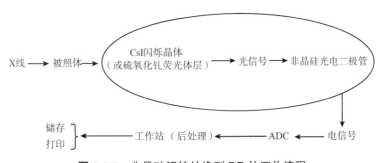

图 2-3-8　非晶硅间接转换型 DR 的工作流程

（3）CCD 摄像机　X 线曝光时，CsI 闪烁晶体探测器将携带人体信息的透射线转换为可见光，采用阵列技术，在同一平面上近百个性能一致的 CCD 摄像机摄取荧光影像，通过光学传导系统，投射到小

面积的 CCD 器件上并转换为电信号，再通过 ADC 转换成数字信号，进入计算机系统进行影像处理，将影像拼接，形成一幅完整的影像（图 2-3-9）。

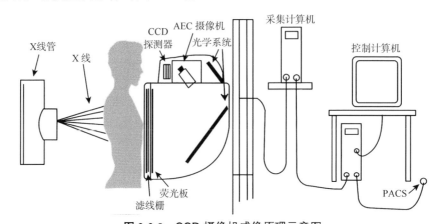

图 2-3-9 CCD 摄像机成像原理示意图
图中 CCD 探测器、AEC 摄像机、光学系统共同组成 CCD 摄像机

目前，以 CCD 数字 X 线成像的影像设备包括数字化胃肠 X 线机、常规摄影的数字化 X 线机，以及具有动态成像功能的心血管造影 X 线机。

3. 常规 DR 影像质量影响因素

（1）空间分辨力　平板探测器的空间分辨力由探测器单元的大小和间距决定。目前多数非晶硒平板探测器的像素大小为 139μm，空间分辨力为 3.6LP/mm，其像素矩阵为 2560×3072；而最新的非晶硅平板探测器的像素大小可达 100μm，空间分辨力为 5LP/mm，其像素矩阵可达 4267×4267。

（2）密度分辨力　X 线影像通过白色到黑色之间的不同深度的等级表示被检体的密度。直接、间接转换型平板探测器的灰度级都可达 2^{16}。数字影像通过后处理功能，都可使全部灰阶分段分时得到充分显示，使密度分辨力提高，扩大信息量。

（3）噪声　平板探测器系统的噪声主要有 2 个来源：①X 线量子噪声；②探测器电子学噪声。间接转换型平板探测器在由 X 线转换成数字信号过程中，经过了多次转换，而每次转换都会引入噪声，与直接转换型平板探测器相比，探测器电子学噪声有所增加。

（4）曝光宽容度　直接、间接转换型平板探测器的辐射剂量和像素电荷在 $1∶10^4$ 动态范围内都是线性的。因此，可大大降低由于曝光条件不当而造成的废片。

（5）敏感度　直接转换型平板探测器的敏感度取决于非晶硒层的 X 线吸收效率。间接转换型平板探测器的敏感度由 4 个因素决定：X 线吸收率、X 线-可见光转换系数、填充系数和光电二极管可见光-电子转换系数。两者在很宽的 X 线曝光范围内都显示了良好的线性，因此，都具有高的敏感度。

（6）调制传递函数（MTF）　直接转换型平板探测器是直接将捕获到的 X 线光子转换成电信号，其间没有中间步骤，其 MTF 性能较好。间接转换型平板探测器则需把 X 线转换成可见光，再由光敏元件将可见光信号转换成电信号，再经 ADC 转换成数字信号。由于经过多次转换，每次转换过程中都会造成能量、信息损失，引入噪声及非线性失真，间接转换型平板探测器的 MTF 下降，影像的锐利程度不及直接转换型。

（二）数字化 X 线体层融合成像原理

X 线体层摄影（X-ray tomography）借助机械结构使 X 线管在曝光过程中与影像探测器做对向运动，使影像中的部分层面清晰、部分层面模糊的一种数字 X 线特殊成像技术，在 20 世纪 70～80 年代曾作为一种重要影像检查手段，主要应用于肺部疾病的诊断，但操作较为烦琐，随着 CT 在临床应用的普及，该技术逐渐被淘汰。近年来，融合计算机技术和动态平板探测器的 DTS 技术逐步应用于临床。

数字化 X 线体层融合（digital X-ray tomosynthesis，DTS）将传统体层摄影技术与数字平板探测器相结合，在一系列低剂量曝光后获取扫描容积内物体多个角度的投影数据，通过后处理重建出任意层面的断层数字影像，能清晰显示被检部位的结构和周围组织，且无重叠。相比于传统的 X 线体层摄影，DTS 一次采集就可得到多层面的重组影像，可明显提高影像的空间分辨力，其应用范围和价值得到最大限度的拓展。相比于 DR 成像，DTS 可以减少层面的重叠，避免胃肠道内容物的干扰，从而明显提高病变检出的敏感性和特异性。与常规 CT 扫描比较，DTS 大幅度降低被检者辐射剂量，一次胸部检查的辐射剂量一般在 2mSv 以下，在不影响影像质量的前提下，X 线剂量还能减至 1mSv 以下，而目前一次胸部 CT 检查的辐射剂量为 4～5mSv。

1. 系统组成　DTS 一般由传统微焦点，如 0.6mm×0.6mm 的 X 线管、高性能平板探测器、影像采集工作站、X 线高压发生器、X 线管驱动装置、系统计算机等组件来完成影像的采集（图 2-3-10）。实现 DTS 必须具有一定的硬件基础。首先是对探测器的要求，应具有较高的刷新速度、量子检出效率、连续的采集能力、整板技术和良好的冷却技术。其次是对机械运动的要求，应具有自动跟踪功能、自动定位功能、五轴联动功能和全自动功能，只有具备了以上要求，才能够在较短的时间内完成多幅原始影像的采集，进而由高性能计算机重建出任意层面的影像。

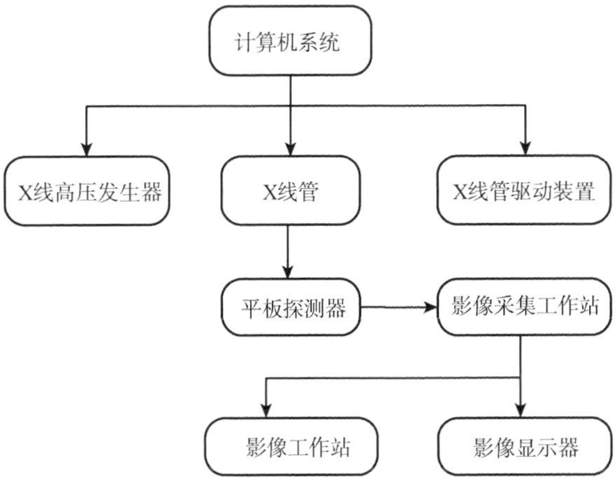

图 2-3-10　DTS 成像技术的结构原理图

2. 成像过程　X 线管与平板探测器围绕支点做同步相向运动，X 线管按照一定角度间隔进行低剂量脉冲式曝光，获取多个不同投影角度下有限角度内的投影数据，然后在计算机上采用一定的重建算法进行影像重建和处理，可回顾性重建出任意高度层面的数字影像。

3. 成像原理　DTS 成像使用锥形 X 线束，曝光时 X 线管与影像探测器相对运动，X 线管在 25°～75°，一次连续脉冲曝光（5s）后，可得到所扫描物体的多个层面的摄影数值，然后进行影像处理重建，即可获得被照体连续、多层面的层面影像。可以用连放的形式将被照体的内部结构及周边的组织结构清晰地显示出来；并可根据患者病情选定重建范围、设定层厚（slice thickness），打印出目标层面影像。层厚是指组成三维影像的每一体层影像对应的空间厚度，单位为毫米（mm）。体层影像中的像素值代表相应位置处此厚度空间内的总信息或平均信息。

4. 成像特点

（1）DTS 影像空间分辨力高　DTS 影像对细微结构的显示和鉴别能力强，成像的空间分辨力一般可达到 16LP/cm。

（2）DTS 影像密度分辨力低　DTS 影像对组织结构间最小密度差异的显示能力弱，其密度分辨力较 CT 低，对软组织分辨力不高，仅适合于自然对比度较强的部位或做造影时行体层检查。

（3）DTS 检查辐射剂量低　DTS 辐射剂量稍高于 DR，但比 CT 低很多。

（4）DTS 检查不受患者体位限制　被检者在卧位、站立位、应力位、各种功能位下可以进行 DTS 检查，利于对病变在多体位下观察，克服了 CT、MRI 只能卧位扫描的缺陷。

（5）影像伪影方面　常规 CT 无法克服金属植入物的线束硬化伪影，这会影响邻近结构的显示。而 DTS 能明显减少这种金属伪影，对各种金属植入物及周围骨质特征成像显示有独特的优势，适宜于骨折后金属内固定患者的检查。

5. 操作技术

（1）体层成像参数　在控制台上选择检查部位名称，即选择了与该部位相关的默认设置，可根据临床需求进行个性化参数设定。

1）层高：预检中心层面的高度。需要根据被检部位的解剖结构进行设置，一般层高为被检部位或病灶中心至诊视床台面的高度。

2）层间距：相邻重建层面间的距离。一般被检组织器官或病灶越大则设置的层间距越大。

3）重建范围：规定了以层高为中心的影像重建的上、下界限。

4）曝光角：体层摄影时，第一次脉冲曝光与最后一次脉冲曝光的 X 线中心线以支点或虚拟支点为顶点形成的夹角（图 2-3-11），α 为曝光角，一般有 8°、20°、30°、40°等 4 个角度。对于位移叠加法，曝光角决定体层厚度的大小，曝光角越大则体层厚度越小，反之亦然。

5）速度：体层摄影时机械结构的运动速度。

6）曝光条件设置：曝光时的管电压、管电流和摄影时间，取决于采集模式。

7）窗宽/窗位：窗宽（window width）是指数字影像所显示像素值的范围。窗宽越大，影像层次越多；窗宽越小，对比度越大，但影像层次也越少。窗位（window level）是指影像显示的灰阶中心值。通过对窗宽/窗位的调节来改变影像的对比度和亮度，以达到最佳显像效果。

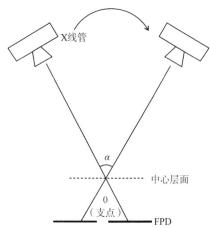

图 2-3-11　体层成像曝光角示意图

8）视野（field of view，FOV）：是指数字 X 线成像时兴趣解剖结构的成像或显示范围。通过对视野的调节来改变探测器上用来有效采集被照体 X 线信息成像的尺寸。

（2）后处理工作站的重建参数　包括重建算法、重建层厚的选择。

1）重建算法（reconstruction algorithm）：是指卷积影像处理时对输入影像中一个小区域中像素的加权平均函数。一般采用位移叠加法或滤波反投影法。位移叠加法的重建影像效果类似于传统 X 线体层摄影影像。该方法重建层面影像的背景模糊不易去除，而且背景模糊具有明显方向性。直线轨迹体层摄影产生的背景模糊是一条直线，易造成对长条状组织影像的干扰。总之，由于该方法所重建的层面影像清晰度较低，在实际工作中应用相对较少。

滤波反投影法的重建影像效果类似于 CT 影像。该方法重建的层面影像几乎不受背景模糊的干扰，影像清晰度高，组织结构边界清晰锐利，是实际工作中最常用的方法。

2）重建层厚：该参数仅在选择滤波反投影法时可供选择。选择了不同的重建层厚，实际上是选择了不同的滤波函数。

对于位移叠加法，体层厚度是由体层摄影时的曝光角决定的。理论上，体层面是一个无厚度的几何平面，但由于人眼能分辨的模糊值有一定限度，当预断层面的组织模糊度比人眼能分辨的模糊值小时，则这些组织的影像就被认为是清晰的。体层影像上显像清晰的那部分肢体组织的厚度即为体层厚度。

（3）注意事项　①X 线管在连续使用时应间歇冷却，管头表面温度应低于 50℃，过热易损坏阳极靶面。②使用时应避免碰撞和震动。③发现有异常应立即停止检查，防止损伤人员及设备。

（李占峰　刘　蕊）

第3章
X线摄影检查基础知识

第1节　X线摄影体位

一、人体结构学的基本知识

X线摄影检查是利用人体组织和器官对X线吸收程度不同而进行的摄影成像过程。在此过程中描述人体各部位的组织和器官的形态、结构、位置关系时，必须以人体解剖学姿势及轴、面、线等解剖学专业术语作为依据。

（一）人体解剖学姿势

人体解剖学姿势又称为标准解剖学姿势，是指身体直立，两眼向前平视，两脚并拢，足尖向前，上肢下垂于躯干两侧，手掌掌心向前的人体姿势。在阐述人体各部分结构的位置关系时，均以此姿势作为标准。在进行X线摄影检查与诊断时，都应以人体解剖学姿势作为定位依据。

（二）人体结构学的基准轴与基准面

1. 垂直轴　从头顶至足底，垂直于地面的轴线。与身体长轴平行，垂直相交于水平面。

2. 矢状轴　从腹侧至背侧或者从背侧至腹侧，并与垂直轴垂直相交的轴线。

3. 冠状轴　从左至右或右至左，与地面平行且与垂直轴、矢状轴相互垂直的轴线。

4. 矢状面　在前后方向将人体纵切为左右两部分，并垂直于地面的断面。若左右相等，该面为正中矢状面。

5. 冠状面　在左右方向将人体纵切为前后两部分，其断面为冠状面。

6. 水平面　与矢状面、冠状面相垂直，将人体分为上、下两部分的切面，又称横断面。

（三）人体结构学方位

1. 上和下　近颅者为上，近足者为下。

2. 前和后　距身体腹侧面近者为前或称腹侧，距身体背侧面近者为后或称背侧。

3. 内侧和外侧　距人体正中矢状面近者为内侧，距人体正中矢状面远者为外侧。

4. 近侧和远侧　距肢根部较近者为近侧，距肢根部较远者为远侧。

5. 浅和深　距皮肤近者为浅，远离皮肤而距人体内部中心近者为深。

对于四肢来说，可根据一侧肢体骨骼解剖部位的相对关系来确定位置关系，如靠近尺骨者为尺侧，靠近桡骨者为桡侧，靠近胫骨者为胫侧，靠近腓骨者为腓侧，上肢前方为掌侧，上肢后方为背侧，靠近跖骨上部为足背侧，靠近跖骨下部为足底侧等。

（四）关节的运动形式

1. 屈和伸　运动环节在矢状面内，绕冠状轴向前为屈，绕冠状轴向后为伸。但膝关节与踝关节相反。

2. 内收和外展 运动环节在冠状面内，绕矢状轴的运动。环节末端靠近正中面为内收，环节末端远离正中面为外展。

3. 旋内和旋外 运动环节在水平面内，绕其本身垂直轴，由前向内的旋转运动为旋内，又称旋前。运动环节在水平面内，绕其本身垂直轴，由前向外的旋转运动为旋外，又称旋后。

4. 环转运动 运动环节绕冠状轴、矢状轴、垂直轴和它们之间的中间轴做连续的转动运动。具有冠状轴和矢状轴的双关节轴关节，均可做环转运动。

二、X线摄影方向和体位

X线影像图片是将三维的物体在影像接收器上投影形成的二维图形。在X线穿射方向上，各组织器官相互重叠，部分结构难以区分。为使部分解剖结构及病变显示清晰，需要对被检查部位做多种方向的投影，也就是在摄影检查时，将被检部位、影像接收器和X线中心线方向做一定关系放置的多种方法。

（一）X线摄影方向

摄影方向是指X线摄影检查时，X线束中心线投射方向与被检者身体的位置关系。

1. 矢状方向 X线中心线从被检者身体的前方或后方射入，与矢状面平行。

（1）前后方向 指X线束由被检者前方射入，从后方射出，又称为腹背方向。在头部也称为额枕方向。

（2）后前方向 指X线束由被检者后方射入，从前方射出。在头部也称为枕额方向。

2. 冠状方向 X线中心线从被检者身体的左侧或右侧方向射入，与冠状面平行。

（1）左右方向 指X线束由被检者身体左侧射入，从右侧射出。

（2）右左方向 指X线束由被检者身体右侧射入，从左侧射出。

3. 斜方向 X线中心线从被检者身体的矢状面与冠状面之间射入。有左前斜方向、右前斜方向、左后斜方向和右后斜方向等。

（1）右前斜方向 指X线束由被检者身体左后方射入，从右前方射出的方向，又称为背腹第一斜方向。

（2）左前斜方向 指X线束由被检者身体右后方射入，从左前方射出的方向，又称为背腹第二斜方向。

（3）左后斜方向 指X线束由被检者身体右前方射入，从左后方射出的方向，又称为腹背第一斜方向。

（4）右后斜方向 指X线束由被检者身体左前方射入，从右后方射出的方向，又称为腹背第二斜方向。

（5）X线束中心线向头侧、足侧倾斜 从足侧向头侧倾斜称为向头侧倾斜；从头侧向足侧倾斜称为向足侧倾斜。

4. 水平方向 X线中心线从与地面平行的方向射入被检部位。

5. 轴方向 X线中心线与被检部位的组织或器官的长轴平行或接近于平行的方向。

（1）上下方向 指X线束由上方射入，从下方射出的方向，在头部也称为顶颏方向。

（2）下上方向 指X线束由下方射入，从上方射出的方向，在头部也称为颏顶方向。

6. 切线方向 X线中心线经过球形或弧形被检器官边缘的投射方向。

（二）X 线摄影体位

X 线摄影体位是指 X 线摄影检查时被检者身体的姿势，也是 X 线中心线、被检部位及影像接收器三者之间特定的几何投影关系。

1. 基本体位　根据被检者与摄影床、中心线的位置关系进行命名。

（1）站立位　被检者身体直立，矢状面、冠状面与地面垂直的体位。

（2）坐位　被检者身体呈坐立的姿势。躯干部分后仰时称为半坐位或半卧位。

（3）仰卧位　被检者腹侧向上，背侧贴于平放的床面，身体矢状面垂直于床面，冠状面平行于床面的姿势。

（4）俯卧位　被检者背侧向上，腹侧贴于平放的床面，身体矢状面垂直于床面，冠状面平行于床面的姿势。

（5）侧卧位　被检者身体右侧向上，左侧贴于平放的床面，身体的矢状面平行于床面，冠状面垂直于床面的姿势为左侧卧位。被检者身体左侧向上，右侧贴于平放的床面，身体的矢状面平行于床面，冠状面垂直于床面的姿势为右侧卧位。

（6）斜位　身体的冠状面与探测器小于 90° 的体位。

（7）侧卧水平正位　被检者侧卧于摄影床面上，X 线中心线与地面平行经身体前至后面或后至前面呈水平投射的体位。

（8）仰卧水平侧位　被检者仰卧于摄影床面上，X 线中心线与地面平行经身体一侧至另一侧呈水平投射的体位。

2. 常用体位　命名原则：可根据中心线入射被检者时，被检者与影像接收器两者的关系进行命名，如前后位、后前位等；根据被检者的姿势进行命名，如前弓位、蛙形位等。

（1）前后位　探测器置于被检者背面，X 线中心线呈前后方向自被检者前方射向后方的摄影体位。

（2）后前位　探测器置于被检者前面，X 线中心线呈后前方向自被检者后方射向前方的摄影体位。前后位和后前位又称正位。

（3）左侧位　探测器置于被检者左侧，X 线中心线呈冠状方向自右侧射向左侧的摄影体位。

（4）右侧位　探测器置于被检者右侧，X 线中心线呈冠状方向自左侧射向右侧的摄影体位。

（5）右前斜位　探测器置于被检者前面，右侧靠近探测器，使身体冠状面与探测器小于 90°，X 线中心线自左后射向右前的摄影体位，也称第一斜位。

（6）左前斜位　探测器置于被检者前面，左侧靠近探测器，使身体冠状面与探测器小于 90°，X 线中心线自右后射向左前的摄影体位，也称第二斜位。

（7）左后斜位　探测器置于被检者后面，左侧靠近探测器，身体冠状面与探测器小于 90°，X 线中心线自右前射向左后的摄影体位，也称第三斜位。

（8）右后斜位　探测器置于被检者后面，右侧靠近探测器，身体冠状面与探测器小于 90°，X 线中心线自左前射向右后的摄影体位，也称第四斜位。

（9）轴位　被检部位矢状面与探测器垂直，X 线中心线方向与被检部位长轴平行或近似平行投射。

（10）切线位　X 线中心线经过被检部位边缘，并垂直射入探测器的摄影体位。

（11）前弓位　被检者身体呈弓状向前凸的姿势。多用于胸部摄影中，被检者面向 X 线管站立于摄影架前，身体正中矢状面与探测器垂直并对准探测器中线，双足分开站稳，手背放于臀上，肘关节屈曲内旋，身体后仰，肩部紧靠探测器，头部轻度前倾，支撑靠于探测器上缘，腹部前凸挺出，使胸部冠状面与探测器呈 45°，中心线经胸骨下缘垂直射入探测器的摄影体位。若身体前凸角度不够，X 线管的中心线应向头端倾斜适当的角度。

（12）蛙形位　为髋关节摄影时的一种特殊体位，被检者仰卧，探测器在下，类似青蛙双下肢姿势。

（13）功能位　观察人体某些组织功能的体位，如颞下颌关节的张口位、闭口位等。

三、X线摄影信息的标记

X线影像是临床诊断的重要资料，是医疗、教学、科研及伤残鉴定的有力依据，摄影检查时必须在影像图片上做好清晰标记。模拟 X 线摄影标记以铅字法为主，一旦曝光则无法改变。随着计算机技术在医学影像设备中的应用，标记技术在形式和内容上都得到了提高和丰富。CR 与 DR 的标记多为键盘直接输入法，可任意添加或删除标记注释，影像信息可选择性打印在照片上。

（一）标记内容

1. 屏-片摄影检查标记内容　①X 线摄影检查号；②摄影日期；③摄影方位；④拍摄时间，是指造影检查时，对比剂引入体内后的摄影时间；⑤其他特殊标记，如新生儿先天性肛门闭锁摄影检查应标明肛门位置等，这些标记有助于 X 线影像的诊断。

2. CR、DR 检查标记内容　标记的基本内容与屏-片摄影检查相同，在此基础上增加了设备名称、医疗机构名称、曝光参数、辐射剂量、缩放比例、窗设置等。

（二）标记方法

1. 铅字法　是一种传统的标记形式，利用了高原子序数的铅对 X 线吸收能力强的原理来完成标记工作。用铅制成标记的数字与文字，即可清晰地显示在 X 线片上。铅字标记法根据其借助的媒体不同，主要有胶布条法、铝制插板法、塑料搭扣法、铅字袋法等。铅字标记包括正放与反放，正放是指铅字面向 X 线管的放置方法，反之称为反放。铅字标记的放置方法如下。

（1）正位片　前后位片采用正放，后前位片采用反放。

（2）侧位片　胸部、腹部侧位摄影，照片标记一律反放，方位标记以近片侧为准，即左侧靠片时放置左字，右侧靠片时放置右字。

（3）斜位片　根据 X 线穿过方向而定，后前斜位时反放，前后斜位时正放。

（4）轴位　下上方向时正放，上下方向时反放。

若在完成 X 线摄影后发现标记有所遗漏，应及时采取辅助法。方法是用蓝、黑色墨水将漏标记内容书写在照片中无组织影像的透明区。该方法也适用于点片后的标记处理。

2. 键盘直接输入法　是利用计算机进行影像处理的技术，在录入界面将医疗机构名称、被检者基本信息、摄影部位及方位等标记内容输入到系统中，经计算机处理后清晰显示在影像图片上，适用于数字影像检查技术的图片标记。

（三）标记原则

1. 标记信息显示在影像四角，且不与关键解剖结构重叠。

2. 正位成像时方位标记左或右与被检者身体的左或右一致，侧位成像时方位标记左或右与被检者靠近探测器的左或右一致，方位标记影像以正面呈现给阅读者。

3. 影像的标记应客观、全面、科学、准确，标记内容不应有遗漏。

第 2 节　X 线摄影的基本操作

医学影像技术操作人员应掌握所用 X 线机的操作规程，熟练操作所用设备及软件，妥善安装、维修设备，及时保养、检查设备，保证设备正常及安全运行，使其充分发挥设计效能，拍摄出符合诊断要求的影像图片。X 线机的种类繁多，但主要工作原理相同，控制台面上各调节器功能基本相同。为保证设备的安全及延长其使用寿命，摄影检查时各设备的基本操作必须严格按照操作规程使用，保证工作的顺利进行。

一、模拟 X 线摄影系统基本操作

（一）使用前准备

工作前进行设备清洁，并做好充分准备工作，包括观察环境温湿度是否合适，温度应保持在 18～22℃，相对湿度应保持在 40%～70%；检查全部控制器、指示器和指示灯是否功能正常，确认电源电压、频率变化是否在允许范围内，电缆是否扭结或破裂等。

（二）开机

1. 开机　闭合外电源开关，并观察外电源电压状态。

2. 接通设备电源　调节电源调节器，使电源电压指示针在标准位置上。

（三）摄影体位的确定和设计

1. 阅读 X 线摄影检查申请单　仔细认真核对被检者姓名、性别、年龄等基本信息，了解被检者病史，明确摄影部位和检查目的。

2. 说明检查过程　请被检者本人或家属帮助脱掉或摘除影响 X 线摄影检查效果的衣服和饰物，并向被检者说明 X 线摄影检查过程，消除被检者的紧张情绪，取得被检者配合。

3. 设计检查体位　根据检查要求，进行 X 线摄影检查体位设计。摆放摄影位置时，应考虑被检者实际情况，使其处于舒适状态，避免检查期间移动，必要时请被检者家属协助固定被检部位。做好 X 线辐射防护，特别是对性腺的辐射防护。

4. 放置标记　更换铅字号码，标明片号与摄影日期，放置左、右标记，并进行核对。

5. 投射校准　检查 X 线中心、被检部位中心、暗盒中心是否在一条直线上，做好中心线的校正。根据检查需要进行摄影距离、照射野等技术参数调整。

6. 呼吸方式训练　一些部位的摄影检查，尤其是胸部、腹部的摄影易受呼吸运动影响，摄影前应做好呼气、吸气和屏气动作的训练，避免因呼吸运动造成运动模糊。

（四）曝光

1. 参数选择　根据拍摄的部位、体厚、生理和病理情况，以及设备条件等选取曝光条件。注意先调节管电流和曝光时间，再调节管电压。

2. 按下曝光按钮　一切准备就绪，嘱咐被检者按要求进行呼吸准备，按下手闸进行曝光。曝光时，要观察控制台上指示灯、仪表状态及被检者情况。

3. 做好曝光记录　曝光结束后，如实记录曝光参数，操作人员签名，特殊检查体位应做体位记录。

（五）影像处理

1. 胶片冲洗　曝光后的胶片要经过影像后处理过程，才能得到可见影像。后处理过程通常包括显影、漂洗、定影、水洗和干燥等。其中漂洗也称中间处理，仅在手工显影时应用。自动冲洗技术没有漂洗过程。

2. 确认照片　照片达到 X 线诊断要求时，才能让被检者离开。

（六）关机

工作全部结束，切断设备电源和外电源，将设备恢复到原始状态。

二、CR 系统基本操作

各种机型的 CR 系统在数据采集类型和工作程序上有所不同，在实际工作中，应根据各类设备的使用说明书正确使用，CR 系统一般操作步骤如下。

（一）开机

1. 显示器开机　接通系统电源，先打开显示器，跟普通计算机一样，正常开启。

2. 主机开机　打开扫描主机开关，再按一下设备上方的软件开关，待所有程序运行后方可使用。

（二）应用系统

1. 录入被检者基本信息　包括编号、姓名、性别、年龄、临床诊断、送诊科室等。

2. 选择 IP　根据申请单要求及被检者具体情况选择适合尺寸的 IP，检查 IP 外盒有无破损。

3. 曝光　在部位选择界面中选择被检体位所对应部位，调整曝光技术条件进行曝光，曝光过程中注意观察控制台各仪器仪表显示情况。

4. 读取信息　将曝光后的 IP 盒插入影像阅读器读取已记录的影像信息，读取完毕后，将 IP 及时取出，归放原位。

5. 影像后处理　主机工作站显示检查影像信息后，即可进行各种影像后处理工作，包括添加左或右标记、窗宽/窗位调整、影像的放大缩小操作等，处理完毕后发往 CR 工作站进行影像打印。

（三）影像打印

1. 调阅影像　打开后处理工作站，找到被检者信息，点击选中该被检者信息，点击影像调阅。

2. 选择打印　根据需要，选择单幅、双幅或多幅和打印张数后进行打印。

3. 退出打印　完成全过程后，如重新开始，退出到主界面。

（四）关机

1. 关闭登记的计算机　先关闭开启的软件，再关闭计算机。

2. 关闭扫描影像的计算机　点击相关按钮，点击结束系统。

3. CR 设备关机　等扫描计算机关闭后，CR 显示屏关闭，随后直接关闭电源开关。

4. 相机关机　按住相机上面的软件开关，等待显示屏上出现"END"后松开，显示屏关闭后，关闭电源开关。

三、DR 系统基本操作

DR 与 CR 相比具有空间分辨力更高、成像速度更快、操作更简单、辐射量更小等优点。DR 的成像过程与 CR 相似，但通过 FPD 将信息转换成数字信号。DR 系统一般操作步骤如下。

（一）启动系统

操作前，应首先检查控制台面上的各种仪表、调节器、开关等是否处于正常位置（零位或最低位）。为了保障系统操作的安全、计算机网络系统的顺利登录，以及文字报告打印机、胶片打印机的正常运行，系统启动必须严格按以下顺序操作：①打开配电柜电源总开关。②接通接线板电源；接通 X 线机控制器电源；接通计算机主机电源。③开启后处理工作站。④开启文字报告打印机（激光打印机或喷墨打印机）。⑤开启胶片打印机。⑥系统处于开始正常状态。

（二）应用系统

1. 用户登录　输入正确的用户名和密码。目前有的设备已经优化设置，待进入启动系统后，点击相应图标，便可直接进入应用系统。

2. 病历录入与选择　录入病历信息包括姓名、性别、年龄、编号、住院号、病区、床号、检查部位、检查方法、送诊科室、送诊医生、检查描述等。

3. 核对被检者资料　操作技师根据摄影部位、拍摄要求及被检者体型、年龄等设置曝光参数，并根据界面上提供的参数调节管电压、管电流与滤线栅，然后让被检者进入摄影室内，再根据被检者的申请单对被检者进行核对，确保被检者姓名、摄影体位等准确无误。

4. 摄影体位设计及校准中心线　根据被检者实际情况正确摆好摄影体位。如果对 FPD 曝光，要调好 X 线管焦点到摄影床或摄影架的距离，并将限束器中的模拟照射野灯打开，进行中心线对准与照射野调节，以提高影像质量，降低辐射剂量；如是线扫描装置，要调准扫描起始位置。

5. 曝光　如是对 FPD 进行曝光，需要屏气的检查部位在曝光时提醒被检者屏气后曝光。如果是线扫描装置，要点"采集"按钮，进行扫描并获得影像。

6. 接受或拒绝　在曝光完成后系统会自动读出数据并显示影像。获得影像后，选择适当的参数，如灰度曲线类型，再根据影像质量，选择"拒绝"或"接受"。如果选择"拒绝"，则需要被检者配合，重新摄影；如果选择"接受"，表示摄影完成。

7. 影像后处理　有时曝光条件及 X 线影像的大小不符合读片要求，此时需对影像进行裁剪及窗宽/窗位的调整，或对影像的灰度进行均衡调节，使所摄影像达到满意效果。

（三）影像处理

根据临床要求，利用数字摄影后处理软件，对所摄影像进行处理，突出显示某些解剖结构。DR 系统影像具有动态调节的优越性，可以使用多种方式对影像进行数字化处理。影像处理主要包括灰阶变换、黑白反转、影像滤波、影像缩放、数字减影、影像注释、添加标记、噪声抑制等，这些处理过程已编制成软件固化入计算机，操作中点击相应的菜单选项即完成相应的处理过程，待处理满意后即可进行影像打印、存储与传送。

1. 影像打印　根据不同的诊断需要，选择单幅或多幅打印。

2. 影像传输　点击"病历发送"或"发送"按钮，将已拍摄的影像传到 PACS 供医生判读。如发送影像失败，也可点击"重发"。

（四）关闭系统

1. 退出技术工作站软件　关闭技术工作站，计算机自动关机。

2. 退出医生工作站软件　关闭医生工作站，计算机自动关机。

3. 退出病历中心软件　关闭病历中心工作站，计算机自动关机。

4. 关闭文字报告打印机　按照文字报告打印机的操作要求关闭打印机。

5. 关闭胶片打印机　按照胶片打印机操作要求关闭胶片打印机。

6. 关闭电源　①关闭 X 线高压电源；②关闭控制柜电源；③关闭计算机配电接线板电源；④关闭配电柜电源总开关。

四、X 线摄影基本参数设定及优化

一幅优质合格的 X 线影像，除了要根据人体结构学要求和 X 线成像原理进行合理的体位设计外，还需要遵循适宜的 X 线摄影条件。

（一）感光效应

感光效应是指 X 线通过人体被检部位后，使影像接收器系统感应有效的 X 线信息，并由此产生有价值的影像效果。即 X 线摄影后的影像效果称为"感光效应"。IR 包括透视荧光屏装置、透视影像增强器系统、增感屏与胶片组合装置、IP 系统、DR 探测器系统等。

与感光效应有关的因素被称为感光因素，成像过程中的所有环节均会影响感光效果，因而都是感光因素。在进行 X 线摄影检查时，摄影条件以指数函数法则为基础理论，即 X 线束经被检部位不同程度的吸收，透过人体的 X 线使影像接收器系统进行感光，其强度用 E 表示。由于到达影像接收器不同位置的 E 值都不一样，所以影像上不同位置的密度值也不尽相同，由此形成临床诊断所需要的影像。X 线摄影中感光效应与感光因素之间的关系为

$$E = K \cdot \frac{V^n \cdot I \cdot t \cdot S \cdot f \cdot Z}{r^2 \cdot B \cdot D_a} \cdot e^{-\mu d} \qquad (3\text{-}2\text{-}1)$$

式中，V 代表管电压；n 代表管电压指数；I 代表管电流；t 代表曝光时间；S 代表 IR 系统的敏感度，包括 X 线胶片的感光度、探测器的转换效率等；f 代表增感屏的增感率；Z 代表 X 线管阳极靶物质的原子序数；r 代表摄影距离；B 代表滤线栅的曝光量倍数；D_a 代表照射野的面积；e 为自然对数底（常数）；μ 代表被检部位组织的 X 线吸收系数；d 代表被检部位的厚度；K 代表除以上因素以外的所有影响感光效应的因素，如电源条件、整流方式、X 线机输出效率、后处理条件等相对固定的因素。实际工作中，应采用科学的方法，找出影响感光效应的各个因素的最佳设置值。

（二）感光效应与摄影条件

影响感光效应的感光因素多而复杂，根据这些因素的变动性，可将其分为两类：即经常变动的因素与相对固定的因素。式（3-2-1）中管电压、管电流、曝光时间和摄影距离这 4 个参数，是在 X 线摄影检查中需要随时根据被检者的年龄、体型、生理和病理状况等灵活变动的因素；而在一定时期内相对固定的因素，主要包括增感屏的增感率、滤线栅的曝光量倍数、IR 系统的敏感度、X 线管阳极靶物质原子序数、电源条件、整流方式、X 线机输出效率、后处理条件等。

为方便计算，可将相对固定的因素都包含在感光效应公式的 K 内，则该式可简化为

$$E = K \frac{V^n \cdot I \cdot t}{r^2} \qquad (3\text{-}2\text{-}2)$$

在影响感光效应的各种感光因素中，如果某些因素发生变化，为保证影像所需的感光效应基本不变，则其他因素也应进行相应调整。一般将上式中的管电压、管电流、曝光时间和摄影距离这 4 个感光因素称为狭义上的 X 线摄影条件，即曝光参数。在实际工作中，操作技师要对被检部位的组织密度类型、组织厚度、病变的病理类型及年龄、体型等情况做出初步判断，再灵活设置、调节曝光参数，才能获得高质量的照片影像。

（三）影响感光效应的主要因素

1. 管电压与管电流时间积 管电压是指 X 线管阴极、阳极之间的电压，决定 X 线的硬度，即穿透能力。在 X 线摄影检查中，不同的管电压决定了被检体吸收或透过 X 线的多少，也即决定了影像的对比度和层次。管电压越高，产生的 X 线穿透力越强，影像图片层次越丰富，影像信息量就越多，但影像对比度相对变小，产生的散射线也增多；反之，管电压越低，其影像效果相反。

实验证实，感光效应与管电压的 n 次方成正比，这一指数函数关系反映了管电压对感光效应的影响程度，在摄影检查中起着重要作用。在医用诊断 X 线的能量范围内，n 值随着管电压升高而下降，其变化范围在 2～6；不使用增感屏时，n 值在 2 以下。由此可见，管电压是影响光学密度值的重要感光因素。

在模拟 X 线摄影检查时，影像技师主要是根据临床需要和被检者肢体部位组织、厚薄等因素来选用合适的管电压。在数字 X 线摄影检查中，管电压需要根据具体的摄影部位和探测器类型进行选择，需考虑 FPD 的能量响应特性、解剖组织的显示要求、射线能量对被检者辐射风险的影响等。另外，也需要根据不同的年龄段、不同的病理情况对管电压与管电流时间积进行适当的调整。

管电流的大小决定发射的 X 线强度。管电流时间积为管电流与曝光时间的乘积，工作中习惯称为毫安秒，主要用来调整影像图片的黑白度，即光学密度。

在其他因素固定的前提下，管电压和管电流时间积的关系和调整，表示为

$$\mathrm{K} \cdot V^n \cdot Q = \mathrm{K} \cdot V^n \cdot I \cdot t \tag{3-2-3}$$

式中，Q 代表管电流时间积；I 代表管电流；t 代表曝光时间。

在其他因素不变的前提下，若某部位摄影所用的管电压为 V_1，管电流时间积为 Q_1，变动后选用的管电压为 V_2，则所需要的管电流时间积 Q_2 为

$$Q_2 = \frac{V_1^n \cdot Q_1}{V_2^n} = K_V \cdot Q_1 \tag{3-2-4}$$

式中，K_V 称为管电压系数，n 为管电压指数。当管电压在 40～100kV 时 $n \approx 4$；当管电压在 100～150kV 时 $n \approx 3$，管电压系数随管电压不同变化而不同（图 3-2-1）。

例如：原管电压 70kV 换成新管电压 90kV 的管电压系数约为 0.4，如果原 70kV 时对应的管电流时间积为 Q_1，则换成 90kV 时新的管电流时间积为 $Q_2 = 0.4Q_1$。

此外，管电压波形不同，X 线输出量也有差异。例如，单相全波整流方式的 60kV，三相六脉冲式的 55kV 与三相十二脉冲式的 52kV，所获得的感光效应大致相同，但影像图片对比度与层次还是有所不同的。

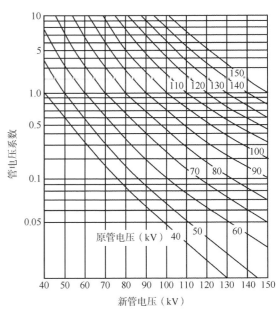

图 3-2-1　管电压系数变化图

2. 摄影距离　是指 X 线管焦点至 IR 的距离。在模拟 X 线摄影中，摄影距离又称焦-片距（focus-film distance，FFD）、焦-像距，是指 X 线管焦点至胶片的距离；在 CR 摄影中，摄影距离是指 X 线管焦点至 IP 的距离；在 DR 摄影中，摄影距离是指 X 线管焦点至平板探测器的距离。

在感光效应公式中，摄影距离用 r 来表示。在摄影检查的有效范围内，穿过被检体的 X 线到达影像接收器，得到的感光量与摄影距离 r 的平方成反比。

原管电压与新管电压的交点，横线对应管电压系数，通过公式 3-2-4，得到新的管电流时间积。

当其他条件固定时，摄影距离 r 和管电流时间积 Q 之间的关系表示为

$$Q_2 = \left(\frac{r_2}{r_1}\right)^2 \cdot Q_1 \tag{3-2-5}$$

式中，Q_1、r_1 分别代表原管电流时间积、摄影距离；Q_2、r_2 分别代表新的管电流时间积、摄影距离。

当其他条件固定时，摄影距离 r 和管电压 V 之间的关系表示为

$$\frac{V_1^n}{V_2^n} = \left(\frac{r_2}{r_1}\right)^2 \tag{3-2-6}$$

式中，V_1、r_1 分别代表原管电压、摄影距离；V_2、r_2 分别代表新的管电压、摄影距离。

3. 照射野 照射野的大小将影响影像的对比度与光学密度。照射野越大，产生的散射线就越多。散射线不仅会使影像灰雾度增加、对比度减小、成像质量下降，还会增加被检者及周围工作人员的辐射量。随着管电压的增高，这个现象更加明显。根据研究，照射野大于 100cm² 时，散射线含有率急剧增加；照射野在 600～700cm² 时，散射线含有率趋于饱和。减小照射野面积可有效降低散射线的含有率，同时还能提高 X 线摄影的影像质量。照射野应与被照部位体位显示要求或临床诊断需求相适应，在保证临床需要的同时尽量减少照射野面积，避免无关部位的照射，推荐照射野范围以刚好覆盖临床要求的检查范围即可。

4. 屏-片系统 增感屏与胶片的恰当组合能够显著提高胶片的感光性能，减少被检者受照剂量，同时还可以缩短曝光时间，减少被照体移动模糊，并有利于提高影像对比度。进行模拟 X 线摄影检查时，首先要考虑屏-片系统的匹配性，即增感屏光谱与胶片感色性的匹配程度。其次，更换屏-片组合时，特别是更换增感屏时，要充分注意增感屏的性能，尤其是增感屏的增感率（S）。

增感屏有增强 X 线对胶片感光的作用，这种作用的大小常用增感率或增感因数来描述。更换不同增感率的增感屏后，其曝光量的调整关系为

$$Q_2 = \frac{S_1}{S_2} \cdot Q_1 \qquad (3\text{-}2\text{-}7)$$

式中，S_1、Q_1 分别表示更换前的增感率与曝光量；S_2、Q_2 分别表示更换后的增感率与曝光量。

在实际临床应用中更多地使用相对感度的定义：把增感率为 40 的 $CaWO_4$ 中速增感屏作为基准，其相对感度定义为 100，其他增感屏的增感率都用与它的比来表示相对感度。如稀土类 Gd_2O_2S：Tb 屏的增感率是中速 $CaWO_4$ 屏的 4.5 倍，常称其相对感度为 450。鉴于近年来屏-片系统技术的发展，最近国际放射界把原来相对感度为 200 的屏-片系统的作为感度基准，即相对感度基准提高了。

5. 胶片冲洗条件 传统手工暗室冲洗过程中，温度、显影时间、显影液药力、定影剂浓度、水洗速度等因素均会对感光效应产生不同程度的影响。自动洗片机有效摆脱了暗室冲洗技术长期以来工作繁重的弊端，大幅缩短了 X 线胶片显影、定影、水洗和干燥时间。自动洗片机处理 X 线胶片时，各种工艺技术条件都会影响感光效应，如冲洗温度、时间、药液消耗和老化情况等。因此，使用洗片机时必须严格遵守操作规程，并注意日常维护和保养。

（四）基本摄影参数的制订

制订合适的 X 线摄影检查条件表，首先要综合考虑被检部位的密度、厚度、有效原子序数、病变的病理类型，以及年龄、体型情况等被检者因素，还要考虑增感屏、胶片、滤线栅、显影液、IP 及 FPD 性能等感光因素，其中 X 线摄影检查中需要经常灵活调整的感光因素为管电压、管电流、曝光时间和摄影距离。X 线摄影检查条件表的制订方法大体可分为四类。

1. 变动管电压法 是指把摄影或感光因素中除被检肢体厚度、管电压之外所有各种因素相对固定，即作为常数，再根据被检肢体厚度选用相对应管电压的一种 X 线摄影检查方法。我国在数字影像设备出现之前普遍应用此种方法，被检体厚度与管电压之间的相互关系为

$$V = 2d + c \qquad (3\text{-}2\text{-}8)$$

式中，V 代表管电压（kV）；d 代表被照体厚度（cm）；c 代表常数。此方法简单易行，被检肢体厚度每增加 1cm，管电压就增加 2kV。c 虽是常数，但不同肢体部位 c 值有较大变化，如四肢骨的 c 值为 30 左右，腰椎的 c 值为 26 左右，头部的 c 值为 24 左右。

2. 固定管电压法 在保证对被照部位有足够穿透力的前提下，将管电压值进行固定，通过对管电流或曝光时间的调节来达到合适的感光效应，此种方法被称为固定管电压法。这种方法在 20 世纪 70 年代普遍使用。近年来，许多大型的 X 线机采用电离室或光电管自控照片密度技术，均运用固定管电

压法。固定管电压法不仅操作简单,而且减少了较厚部位曝光量,稳定地提高 X 线胶片质量。在同一管电压下,因为被检体的组织密度、厚度或线性吸收系数不同,在相同管电流或曝光时间下所透过的 X 射线量也不同,即感光效应不同。若管电流或曝光时间随被检体的组织密度、厚度或线性吸收系数不同而相应增减,则可实现对感光效应或影像密度的补偿,即在同一管电压下,对不同组织密度、厚度或线性吸收系数的被检者摄影实现基本相同的感光效应。

固定管电压法中所用的管电压有一个前提条件,就是必须保证对被检部位有足够的穿透力。若管电压值不足,X 线束无法透过被检部位,即使管电流与曝光时间值再大,对感光效应或光学密度的补偿也没有意义。因此对于同一被检部位,这种方法所选用的管电压值一般要比变动管电压法高 10~20kV,而所需的管电流时间积相应降低。例如,头颅侧位摄影时管电压值为 65~70kV,100mA·s 即可获得合适的感光效应或光学密度,若采用固定管电压法,则管电压值至少要达到 80kV,而获得合适的感光效应或光学密度所需的管电流时间积降为 40mA·s 左右。

使用固定管电压法获得的影像层次丰富,组织结构细致,操作简便而且减少了较厚部位的曝光量,有利于提高工作效率、降低被检者的 X 线剂量,但影像对比度小于变动管电压法。并且因为管电压值较高,摄影时产生的散射线较多,在操作时应注意选用合适的滤线栅来吸收散射线,以保证照片质量,减少异常灰雾。

3. 对数率法 不论是变动管电压法还是固定管电压法,都未能解决如何恰当地选择处理与感光效应有关的各种因素间的平衡关系问题,如管电压、管电流、感光材料、胶片处理条件、滤线栅、增感屏、电源整流方式、体厚等。

对数率法是通过对数变换恰当地选择、处理 X 线摄影检查时各种感光因素的平衡关系,从而使 X 线照片能获得恰到好处的光学密度值和最大信息量的方法。该方法是利用电子计算机数据存储量大、运算迅速准确的特点,将影响 X 线感光效应 E 的感光因素转换成相应的对数值,即“点数”,然后通过应用程序进行运算得出规范化的摄影条件。由于影响感光效应 E 的感光因素有很多,常把管电压 V、管电流时间积 $I \cdot t$、摄影距离 r 这三大因素先变换成相对应的对数率点数,而其他感光因素统一用系数 K 的对数率点数表示

$$E = K \frac{V^n \cdot I \cdot t}{r^2} \qquad (3\text{-}2\text{-}9)$$

式中,K 代表常数,n 为随管电压而变化的指数,由实验得出的 n 值在 2~6 变化。对上式两边同时进行常用对数运算,可得

$$\lg E = \lg K + n \lg V + \lg(I \cdot t) - 2 \lg r \qquad (3\text{-}2\text{-}10)$$

上式将 X 线感光效应 E 看作是管电压 V、管电流时间积 $I \cdot t$、摄影距离 r 这 3 种因素和其他感光因素 K 的对数值之和,从而将获得合适的 X 线感光效应 E 原需进行的乘、除、指数等复杂运算简化为加减运算。因 $\lg K$ 代表了管电压 V、管电流时间积 $I \cdot t$、摄影距离 r 3 种因素之外所有的感光因素,故而其中任何感光因素发生变化,尤其是组织病理类型、厚薄、重要器材性能发生变化时,$\lg K$ 必须作相应修正,由此还需要引出一些重要的修正点数。

对数率法虽然考虑到诸多感光因素,并换算成对数点数进行规范化设置,有利于控制合适的感光效应,但由于计算复杂,且不同的 X 线系统存在应用差异,其并未在实际工作中推广使用。

4. 自动曝光控制的应用 自动曝光控制是指 X 线成像时,利用 X 线探测野内接收光子的强度与设置值进行比对而控制曝光输出的方法。在 X 线摄影时,将探测器置于被检部位与影像接收器之间,通过检测透过被检部位到达影像接收器的 X 线的量,控制仪利用反馈机制调整 X 线的曝光条件,从而实现对各部位合适曝光量的控制。从本质上讲,自动曝光技术属于固定管电压法。

20 世纪 20 年代发明了自动曝光控制系统,约 20 年后开始应用于胸部 X 线摄影检查。20 世纪 50 年代自动曝光控制装置开始配置在 X 线机中,使该技术应用于各部位及各体位检查。

根据探测器的种类,自动曝光控制装置可分为电离室式和光电管式。电离室式自动曝光控制是指利用电离室输出的正比于所接收的 X 线剂量率的电流信号以控制曝光的技术。电离室式控制器所使用的探测器为平板电离室,X 线照射时电离室中的气体被电离,离子在强电场作用下形成电流,电流大小与 X 线辐射强度成正比。一般电离室设定左野、中野、右野 3 个照射野。X 线摄影检查时,不同的体位需要选择不同的照射野,同时应合理选择电离室密度补偿值,以保证影像图片的质量。部分体位的电离室摄影照射野选择及参考条件见表 3-2-1。

表 3-2-1 部分体位的电离室摄影照射野选择及参考条件

体位	照射野选择	管电压（kV）	管电流（mA）	预置曝光时间（s）	实际曝光时间（s）	密度补偿值
胸部正位	双侧野	125	200	0.01	0.01	0
胸部侧位	中野	125	200	0.05	0.05	+1
胸椎正位	中野	85	200	1.0	0.6	0
胸椎侧位	中野	110	200	1.0	0.6	0
腰椎正位	中野	85	200	1.0	0.6	0
腰椎侧位	中野	110	200	1.0	0.6	+2
骶髂关节	中野	80	200	1.0	0.6	0
腹部正位	双侧野	85	200	1.0	0.6	0
骨盆正位	中野	85	200	1.0	0.6	0

光电管式自动曝光控制是指利用光电管接收的正比于探测器所接收的 X 线剂量的光强度,转换成曝光控制信号以实现自动剂量控制的技术。光电管式使用的探测器为平板荧光材料,X 线在其中产生荧光,经反射后传输给光电管,转化为信号输出。

自动曝光控制装置可根据被照体的厚度、生理及病理特征等准确地自动控制 X 线剂量,保证达到合适的感光效应,使影像质量相对稳定。但应注意:预设管电压值时,需保证对被照部位有足够的穿透力,否则会造成影像信息丢失;预设管电流时间积时,应使预设值大于该部位的实际曝光量,否则设备将按预设值结束曝光,可能造成曝光量不足,达不到优化曝光的目的。

（五）模拟 X 线摄影参数的优化

模拟 X 线摄影在成像过程中影响因素较多,且不易控制,一旦摄影完成其照片影像质量不能改变。为减少废片率,在进行摄影条件的设置时,除了要结合感光效应调节与摄影条件设置的理论基础,还需考虑到临床检查目的及被检者的具体情况。例如,四肢、肩关节摄影时管电压一般设置为 40～50kV,头颅、胸椎、腰椎、腹部摄影时管电压一般设置为 80～120kV,颈椎、乳突摄影时管电压一般设置为 60～70kV,胸部、心脏大血管摄影时管电压一般设置为 125～150kV,而乳腺、甲状腺摄影时管电压一般设置为 25～35kV;对于不同的年龄段、不同的病理情况,在 X 线摄影时也需要对管电压与管电流时间积进行恰当调整(表 3-2-2,表 3-2-3)。

表 3-2-2 模拟 X 线摄影在不同年龄段管电压与管电流时间积选择参考数值

年龄	管电压与管电流时间积增减比例（%）	年龄	管电压与管电流时间积增减比例（%）
新生儿	30	8～9 岁	70
1 岁以内	40	10～11 岁	80
2～3 岁	50	12～14 岁	90
4～5 岁	60	15～55 岁	100
6～7 岁	65	55 岁以上	因人而异

表 3-2-3　模拟 X 线摄影在不同病理情况管电压与管电流时间积选择参考数值

病理情况	管电压与管电流时间积的调整	病理情况	管电压与管电流时间积的调整
成骨性骨质改变	增加 5kV	溶骨性骨质改变	减少 5kV
骨硬化	增加 8kV	骨萎缩	减少 30%原管电流时间积
脓胸、液气胸、胸腔积液	增加 6kV	骨囊肿	减少 5kV
肺实质病变、肺不张	增加 5kV	结核性关节炎、类风湿关节炎	减少 5kV
胸廓形成术	增加 8kV	脑积水	减少 20%原管电流时间积
肺气胸、气胸	减少 5kV	骨质疏松或脱钙病变	减少 25%原管电流时间积

（六）数字化 X 线摄影参数的制订与优化

随着数字化影像技术的迅猛发展，放射领域的数字化已成为一种必然的趋势。CR、DR 等数字化 X 线摄影的临床应用也日益普及。数字化 X 线摄影条件中，有关管电压、管电流时间积、摄影距离、滤线栅、照射野等参数的计算方法，与模拟 X 线摄影技术相同。由于数字 X 线设备中接收带有被检者信息的 X 线接收器不同，对所得到的影像可以进行影像后处理，所以数字化 X 线摄影条件的选择有其独特的优越性。

现在 CR、DR 等数字化 X 线摄影的条件及后处理参数均为自动模式或半自动模式，点击计算机影像处理界面，可根据探测器的性能及检查部位的要求确定摄影条件的具体数值，从而获得符合临床诊断要求的影像。如果不满意当前影像效果，可进行影像后处理，达到优质影像效果。

CR 系统使用 IP 作为记录 X 线影像的载体，影像阅读器则是读出 IP 信息并将其转换为数字影像的装置。作为 CR 成像系统中的两个重要环节，IP 和影像阅读器在感光系统中起着举足轻重的作用。IP 的性能与感光效应的关系取决于 IP 涂层中 PSL 物质的性能。①PSL 物质对 X 线照射的能量响应程度或 PSL 物质的发光强度：PSL 物质的发光强度与感光效应成正比，在一定范围内与管电流时间积成反比。②PSL 维持时间：PSL 维持时间应与扫描读取信息的速度匹配，PSL 维持时间过短会导致感光效应降低，而 PSL 维持时间过长则增加影像模糊度。

影像阅读器性能与感光效应的关系取决于：①激光束在 IP 荧光层上的散射程度，其依赖于 IP 对激光的响应特征，激光束在 IP 荧光层上的散射程度强则感光效应强；②激光束的直径大小不同，激光束的直径与感光效应成正比；③电子系统，尤其是光电倍增管的响应程度，保证模数转换的高效率，模数转换的效率高则感光效应强。

CR 系统摄影时的曝光条件是根据感光效应公式中 E 值计算方法得出的，并结合 IP 的特性进行制订，采用手工操作确定 X 线曝光条件。曝光后，按照 CR 程序操作，在半自动或自动模式条件下，根据屏幕显示的影像，针对各感光参数进行影像后处理，从而获得符合临床诊断要求的影像。

DR 系统与 CR 系统的最大区别在于：一方面 DR 设备的影像后处理设施与配套的 X 线机设备连接在一起，成为一个成像系统，而 CR 的影像后处理设备与 X 线机设备是两个独立的成像系统，未有任何连接；另一方面 DR 设备接收透过被检体 X 线的影像接收器为平板探测器，主要有直接转换型平板探测器和间接转换型平板探测器两种，可将 X 线转换为电信号输出，而 CR 系统中使用的是 IP。

在 DR 系统中，平板探测器对感光效应起着决定性作用。直接转换型平板探测器与感光效应的关系取决于：①非晶硒的性能；②探测元阵列单元的性能；③高速信号处理单元的性能。间接转换型平板探测器与感光效应的关系取决于：①荧光物质碘化铯晶体的性能；②非晶硅探测元阵列单元的性能。由于直接转换型平板探测器的量子检测效率较间接转换型平板探测器的量子检测效率高,即直接转换型平板探测器的 X 线敏感性或响应特性较高,获得同样感光效应所需的曝光量相对较少。

DR 产品的厂家、型号不同,其曝光条件也有所区别,以某型 DR 为例做一基本介绍。

曝光条件标准设置分 3 种模式:自动模式(auto)、半自动模式(semi)和手动模式(manual)。DR 安装调试完毕后,一般处于自动模式工作。不管在哪种曝光条件标准设置模式下,其影像后处理参数称谓都相同,但调整数值大小是不同的。窗口显示的影像后处理参数有 6 种。

1. 密度(density) 调整影像目标区域选择合适的光学密度值(黑白度)。

2. γ值(gamma) 调整整体影像的对比度大小,以便与具有相应 γ 值的胶片影像相对应。调整 γ 值相当于屏-片组合特性曲线直线部分的斜率。

3. 结构对比度增强(structure boost) 调整影像中某像素稍微偏离附近像素的结构得到增强,使该值变大,也使对比度较低的结构变得更清晰。

4. 结构频率增强(structure preference) 调整需要增强细节的感兴趣区(region of interest,ROI)进行结构增强。

5. 噪声补偿(noise compensation) 弥补因结构增强而引起的噪声增大,使部分细微影像信息减少而进行补偿。特别是照片影像中接受 X 线剂量小的区域,更需噪声补偿。具体操作方法是需补偿的区域减小结构增强值,增加噪声补偿值,通过减小结构增强来减少影像上因结构增强而增加的噪声。

6. 曲线图(curve) 通过改变曲线类型来保证整体影像效果。若改变曲线,不会直接影响影像结构,影像结构受其他参数影响。但正确选择密度曲线,对影像密度值起决定性作用。

目前使用的 DR 设备,已根据其平板探测器类型与性能、各种影像后处理参数、人体各个检查部位所需摄影条件等,按照人体正常标准,预置了各个摄影位置的曝光条件,并编制了操作程序软件,影像技师通过使用鼠标点击"增加"(add)检查项,点击"检查部位"(anatomy)项,屏幕上即可显示各肢体位置的菜单。当确认检查部位后,可自动显示其曝光条件数值,此值为安装调试完毕后的默认值,也可在工作过程中随着调整数值进行存储。摄影检查时摆好体位,经判断若不需变动储存数值,按动"曝光"按钮即可;若需调整存储数值,可手动调整到满意后曝光。

若影像后处理工作有特殊需要,也可改变曝光条件标准设置模式,由自动模式转变为半自动模式或手动模式。曝光形成影像后,可根据需要采用手动操作改变影像后处理的 6 个参数值大小,使影像显示满足临床诊断要求。也可手动操作调整 X 线摄影条件,但由于其工作效率比自动模式低,一般不采用此法。

五、电离室的使用

(一)电离室的工作原理

电离室的工作原理是利用电场收集在气体中直接电离所产生的全部电荷。电离室由两个基本电极组成,即高压电极与收集电极。室内充有高压气体氩气,外面是一个密封外壳。当入射的 X 线进入电离室,与其中的空气介质相互作用,产生次级电子。这些电子在其运动轨迹上使空气中的原子电离,产生一系列正负离子对。在电场作用下,电子、正离子分别向两极漂移,使相应极板的感应电荷量发生变化,形成电离电流。由于正、负离子的复合,电离室所产生的离子不能完全到达测量电极,根据检测空气电离室电荷量使其达到预设值时反馈信号,切断高压终止曝光。

自动曝光控制在 X 线系统中,通过一个或几个加载因素自动控制,以便在预选位置上获得理想剂量（剂量率）的操作方法。用于自动曝光控制的电离室应满足以下要求：①对 X 线吸收尽量小，因为这部分被吸收 X 线对成像无贡献，而被检者所接受的 X 线剂量又因此要相应提高。②由于电离室置于被照肢体与 IR 之间，电离室必须去除会在 X 线照片上造成影像的构件。因而电离室阴极面积应大于最大 IR 尺寸，阳极采用石墨静电喷涂电极。③电离室应尽量薄，否则因 X 线管焦点与 IR 距离有限，在被检者和 IR 之间置入电离室会使两者之间距离增大而增加影像几何模糊。

电离室根据不同的临床应用，可分为固态电离室和气态电离室，其工作原理相同，不同之处在于气态电离室需要提供高压电源；电离室根据野数不同，可分为单野电离室、三野电离室及五野电离室等，其中三野电离室较为常见，其根据体位不同，软件会默认选择三野使用。

AEC 采样野的位置所对应的是电离室的相应位置，所接收的射线为穿过感兴趣区后的射线，其接收射线剂量多少直接控制曝光，所以采样野的选择对影像的质量尤为重要。

（二）电离室的使用原则

电离室的使用原则包括：①要灵活根据被检者体位正确选择探测采样野，使测量区位于探测野中心位置，以便正确曝光。②设置适宜的管电压值，若管电压不足，X 线不能穿透肢体组织，无法使电离室检测到信号。③预置管电流的曝光时间值要大于该部位的实际曝光量，否则设备将按预置值结束曝光造成曝光量不足。④小部位及不易准确选择 AEC 采样野时，应去除 AEC 系统，改为个性化曝光。⑤严格控制 X 线照射野，防止空气曝光区处于 AEC 采样野，造成曝光偏差。⑥尽量减少散射线，防止过多散射线照射到电离室上，使电离室提前终止曝光。

六、辐射防护器材及其应用原则

（一）辐射防护器材

辐射防护器材，是指对电离辐射进行屏蔽防护的材料以及用屏蔽材料制成的各种防护器械、装置、部件、用品、制品和设施。我国辐射防护器材的应用起步于 20 世纪 50 年代，20 世纪 80 年代开始步入标准化和法治化的轨道。随着我国核与辐射技术的广泛应用，辐射防护器材逐步得到规范，满足了保护放射工作人员、保护公众健康与安全的需要。屏蔽 X 线常用的材料有两类：一类是高原子序数的金属（多用铅）；另一类是低原子序数的建筑材料。

1. 铅防护器材 铅具有耐腐蚀、在射线照射下不易损坏和强衰减 X 线的特征，是一种良好的屏蔽防护材料。但铅的结构性能差、机械强度低、不耐高温、具有化学毒性、对低能 X 线的散射线量较大。选用时需根据情况具体分析。例如，用作 X 线管管套内衬防护层、防护椅、遮线器、铅屏风和放射源容器等。在 X 线辐射防护的特殊需要中，还常采用含铅制品，如铅橡皮、铅玻璃等。铅橡皮可制成铅橡胶手套、铅橡胶围裙、铅橡胶活动挂帘、各种铅橡胶个人防护用品等；铅玻璃保持了玻璃的透明特性，可做 X 线机透视荧光屏上的防护用铅玻璃，以及铅玻璃眼镜和各种屏蔽设施中的观察窗。

2. 建筑防护材料 由水泥、石子、沙子和水混合制成的混凝土成本低廉，有良好的结构性能，多用作固定防护屏障。为特殊需要，可以通过加进重骨料，如重晶石、铁矿石、铸铁块等，以制成密度较大的重混凝土。重混凝土的成本较高，浇筑时必须保证重骨料在整个防护屏障内的均匀分布。在医用诊断 X 线能量范围内，厚度为 24cm 的实心砖墙约有 2mm 的铅当量。实心砖作为通用建筑材料，价格低廉，容易制备，对低能 X 线的散射线量较小，是屏蔽防护的常用材料，但在施工中应做到砖缝内的砂浆饱满，不留空隙。

（二）辐射防护器材的应用原则

在接受放射诊疗时，应根据检查部位的不同，选择合适的防护用具对非检查部位进行防护，对受检部位外的肢体用合适的防护用具尽可能地遮盖，特别要注意做好性腺、甲状腺、乳腺、盆腔、头颅、眼睛等重点部位的防护。如进行胸部检查时，应该给被检者佩戴铅围脖对甲状腺进行遮挡防护；进行腹部、盆腔检查时，给被检者戴上铅帽、铅围脖；进行颅脑检查时，颈部包括以下部位都要用合适的防护用具进行遮挡防护。

所有放射检查应遵循国际放射卫生防护三原则进行，即放射实践正当化，放射防护最优化，个人剂量限值。放射工作人员必须在从事放射工作时间内正确佩戴个人剂量监测仪，个人剂量监测仪一般佩戴在左胸前，并将有标签的一面朝外；介入放射工作人员应佩戴双剂量计，一个佩戴在铅围裙内左胸前，另一个佩戴在铅围裙外衣领处。如果是隔室操作，则不需要配备防护用具。直接透视时要戴铅围裙和铅手套，并利用距离防护原则，加强自我防护。在介入放射操作中，应避免不必要的 X 线透视与摄影，可采用数字减影血管造影设备、超声和 CT 等进行监视。在核医学诊疗场所，工作人员应配备铅衣、铅帽、铅围脖、铅眼镜和能使手指自由活动的铅手套等个人防护用具，以及注射器防护套和防护箱、药物淋洗防护屏、注射防护屏、存放放射性药物的铅罐等。

在 X 线设备使用环境方面，医用诊断 X 线机机房的设置必须充分考虑邻室及周围场所的防护与安全，一般可设在建筑物底层的一端，机房应有足够的使用面积。新建 X 线机房，单管头 200mA X 线机机房应不小于 24m²，双管头宜不小于 36m²。牙科 X 线机应有单独机房。摄影机房中有 X 线束朝向的墙壁应有 2mm 铅当量的防护厚度。机房的门、窗必须合理设置，并有其所在墙壁相同的防护厚度。被检查者的候诊位置要选择恰当，并有相应的防护措施。X 线机摄影操作台应安置在具有 0.5mm 铅当量防护厚度的防护设施内。

第 3 节　影像后处理与打印

一、X 线摄影影像后处理技术

医学影像后处理是通过采用影像后处理系统将来自医学影像成像设备的各种数字化影像数据按照临床要求表现出来的技术，是数字化成像系统的重要功能。CR、DR 等设备获得的数字 X 线影像由二维矩阵像素构成，通过各类医学影像处理软件进行数据重建（reconstruction）、处理，可获得临床应用价值的最大化。医学影像后处理是影像技师重要的岗位技能，在提高病变的检出效率的同时降低被检者的辐射剂量。

X 线摄影影像后处理的常规操作包括基本处理和增强处理。

（一）医学影像基本处理

1. 裁剪处理　在影像中划定的像素区域称为感兴趣区，可为圆形、矩形等。影像裁剪处理是通过缩减影像的显示范围，裁剪掉影像中干扰诊断的无用影像，从而改善 X 线摄影影像中感兴趣区的显示效果。裁剪处理既保留感兴趣区，又缩小影像整体的尺寸，能减少非检查部位影像信息的干扰，提高医生的影像读片效率。同时在人工智能技术研究中，裁剪处理能减少数据计算的工作量，提高人工智能训练的速度，可有效缩短模型训练耗费的时间。颈椎正位裁剪处理，见图 3-3-1。

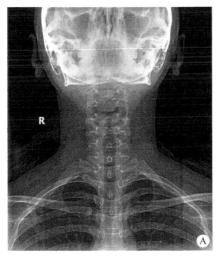
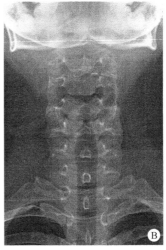

图 3-3-1　颈椎正位裁剪处理
A. 原始影像；B. 裁剪后影像

2. 测量标注　是对医学影像测量、标记、注释的过程，能帮助医务人员分析影像、掌握病变信息，准确做出医疗决策。X 线摄影影像后处理软件可以对影像中体位设计信息和感兴趣区及边界进行测量标注，可以测量感兴趣区的像素密度值、均值、标准差及病变组织的长度、角度、面积等数据（图 3-3-2），作为临床病变定性和定量的依据；标注的形式分为箭头标注、线段标注、多边形标注和注释性文字标注等，测量数据及标注放置位置应以不影响影像诊断信息为宜。近年来，随着人工智能和大数据技术不断地应用于医学辅助诊断，医学影像处理软件可完成病灶自动识别、标注、测量，可以辅助医生进行临床诊断。

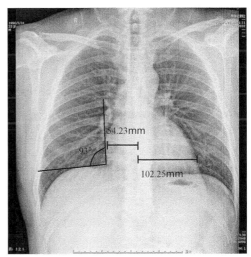

图 3-3-2　测量标注

（二）医学影像增强处理

数字 X 线成像设备在摄影过程中，由于影像动态范围相当大，有很多有用的信息在可视范围内未得到清晰的显示，这就需要进行影像增强处理。影像增强处理能改善影像视觉效果，突出、加强影像中感兴趣区的特征，抑制、减弱影像中不需要的信息，使影像的处理结果比原始影像更适合感兴趣区的诊断。

1. 灰度变换　数字 X 线成像设备动态范围大，在曝光条件不理想的情况下，也能获得清晰影像，但由于影像的灰度分布不平衡、对比度低、层次欠丰富、感兴趣区未在可视范围内等原因，肉眼无法识别这些微小的灰度差异，影响影像质量和诊断效果。灰度变换又叫作对比度增强，是在不改变像素位置的情况下，改变像素的灰度值，通过灰度变换改善画质，使感兴趣区在可视范围内的显示效果更加清晰。灰度变换主要方法包括线性变换、分段线性变换、对数变换、指数变换、对比度拉伸变换、阈值变换等。计算机通过线性或非线性函数处理，有目的地增强感兴趣区所在灰度区间的影像，使其输出灰度分布与期望显示效果一致（图 3-3-3）。

2. 平滑降噪　影像在形成、传输、重建的过程中产生噪声，噪声会降低影像质量，使像素间原本均匀连续的灰度值中断，出现照片密度或影像亮度信号的随机变化，形成影像中位置随机分布的斑点，妨碍观察者对解剖结构的识别和疾病信息的诊断。平滑降噪是减弱、抑制或消除噪声，改变影像质量的方法。

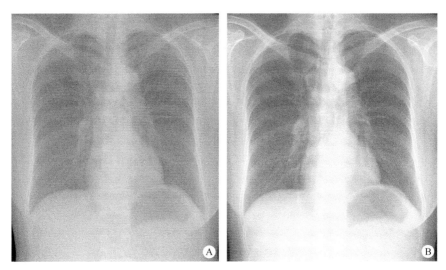

图 3-3-3 胸部后前位灰度变换
A. 原始影像；B. 灰度变换影像

　　影像平滑降噪可以在空间域和频率域进行，空间域常用的办法包括相邻域平均法、中值滤波或多像素平均法等；在频率域中可在多频段采用各种形式的低通滤波进行平滑处理。平滑降噪能削弱噪声，突出组织器官的整体结构，但同时会抑制影像中组织的细微结构及边界信息（图 3-3-4）。

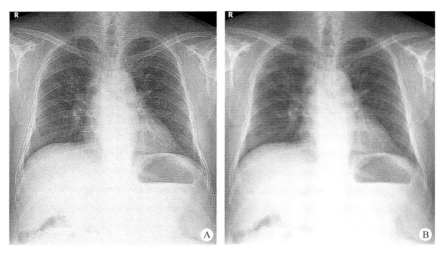

图 3-3-4 胸部后前位平滑降噪
A. 原始影像；B. 平滑降噪影像

　　3. 锐化处理 也被称为边缘增强，能突出影像的细节，增强影像边缘，补偿影像的边缘轮廓和灰度跳变的部分，便于识别和提取解剖结构或病理组织的边界。影像锐化分为空间域处理和频率域处理，通过空间域的微分运算或频率域的高通滤波器等方法，提高影像上解剖结构或病理组织边缘与周围像素之间的灰度反差，突出其边缘轮廓或某些线性目标要素的特征，使影像变得清晰，增强组织或病变结构的识别和诊断特征（图 3-3-5）。

　　平滑降噪和锐化处理是两种作用截然相反的增强技术，平滑降噪往往使影像中的边界、轮廓变得模糊，而锐化处理对影像噪声敏感性较高，处理后的影像中噪声、轮廓同时增强，噪声指数会提高。影像后处理技术应根据诊疗需求选择合理的处理方式，力求临床价值最大化。

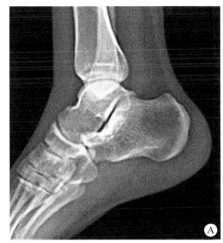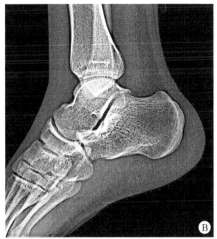

图 3-3-5　踝关节侧位锐化处理

A. 原始影像；B. 锐化影像

二、数字影像打印技术

　　伴随着医学影像技术的发展，医学影像已进入了全面数字化的时代。CR、DR、CT、MRI、DSA、核医学等医学影像装置记录影像的介质主要是胶片。从 1972 年多幅相机问世到今天，医学影像打印技术的发展大体可归纳为 3 个阶段：阴极射线管照相机、湿式激光成像打印技术和干式激光成像打印技术。

　　阴极射线管照相机又称阴极射线管多幅相机。多幅相机随 CT 机的问世而相继诞生，应用于 CT、MR、DSA 等成像设备影像打印，是数字医学影像早期的硬拷贝技术。其工作原理是使用阴极射线管把视频信号转变为视频显示器的屏幕上的影像信号，再通过光镜折射和透镜系统把影像聚焦后投影于胶片上，使胶片感光。

　　20 世纪 80 年代，开创了影像精确打印和数字排版的影像打印新时期。激光束有很好的聚焦性、方向性，反应极其迅速，以毫秒级计算，激光束直接投影于胶片有良好的成像效果，其分辨力明显高于阴极射线管。

　　按激光光源分类，激光成像打印机分为：①氦氖激光打印机，以氦氖激光器作为光源，波长为 633nm；②红外激光打印机，以红外线二极管激光器作为光源，激光波长为 670～830nm。

　　激光成像打印机的工作原理是激光束通过发散透镜系统，经转动的多角光镜折射，透过聚焦透镜到达胶片，激光依次完成胶片 x 轴的"行曝光"；高精度电机带动胶片在 y 轴方向上均匀移动，完成胶片的幅式曝光（图 3-3-6）。根据激光成像打印机的照片是否需要冲洗处理，将激光成像打印机分成两类：湿式激光成像打印机与干式激光成像打印机，其主要区别在于前者胶片经激光成像仪曝光后，需进入自动洗片机显影、定影、水洗等处理，从而获得一张胶片。

　　20 世纪 90 年代干式激光成像打印机问世，干式打印技术逐步取代湿式打印技术，在临床中得到广泛应用。干式打印技术不需洗片机，不使用显影液和定影液，能直接打印照片；胶片可以明室装取，无须暗室设施，场地选择灵活。按照成像方式不同，医用干式打印机可以分为干式激光成像打印机、热敏打印机

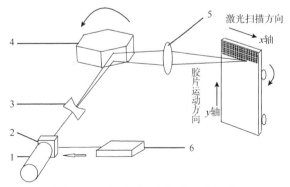

图 3-3-6　激光成像打印机工作原理

1. 激光发生器；2. 调节器；3. 发散透镜；4. 多角光镜；5. 聚焦透镜；6. 控制器

和喷墨打印机。

（一）干式激光成像打印技术

干式激光成像打印机的基本结构大体相同，干式激光成像打印机采用的是激光热成像技术，其胶片感光的工作过程与湿式激光成像打印机相似，均是利用激光对胶片感光，不同之处是通过加热的方式实现胶片的显影与定影，取消了湿式激光成像打印机高耗能、高污染的洗片环节。红外激光光源对干式卤化银胶片进行激光扫描，银盐吸收光能后，在胶片内形成潜影。感光的卤化银受热后被还原为黑色的银粒子，形成可见影像，未感光的卤化银保持原状。银粒子还原形成的灰度取决于激光扫描时的强度。

1. 干式激光成像打印机的基本结构 由激光扫描系统、胶片传送系统、加热鼓显影系统、控制系统4部分组成。

（1）激光扫描系统 由光学模块和胶片滚筒组成。工作时胶片定位于胶片滚筒，光学模块使用激光对其扫描，曝光后形成潜影。打印机接收主机发送的影像数据后，依据用户设置的分格、亮度、对比度及视觉曲线等要求，对影像矩阵进行不同的卷积和插值运算，以便获得最佳影像打印效果。影像矩阵中的每个像素值经运算处理后，通过数/模转换成为相应强度的电信号，加载于光学模块的激光器上对激光亮度进行调制，从而在胶片上形成与影像数据相匹配的潜影。

（2）胶片传送系统 包括储片盒、胶片传送装置、胶片分拣器等，完成胶片的捡取、传送过程。传送系统可配备1~3个储片盒，存储不同尺寸的干式激光胶片，用户可以选择不同储片盒中的胶片，通过吸盘检取胶片由传送轴依次送入胶片滚筒和加热鼓，完成胶片曝光和显影后，由胶片分拣器可按用户要求将胶片分送至不同影像设备的选定出片位置。如果未装配分拣器，影像胶片会直接输送到打印机顶盖上。

（3）加热鼓显影系统 通过热力作用完成对胶片的显影和定影。红外激光扫描系统完成曝光后，生成潜影的胶片进入加热鼓，感光层中的热敏性银源在加热及潜影银的催化作用下，分解并还原成金属银，还原银的数量与激光扫描强度成正比，从而形成银影像。

（4）控制系统 包括触摸显示屏控制、密度计、自动成像质量控制（automatic image quality control, AIQC）系统。触摸屏显示设备状态并控制设备的各种功能，密度计对通过加热鼓的胶片执行密度检查，AIQC 系统确保对比度、密度等影像质量参数符合用户预设值。

2. 干式激光成像打印机工作流程 激光相机接收到影像设备或工作站传送的影像信号后，经计算机运算处理，将影像数据转换为电信号并加载在激光器上。从胶片供给到生成照片影像需要历经以下工作流程（图 3-3-7）：①由吸盘从储片盒检取胶片，将其送入传送轴；②胶片经传送轴移至滚筒轴；③滚筒轴将胶片输送至胶片滚筒；④胶片固定在胶片滚筒，激光器将胶片扫描曝光，影像信息以潜影形式写入胶片；⑤胶片经传送轴移至加热鼓；⑥胶片通过加热鼓显影系统加热，完成显像过程；⑦显像后的胶片经传送轴输送穿过内置密度计和自动成像质量控制系统到达输出口。

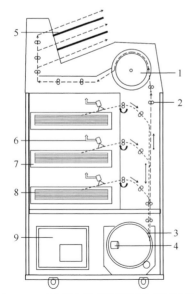

图 3-3-7 干式激光成像打印机工作流程图

1. 加热鼓显影系统；2. 传送轴；3. 胶片滚筒；4. 激光扫描系统；5. 胶片分拣器；6. 胶片捡取器；7. 储片盒；8. 胶片；9. 电源

（二）热敏成像打印技术

热敏成像打印技术是通过加热元件直接促使胶片形成对应的光学密度而成像的一种打印方式，数字影像的信息写入、显像、定像全部由热力头完成。与激光成像系统相比，热力打印头作为热敏成像技术的核心，直接将数字影像的信息写入热敏胶片，取代了激光成像系统复杂的激光发射器、偏转扫描系统和光学失真校正系统等，设备结构相对简单。

1. 热敏打印机的基本结构（图3-3-8）

（1）储片盒　是存储胶片的地方。因热敏胶片不具有感光性，装卸胶片可以在明室下完成。

（2）传送部　通过吸盘及传送轴，将胶片送至记录部，完成热敏打印后再继续送到出片口。

（3）清洁部　胶片进入记录部前通过清洁部，利用清洁部的黏性辊轴将胶片表面灰尘清除。

（4）信号处理系统　进行影像信号的传输、存储、处理、修正等，将数字影像的每个像素内的数字值都转换为不同的电脉冲。

（5）记录部　由高精度驱动马达、优质的压纸卷筒和高温阵列式打印头构成，通过不同的热力输出在胶片上形成与影像信息匹配的密度。该部是干式热敏打印机成像的核心，对照片的影像质量起决定作用。

（6）显示控制部分　通过显示屏、操作面板显示设备状态，控制打印程序和操作指令。

2. 热敏打印机的成像原理　干式热敏打印机是利用热力头在热敏胶片上打印的成像技术。热力头能把经过调制的电信号转变成热力，在热敏胶片上显影。按热敏胶片不同可分为：①非银盐直接热敏干式打印技术；②银盐直接热敏打印技术；③彩色热升华打印技术。由于各种热敏胶片成像层结构的不同，成像原理又有所差别。

以非银盐直接热敏干式打印技术为例（图3-3-9），热敏胶片的感热层内有微型胶囊，囊内有显色剂，囊外有发色剂，正常温度下，显色剂与发色剂被胶囊壁隔离。当温度升高超过一定限值时，显色剂可透过囊壁进入囊内与发色剂接触并发生反应，显色剂进入囊壁的量受温度控制，因此胶片的密度与加热温度呈对应关系。反应结束后微型胶囊随温度下降恢复非透过状态，停止发色反应。反应后胶片中未反应的显色剂与发色剂仍被微型胶囊隔离，未受热的胶囊保持原状。

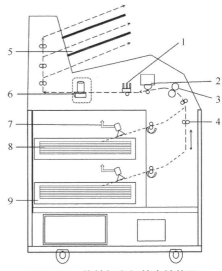

图3-3-8 热敏打印机基本结构图

1. 散热器；2. 热力头；3. 清洁辊轴；4. 传送轴；5. 胶片分拣器；6. 修正部；7. 胶片捡取器；8. 胶片；9. 储片盒

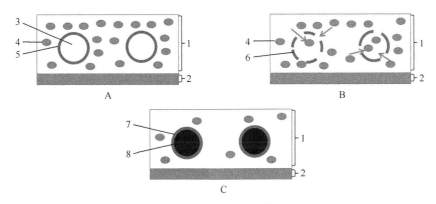

图3-3-9 热敏胶片显影原理

A. 加热前；B. 加热中；C. 加热后

1. 热敏层；2. 片基；3. 显色剂；4. 发色剂；5. 微型胶囊；6. 通透的微型胶囊；7. 闭合的微型胶囊；8. 显影后的染料

热力头（图3-3-10）作为热敏成像的核心部件，其发热部上分布着加热电阻，其数量及大小决定着输出影像的分辨力。每一个小的发热电阻对应影像中一个像素点，发热量受集成电路控制，通过电力脉

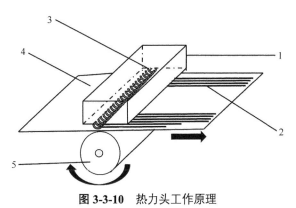

图 3-3-10　热力头工作原理

1. 热力头；2. 加热后显影的像素；3. 电热丝；4. 胶片；5. 压力辊轴

宽控制放电时间，从而决定每点的影像密度。温度越高，对应打印在胶片上的像素产生的密度越小。

热力头工作时，数字影像的每一个像素内的灰度值都被转换为电信号，逐行将匹配像素的电信号加载到热力头发热电阻行列中对应的热敏电阻上。因每个像素接受的温度不同，胶片上就产生了不同的灰度值。

3. 热敏胶片的存储　因热敏胶片在一定温度下发生发色反应，未经使用胶片应存储在阴凉、通风、干燥的房间，建议房间温度不高于24℃；如果超过30℃时长期保存可能增加胶片灰雾，影响胶片质量；超过35℃情况下长时间储存将逐步缩短胶片保存期；室内适宜湿度为30%～50%；应避免辐射及化学气体侵蚀。

打印后胶片内未反应的显色剂与发色剂被微型胶囊隔离，受热后的胶囊通透性升高，显色剂与发色剂会继续反应，因此显影后的胶片如需长期保持，其保存方式应与未使用胶片一致，应保存在室内凉爽阴暗处，远离高温环境。

4. 胶片打印操作的一般步骤　包括开机、胶片装卸、胶片打印、关机。

（1）开机　打开设备电源开关，打印机自检完成后设备开始预热，显示屏指示设备处于预热状态，预热结束后打印机处于待机状态，等待打印指令。

（2）胶片装卸　打印机显示屏可显示打印机工作状态和参数，包括各储片盒胶片规格、已经使用的胶片张数和可供打印的胶片张数等。装载及卸载胶片时，需要按下储片盒解锁键，待相应的指示灯亮起后，可取出或插入储片盒。部分厂家胶片包装盒附有芯片，打印机需读取胶片使用的相关信息，因此装片时要与其附带的盒子一并放入储片盒。

（3）胶片打印　用户在影像设备或工作站上选择对应打印机的胶片规格，对需要打印的影像进行分格、亮度、对比度等参数的调整，将影像打印指令发送至打印机，打印机执行打印指令，打印机显示屏显示等待打印的胶片规格和数量。

（4）关机　触摸电源关机键，选择关闭成像仪，等待系统关闭，出现允许关机提示后，关闭设备电源开关。

（三）喷墨成像打印技术

喷墨打印机是将墨滴经喷嘴变成细小微粒喷到打印介质上形成影像或文字的成像设备，在临床用于打印正电子发射型计算机体层扫描仪、CT、MRI等设备的血管影像和功能影像。

1. 喷墨打印介质　医学影像对打印精度要求高，常用的打印介质有彩喷照片相纸和彩喷胶片。

（1）彩喷照片相纸　又称彩色喷墨纸或彩喷纸，该相纸经特殊涂布处理，其表面有良好的水性油墨接受层，具备快速吸收水性油墨且防止墨滴扩散的能力。

（2）彩喷胶片　通常以高透光率的聚对苯二甲酸类塑料为片基，表面涂布透明吸墨涂层，具有透光度高、色彩鲜艳和分辨力高等优点。按片基有无染色分为白基胶片和蓝基胶片。

2. 喷墨打印机的基本结构　打印喷头是核心组件，其直径和数量决定了喷墨打印机的打印精度。

（1）机壳部分　包含控制面板、接口、托纸架、卡纸导轨、送纸板、出纸板等。

（2）主副电机　主电机通过传送皮带驱动字车机构，副电机负责驱动进纸机构和供墨机构。

（3）字车机构　字车是安装喷头的部件，依靠主电机驱动，沿导轨做直线往复运动，喷头按指令在行进的指定位置进行打印操作。

（4）进出机构　进出纸机构由压纸辊、变速齿轮和副电机组成。

（5）供墨机构　包含打印喷头、墨盒和清洁机构。

（6）感应器　用于检测打印机各部件的工作状态和控制打印机的工作。

（7）控制电路　主要由主控制电路、驱动电路、传感器检测电路、接口电路和电源电路组成。

（四）自助胶片打印设备

传统的登记处集中交付影像胶片和诊断报告的形式需要大量人力物力，且用户体验较差，自助胶片打印系统是解决这一问题的理想方案。自助胶片打印系统能简化检查流程，为患者提供便利，提高服务质量。患者可以按照自己的诊疗安排随时取片，为患者提供了很大的自主性。

胶片自助打印系统采用一体化设计，胶片和纸质报告无缝衔接，避免胶片和报告交付差错，提高了工作效率，简化了影像检查的流程。自助胶片打印设备通过扫描患者的条形码或患者其他身份信息，自助打印影像胶片和诊断报告，可大幅度减少医疗工作量，使患者快速便捷地在不同服务点领取影像检查结果，给临床诊疗活动带来了极大的方便。

1. 自助胶片打印工作流程

（1）采集电子胶片打印信息　自助打印管理工作站提供了自助打印系统各个组成部分的管理和操作功能，需针对打印请求连接相应的影像设备工作站，以医学数字成像和通信（digital imaging and communications in medicine，DICOM）3.0 标准采集不同检查设备的数字化影像数据，将患者信息建立完整的电子胶片。

（2）胶片打印信息的匹配　采集的影像数据进行光学字符识别（optical character recognition，OCR），从放射科信息系统（radiology information system，RIS）中检索患者的检查信息，建立数据关联。

（3）胶片打印信息合成并上传　将 RIS 中检索的被检者检查信息与影像信息合成生成 DICOM 3.0 标准影像，上传至 PACS 服务器进行存储。

（4）胶片打印信息取回　被检者通过自助打印机读取个人打印信息，服务器将条形码或身份信息对应的打印数据传回本地硬盘。

（5）胶片打印　利用内置打印机完成打印，被检者领取胶片和诊断报告。

2. 自助胶片打印设备基本结构　自助胶片打印设备整合胶片打印机、报告打印机、条形码扫描仪和传送装置，在本地计算机控制下，辅助被检者自动完成胶片打印，基本结构包括以下几部分。

（1）信息服务数据库管理系统　按打印请求连接相应的影像设备或工作站，依据被检者信息建立完整的电子胶片。

（2）胶片打印机　现阶段胶片打印机为干式打印设备。

（3）报告打印机　采用普通激光或喷墨打印机。

（4）读卡器或扫描仪　读取被检者就诊卡或检查信息条码。

（5）本地计算机　负责自助打印过程的控制和管理。

三、数字影像与云存储

近年来，随着 CT、MRI 等数字医学影像设备的进步，影像矩阵越来越大，扫描层厚越来越薄，医学影像数据量呈指数级增长，医院的存储系统无法满足数据量的需求。同时，随着远程会诊技术的发展，用户需远程访问并调阅存储系统的影像数据，而传统的存储系统是将数据垂直存储在某一台物理设备中，没有采用分布式的文件系统，无法将所有的访问压力分配到多个存储节点，在系统存储和用户访问之间存在着明显的传输瓶颈。

云存储是指通过存储虚拟化、集群应用、分布式存储系统、数据备份技术、网络分发技术等功能，整合网络中的存储设备协同工作，共同提供数据存储和访问功能的系统。能将符合 DICOM 3.0 标准的医学影像进行互联网端采集、传输、存储和调阅，能提供数字影像和结构化报告等信息分发给医生和被检者，实现影像即存即取、多终端调阅、自主分享使用。以此为基础，可开展互联网诊疗服务和大数据应用及人工智能等创新型应用。

（一）云存储的原理和常用技术

云存储采用网络在线存储的模式，通过宽带网络整合大量的存储设备，将数据存放在多台虚拟服务器，而非专属的服务器上，通过存储虚拟化技术、重复数据删除技术、分布式存储技术、数据备份技术、内容分发网络技术、存储加密技术等，将不同的存储设备互联，在后端通过虚拟化技术映射出一个统一的存储资源空间，客户可自行使用此存储资源空间来存放医学影像或其他数据。由于数据备份技术将这些数据分布在众多的服务器主机或不同存储设备中，保证了数据的安全性。

云存储的常用技术如下：

1. 存储虚拟化技术 能将不同规格的存储设备互联起来，映射为一个统一的存储资源。

2. 分布式存储技术 包括分布式文件系统、网格存储技术等，将数据分散存储在不同的存储设备上。

3. 重复数据删除技术 能删除重复数据，消除冗余文件，节约存储空间。

4. 数据备份技术 将存储的影像数据本身及其中部分以特定格式保存，在原数据受损时可随时恢复数据。

5. 存储加密技术 存储、读取医学影像数据前，系统为数据加密，并设置不同用户权限，保证数据安全和用户权利。

（二）结构和功能实现层次

与传统存储设备相比，云存储不是单一的硬件设备，而是一个由服务器、存储器、网络及相关软件等构成的系统。其实现形式包括以下 4 层。

1. 存储层 云存储依然要依靠物理存储器实现数据存储，存储层的功能是将不同的物理存储设备互联并统一管理，形成一个面向用户的分布式存储系统，存储层实现对物理设备的逻辑虚拟化管理、状态监控和维护等功能。

2. 管理调度层 作为云存储有效运行的核心，管理调度层在存储资源上部署分布式文件系统或建立并管理存储资源对象，按照设定的保护策略将分片后的用户数据以多副本或者冗余纠删码的方式分散存储到不同的存储器中。管理调度层能在节点间进行读写负载均衡调度、业务调度和数据重建恢复等任务，使系统能保持提供高性能、高可用的访问服务。

3. 访问接口层 是可以自由扩展的、面向用户需求的结构层。该层可以根据用户的需求，通过各类网络协议，开放各种接口，为用户提供多种服务。

4. 用户访问层 接入互联网的用户经过授权，可通过该层进入云存储平台系统，进行云存储上允许的授权操作。

（李圣军　张云鹏）

第4章

常规 X 线摄影检查技术

第1节　四肢摄影检查

一、体表定位标志

（一）上肢骨的体表定位标志

1. **豌豆骨**　位于腕骨近侧列的最内侧，其背侧与三角骨相接，为手掌面尺侧突起。
2. **尺骨茎突**　尺骨远端后内侧向下的突起。
3. **桡骨茎突**　桡骨远端外侧向下的突起。
4. **尺骨鹰嘴**　尺骨近端肘关节后方的突起。
5. **肱骨内上髁**　肱骨远端肘关节内侧的突起。
6. **肱骨外上髁**　肱骨远端肘关节外侧的突起。
7. **肱骨大结节**　肱骨头外侧肩峰外下方的突起。
8. **锁骨**　胸廓前上方的"S"形骨，横于颈部和胸部交界处，全长可在体表皮下扪及。
9. **肩峰**　肩胛冈外上方扁平状突起，为肩部最高点。
10. **肩胛骨喙突**　肩峰前内下深按可扪及的突起。
11. **肩胛骨上角**　肩胛骨内侧缘上端的突起，向内侧平对第 2 肋，可在颈根部皮下扪及。
12. **肩胛骨下角**　肩胛骨内侧缘下端的突起，向内侧平对第 7 肋，为肩胛骨的最下端。

（二）下肢骨的体表定位标志

1. **内踝胫骨远端**　踝关节内侧的突起。
2. **外踝腓骨远端**　踝关节外侧的突起。
3. **胫骨粗隆**　胫骨前缘上端、髌骨尖下方的突起。
4. **髌骨**　膝关节前方股四头肌腱内可活动的骨。
5. **股骨内上髁**　股骨远端膝关节内侧的突起。
6. **股骨外上髁**　股骨远端膝关节外侧的突起。
7. **腓骨小头**　胫骨外上髁下方可扪及的突起。
8. **髂嵴**　髂骨翼的上缘，左右髂嵴的最高点连线平第 4 腰椎棘突。
9. **髂前上棘**　髂嵴前端的突起，平对第 2 骶椎高度。
10. **股骨大转子**　股骨颈与体连接处上外侧的突起，平对耻骨联合高度。

二、摄影注意事项

1. 摄影前应认真阅读申请单，明确检查目的，正确选择摄影体位。

2. 摄影检查时被检者体位处于舒适状态，除去被检部位影响检查的物品，如饰品、膏药等。被检测部位紧贴影像信息接收器或摄影床；必要时利用棉垫、沙袋等辅助用具，支撑和固定被检部位，避免因肢体移动形成运动伪影。

3. 长骨摄影时，被检侧长骨的长轴与影像信息接收器的长轴平行，应包括上下两个关节；病变局限在一端时，至少包括邻近病变一端的关节，以明确其解剖结构。

4. 在同一张胶片显示同一部位的两个体位时，肢体的同一端应置于胶片的同一端，且包括相同的关节，关节面在同一水平线上，充分包括被检部位的软组织，影像放大比例一致；同一部位不同时间摄影，影像放大比例也需保持一致。

5. 对外伤者应尽量采用改变 X 线入射方向或移动摄影床床面等方式，以适应摄影体位的要求。如必须移动肢体时，应轻、快、准，以免骨折断端错位或增加被检者痛苦。急诊摄影时应根据被检者的状况灵活选择摄影体位。

6. 婴幼儿四肢骨摄影时，常规摄取双侧影像，以便对照。两次摄影，摄影条件应相同。

7. 当体厚超过 15cm 或者使用管电压 60kV 以上时才考虑使用滤线器摄影技术，选用适当的滤过片，一般为 0.5～1.0mm 铝当量。厚薄相差悬殊的部位摄影时，应利用阳极效应。

8. 加强对被检者的 X 线防护，合理运用体位防护，减少被检部位外的其他区域的 X 线辐射剂量。同时要根据被检部位的大小，选择合适的照射野，以减少不必要的辐射和散射线。

9. 四肢摄影时管电压为 45～70kV，管电流时间积 4～16mA·s，摄影距离 75～100cm。根据不同的病变要适当地增加或降低管电压数值，如增生型骨病酌情增加管电压值，溶骨性骨病和长期失用的骨骼应减少管电压值。

三、常用摄影体位

（一）上肢摄影

1. 手后前位 观察手骨形态、软组织、关节和异物等。

（1）体位要求 ①被检者侧坐于摄影床一侧，被检侧肘部自然弯曲；②被检侧手置于暗盒上，掌面向下紧贴 IR，各手指伸直并稍分开，第 3 掌骨头置于 IR 中心；③IR 上缘包括指骨软组织，下缘包括腕关节（图 4-1-1A）；④若双手同时摄影时，被检者面向摄影床，两臂前伸，掌面向下对称放在 IR 上。

（2）中心线 对准第 3 掌骨头垂直射入。双手同时摄影时，中心线经双手第 3 掌骨头连线中点垂直射入。平静呼吸曝光。

（3）标准影像特征 ①无异物影像，无运动伪影；②手骨与腕关节位于影像中央，显示所有指、掌、腕骨及尺桡骨远端的骨质、关节及周围软组织影像；③骨小梁清晰显示，周围软组织层次可见；④第 2～5 掌指骨正位影像，拇指掌指骨呈斜位像，腕骨的舟状骨为轴位影像，豌豆骨与三角骨重叠，钩骨的钩突与体部重叠，其他骨的邻面多有重叠；⑤影像层次丰富，对比良好（图 4-1-1B）。

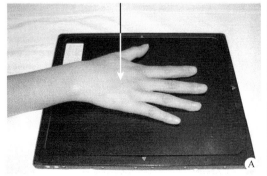
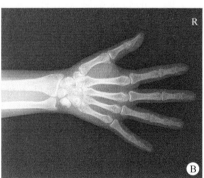

图 4-1-1 手后前位
A. 体位图；B. 影像图

2. 手后前斜位　观察各掌、指骨斜位的结构和骨质情况。

（1）体位要求　①被检者侧坐于摄影床一侧，被检侧肘部自然弯曲；②被检侧小指和第5掌骨掌侧紧贴IR，掌心向下，手掌与IR约呈45°，手指均匀分开并稍弯曲，第3掌骨头置于IR中心；③IR上缘包括第3指骨软组织，下缘包括腕关节（图4-1-2A）。

（2）中心线　对准第3掌骨头垂直射入。平静呼吸曝光。

（3）标准影像特征　①无异物影像，无运动伪影；②手骨与腕关节位于影像中央，显示所有指、掌、腕骨及尺桡骨远端的骨质、关节及周围软组织影像；③骨小梁清晰显示，周围软组织层次可见；④第1～5掌指骨斜位影像，第4、5掌骨基底部有不同程度重叠，背侧内部及掌侧外部的骨皮质呈切线投影；⑤影像层次丰富，对比良好（图4-1-2B）。

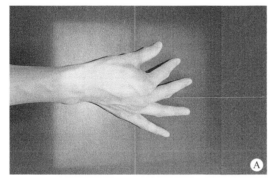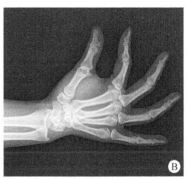

图 4-1-2　手后前斜位
A. 体位图；B. 影像图

3. 手前后斜位　观察各掌、指骨斜位的结构和骨质情况。此位置用于手后前斜位有困难的被检者。

（1）体位要求　①被检者侧坐于摄影床一侧，被检侧肘部自然弯曲；②被检侧手内侧缘贴近IR，掌心向上，手背与IR约呈45°，手指自然分开并稍弯曲，第4、5指骨背侧触及IR，第3掌骨头置于IR中心；③IR上缘包括第3指骨软组织，下缘包括腕关节（图4-1-3A）。

（2）中心线　对准第3掌骨头垂直射入。平静呼吸曝光。

（3）标准影像特征　①无异物影像，无运动伪影；②手骨与腕关节位于影像中央，显示所有指、掌、腕骨及尺桡骨远端的骨质、关节及周围软组织影像；③骨小梁清晰显示，周围软组织层次可见；④第1～5掌、指骨斜位影像，以显示4、5掌骨为主，第1、2掌骨稍重叠，掌侧内部及背侧外部的骨皮质呈切线投影；⑤影像层次丰富，对比良好（图4-1-3B）。

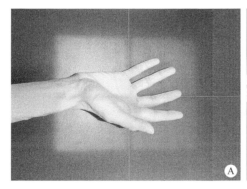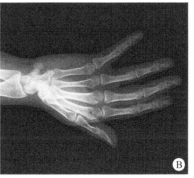

图 4-1-3　手前后斜位
A. 体位图；B. 影像图

4. 腕关节后前位　观察腕关节骨质、关节及软组织情况，多用于腕部外伤。

（1）体位要求　①被检者侧坐于摄影床一侧，被检侧肘部自然弯曲，前臂伸直；②被检侧掌面向下，腕关节置于 IR 中心，手掌成半握拳状或伸直，使腕部掌面紧贴 IR；③IR 上缘包括掌骨，下缘包括尺桡骨远端（图 4-1-4A）；④若双侧腕关节同时摄影时，被检者面向摄影床，两臂前伸，掌面向下对称放在 IR 上。

（2）中心线　对准尺桡骨茎突连线中点垂直射入。双侧腕关节同时摄影时，中心线对准两侧腕关节连线中点垂直射入。平静呼吸曝光。

（3）标准影像特征　①无异物影像，无运动伪影；②包括尺桡骨远端和掌骨近端，显示被检侧腕骨、掌骨近端、尺桡骨远端的骨质、关节及周围软组织影像；③骨小梁清晰显示，周围软组织层次可见；④腕关节呈正位影像，尺桡骨远端和诸掌骨近端、桡腕关节和掌腕关节显示清晰，腕骨多有重叠；⑤影像层次丰富，对比良好（图 4-1-4B）。

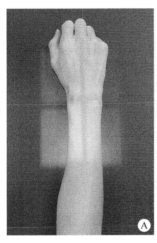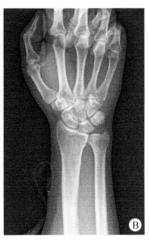

图 4-1-4　腕关节后前位

A. 体位图；B. 影像图

5. 腕关节侧位　观察腕骨、掌骨近端、尺桡骨远端的骨质、关节及软组织侧位影像。

（1）体位要求　①被检者侧坐于摄影床一侧，被检侧肘部自然弯曲；②被检侧手和前臂伸直侧放，第 5 掌骨和前臂尺侧紧贴 IR，手冠状面与 IR 垂直，尺骨茎突置于 IR 中心；③IR 上缘包括掌骨，下缘包括尺桡骨远端（图 4-1-5A）。

（2）中心线　对准桡骨茎突垂直射入。平静呼吸曝光。

（3）标准影像特征　①无异物影像，无运动伪影；②包括尺桡骨远端和掌骨近端，显示被检侧腕骨、掌骨近端、尺桡骨远端的骨质、关节及周围软组织影像；③骨小梁清晰显示，周围软组织层次可见；④腕骨、掌骨近端、尺桡骨远端呈侧位影像，尺桡骨远端重叠良好，月骨显示较清晰；⑤影像层次丰富，对比良好（图 4-1-5B）。

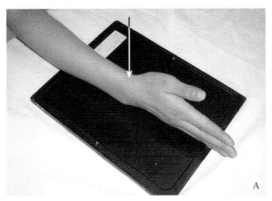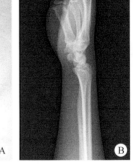

图 4-1-5　腕关节侧位

A. 体位图；B. 影像图

6. 腕部尺偏位 又称外展位，观察腕部舟骨骨质及与其他骨的关系。

（1）体位要求 ①被检者侧坐于摄影床一侧，被检侧肘部自然弯曲；②被检侧手和前臂伸直，腕部掌面紧贴 IR，手掌面向下抬高与 IR 呈 20°，并向尺侧偏移。亦可将 IR 远端抬高与床面呈 20°，腕部置于 IR 上。尺桡骨茎突连线中点置于 IR 中心；③IR 上缘包括掌骨，下缘包括尺桡骨远端（图 4-1-6A）。

（2）中心线 对准尺、桡骨茎突连线中点垂直射入，平静呼吸曝光。

（3）标准影像特征 ①无异物影像，无运动伪影；②包括尺桡骨远端和掌骨近端，显示被检侧腕骨、掌骨近端、尺桡骨远端的骨质、关节及周围软组织影像；③骨小梁清晰显示，周围软组织层次可见；④舟骨长轴展开正位影像，舟骨形态、骨质及与其他骨的邻接面清晰；⑤影像层次丰富，对比良好（图 4-1-6B）。

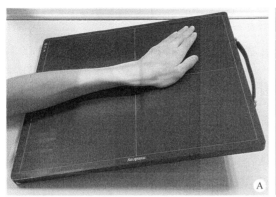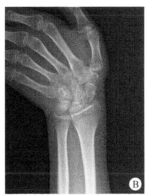

图 4-1-6 腕关节尺偏位

A. 体位图；B. 影像图

7. 前臂正位 观察尺、桡骨骨质及软组织正位形态和骨质情况。

（1）体位要求 ①被检者侧坐于摄影床一侧，被检侧前臂伸直；②腕部稍外旋，使前臂远端保持正位体位，肘部及肱骨远端贴紧 IR，前臂长轴与 IR 长轴平行，前臂中点置于 IR 中心；③IR 上缘包括肘关节，下缘包括腕关节（图 4-1-7A）。

（2）中心线 对准前臂中点垂直射入。平静呼吸曝光。

（3）标准影像特征 ①无异物影像，无运动伪影；②包括肘关节、腕关节，显示被检侧尺、桡骨的骨质，相邻的关节及周围软组织影像；③骨小梁清晰显示，周围软组织层次可见；④尺、桡骨及肘关节、腕关节正位影像，近端桡骨粗隆与尺骨少量重叠；⑤影像层次丰富，对比良好（图 4-1-7B）。

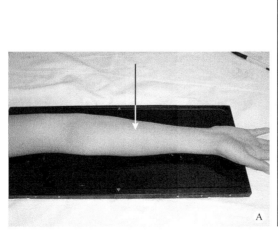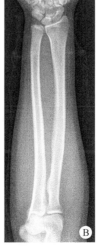

图 4-1-7 前臂正位

A. 体位图；B. 影像图

8. 前臂侧位 观察尺骨、桡骨骨质及软组织侧位形态和骨质情况。

（1）体位要求 ①被检者侧坐于摄影床一侧，被检侧肘部弯曲，约呈90°，手掌面垂直IR；②被检侧前臂尺侧紧贴IR，肩部下移，尽量接近肘部高度，使肘部及肱骨远端内侧面贴紧IR，前臂长轴与IR长轴平行，前臂侧位中点置于IR中心；③IR上缘包括肘关节，下缘包括腕关节（图4-1-8A）。

（2）中心线 对准前臂侧位中点垂直射入。平静呼吸曝光。

（3）标准影像特征 ①无异物影像，无运动伪影；②包括肘关节、腕关节，显示被检侧尺、桡骨的骨质，相邻的关节及周围软组织影像；③骨小梁清晰显示，周围软组织层次可见；④尺、桡骨侧位影像，桡骨头与尺骨喙突有部分重叠，尺骨和桡骨远端约1/3互相重叠；⑤影像层次丰富，对比良好（图4-1-8B）。

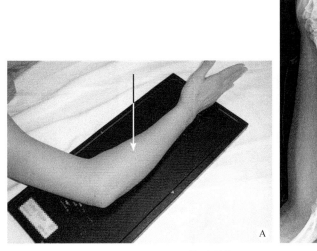

图4-1-8 前臂侧位

A. 体位图；B. 影像图

9. 肘关节正位 观察肘关节、肱骨远端、尺桡骨近端及周围软组织情况。

（1）体位要求 ①被检者侧坐于摄影床一侧，被检侧前臂伸直，稍外旋，使手掌面向上；②被检侧肘部紧贴IR，肩部放低与肘部持平，使肱骨远端贴紧IR，尺骨鹰嘴突置于IR中心；③IR上缘包括肱骨远端，下缘包括尺桡骨近端（图4-1-9A）。

（2）中心线 对准肱骨内、外上髁连线中点垂直射入。平静呼吸曝光。

（3）标准影像特征 ①无异物影像，无运动伪影；②包括肱骨远端及尺桡骨近端，显示被检侧肘关节的骨质、关节面及周围软组织影像；③骨小梁清晰显示，周围软组织层次可见；④肱骨远端、肘关节、尺桡骨近端的正位影像。肘关节间隙于照片正中清晰显示，肱骨远端内外上髁与鹰嘴在一条直线上，鹰嘴窝位于肱骨内外髁正中稍偏尺侧，呈三角形密度减小区，尺桡骨近端并列显示，桡骨粗隆稍有重叠；⑤影像层次丰富，对比良好（图4-1-9B）。

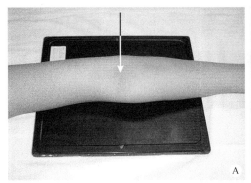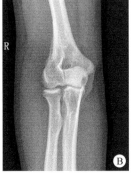

图4-1-9 肘关节正位

A. 体位图；B. 影像图

10. 肘关节侧位 观察组成肘关节各骨及相互关系的侧位骨质、形态情况。

（1）体位要求 ①被检者侧坐于摄影床一侧，被检侧肘部弯曲，约呈 90°，手掌面垂直 IR；②被检侧肘关节尺侧紧贴暗盒，肩部向下与肘部相平，使肱骨远端内侧面贴紧 IR，肱骨内上髁置于 IR 中心；③IR 上缘包括肱骨远端，下缘包括尺桡骨近端（图 4-1-10A）。

（2）中心线 对准肱骨外上髁垂直射入 IR，平静呼吸曝光。

（3）标准影像特征 ①无异物影像，无运动伪影。②包括肱骨远端及尺桡骨近端，显示被检侧肘关节的骨质、关节面及周围软组织影像。③骨小梁清晰显示，周围软组织层次可见。④肱骨远端、肘关节、尺桡骨近端的侧位影像；关节间隙清晰，肱骨内、外髁相重叠呈圆形，肱尺关节、肱桡关节清晰显示。⑤影像层次丰富，对比良好（图 4-1-10B）。

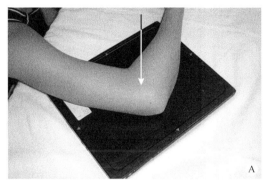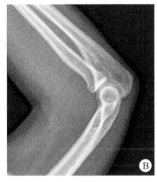

图 4-1-10　肘关节侧位

A. 体位图；B. 影像图

11. 肱骨正位 观察肱骨骨质形态及软组织情况。

（1）体位要求 ①被检者仰卧于摄影床上；②被检侧上肢伸直并外展 20°～30°，稍外旋，使手掌面向上；③对侧肩部稍垫高，使被检侧上臂、肩部紧贴 IR，上臂长轴与 IR 长轴平行，上臂中点置于 IR 中心；④IR 上缘包括肩关节，下缘包括肘关节；⑤如病变局限于一端，可只包括近病变端的关节（图 4-1-11A）。此体位也适用于立位摄影。

（2）中心线 对准上臂中点垂直射入。平静呼吸下屏气曝光。

（3）标准影像特征 ①无异物影像，无运动伪影；②包括肩关节和肘关节，显示被检侧肱骨的骨质及周围软组织影像；③骨小梁清晰显示，周围软组织层次可见；④肱骨正位影像，肱骨大结节向外突出呈切线位，肱骨小结节与肱骨重叠，肱骨头向内上方突出与肩胛骨关节盂组成关节；⑤影像层次丰富，对比良好（图 4-1-11B）。

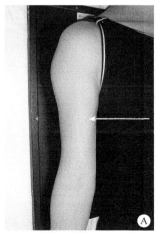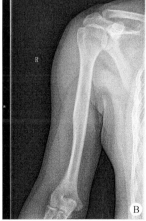

图 4-1-11　肱骨正位

A. 体位图；B. 影像图

12. 肱骨侧位 观察肱骨侧位骨质结构及软组织情况。

（1）体位要求 ①被检者仰卧于摄影床上，对侧肩部稍垫高，使被检侧上臂、肩部紧贴 IR；②被检侧手臂伸直并稍外展后再屈肘呈 90°，手掌面向下置于腹部，上臂内侧靠近 IR，使肱骨内、外上髁相互重叠呈侧位；③IR 上缘包括肩关节，下缘包括肘关节。如病变局限于一端，可只包括近病变端的关节（图 4-1-12A）。此体位也适用于立位摄影。

（2）中心线 对准上臂侧位中点垂直射入。平静呼吸下屏气曝光。

（3）标准影像特征 ①无异物影像，无运动伪影；②包括肩关节和肘关节，显示被检侧肱骨的骨质及周围软组织影像；③骨小梁清晰显示，周围软组织层次可见；④肱骨侧位影像，肱骨的前面及后面呈切线位，肱骨头下部与大结节相重叠，远端显示肘关节侧位像；⑤影像层次丰富，对比良好（图 4-1-12B）。

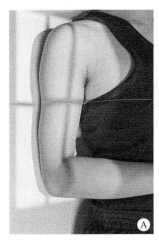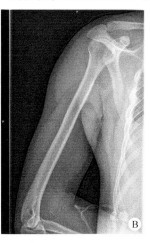

图 4-1-12 肱骨侧位

A. 体位图；B. 影像图

13. 肩关节正位 观察肩关节各骨正位形态，特别是肱骨头与关节盂的关节间隙。

（1）体位要求 ①被检者站立于摄影架前，对侧肩部稍前倾，使被检侧肩部紧贴 IR；②被检侧上肢伸直稍外展、外旋，使手掌面向上，头部转向对侧，肩胛骨喙突置于 IR 中心；③IR 上缘超出肩部 2～3cm，下缘包括肱骨近端（图 4-1-13A）。此体位也适用于仰卧位摄影。

（2）中心线 对准肩胛骨喙突垂直射入。平静呼吸下屏气曝光。

（3）标准影像特征 ①无异物影像，无运动伪影；②包括肩关节、肱骨近端，显示被检侧肩关节的骨质、关节面及周围软组织影像；③骨小梁清晰显示，周围软组织层次可见；④肩关节正位影像，关节间隙显示清晰，肱骨头上部与肩峰重叠，下部与关节盂相接的关节间隙清晰；⑤影像层次丰富，对比良好（图 4-1-13B）。

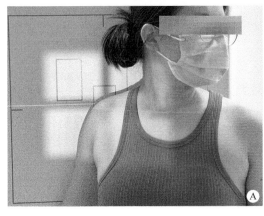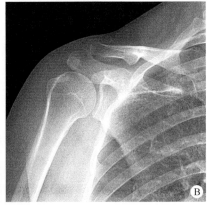

图 4-1-13 肩关节正位

A. 体位图；B. 影像图

14. 肩胛骨正位 观察肩胛骨正位形态和骨质结构。

（1）体位要求 ①被检者站立于摄影架前或取仰卧位，对侧肩部稍前倾，使被检侧肩部紧贴 IR；②被检侧上臂外展，与躯干呈 90°，肘部屈曲使前臂上举与躯干平行，手掌面向前，以使肩胛骨拉向外方，减少与肋骨重叠；③头部转向对侧，被检侧肩胛骨喙突下方 4～5cm 置于 IR 中心；④IR 上缘包括肩部软组织，下缘包括肩胛骨下角（图 4-1-14A）。

（2）中心线 对准喙突下方 4～5cm 处垂直射入。平静呼吸下屏气曝光。

（3）标准影像特征 ①无异物影像，无运动伪影；②包括肩关节和肩胛骨，显示被检侧肩胛骨的骨质、关节面及周围软组织影像；③骨小梁清晰显示，周围软组织层次可见；④肩胛骨、肱骨头正位影像，肩胛骨投影于胸廓外侧，内侧部分与肋骨、肺野略有重叠；⑤影像层次丰富，对比良好（图 4-1-14B）。

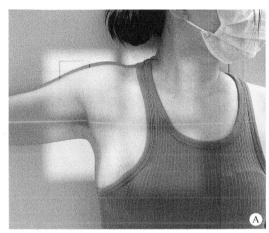
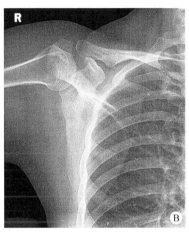

图 4-1-14 肩胛骨正位

A. 体位图；B. 影像图

（二）下肢摄影

1. 足正位 观察足部骨骼骨质及软组织情况。

（1）体位要求 ①被检者坐于或仰卧于摄影床上；②被检侧膝关节屈曲，足底部紧贴 IR，足部长轴与 IR 长轴平行，对侧腿伸直，保持身体稳定，第 3 跖骨基底部置于 IR 中心；③IR 上缘包括足趾，下缘包括足跟（图 4-1-15A）。

（2）中心线 对准第 3 跖骨基底部垂直射入。平静呼吸曝光。

（3）标准影像特征 ①无异物影像，无运动伪影；②足骨和踝关节位于影像中央，显示所有趾骨、跖骨、部分跗骨的骨质、关节及周围软组织影像；③骨小梁清晰显示，周围软组织层次可见；④趾骨、跖骨、楔状骨、舟骨、骰骨及足部关节的正位影像，第 1 跖骨与第 2 跖骨基底部多分离，第 2～5 跖骨间距相等，其基底部部分重叠；⑤影像层次丰富，对比良好（图 4-1-15B）。

2. 足内斜位 观察足部骨骼骨质及软组织情况。

（1）体位要求 ①被检者坐于或仰卧于摄影床上；②被检侧髋关节和膝关节屈曲，足底内侧贴近 IR，足底外侧抬高，使足底与 IR 呈 30°～45°，足部长轴与暗盒长轴平行，第 3 跖骨基底部置于 IR 中心；③IR 上缘包括足趾软组织，下缘包括足跟（图 4-1-16A）。

（2）中心线 对准第 3 跖骨基底部垂直射入。平静呼吸曝光。

（3）标准影像特征 ①无异物影像，无运动伪影；②足骨和踝关节位于影像中央，显示所有趾骨、跖骨、跗骨的骨质、关节及周围软组织影像；③骨小梁清晰显示，周围软组织层次可见；④足部诸骨呈斜位影像，第 3、4 跖骨基底部位于该影像中心，第 1 跖骨与第 2 跖骨基底部部分重叠，第 1、2、3 楔骨显示重叠，其余跖骨及其趾骨清晰显示；⑤显示跟距关节、楔舟关节及第 3、4 跗跖关节间隙；⑥影像层次丰富，对比良好（图 4-1-16B）。

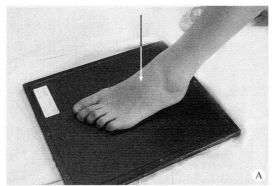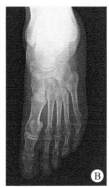

图 4-1-15　足正位
A. 体位图；B. 影像图

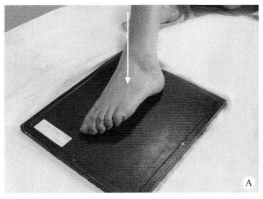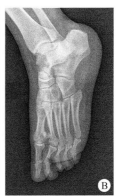

图 4-1-16　足内斜位
A. 体位图；B. 影像图

3. 跟骨侧位　观察跟骨骨质及软组织情况，常用于检查跟骨骨刺、外伤骨折及其他跟骨病变。

（1）体位要求　①被检者坐于或侧卧于摄影床上；②被检侧足跟骨外侧紧贴 IR，双侧对照摄影时，使足底相对置于 IR 上；③IR 后缘包括跟骨后部，上缘包括胫腓骨远端，下缘包括足底部（图 4-1-17A）。

（2）中心线　对准内踝下 2cm 垂直射入。双侧摄影时，中心线对准两侧内踝下 2cm 连线中点垂直射入。平静呼吸曝光。

（3）标准影像特征　①无异物影像，无运动伪影；②跟骨位于影像中央，显示跟骨、胫腓骨远端、距骨、骰骨、足舟骨的骨质、关节及周围软组织影像；③骨小梁清晰显示，周围软组织层次可见；④跟骨侧位影像，跟骨形态、骨质、跟骰关节、跟距关节显示清晰；⑤影像层次丰富，对比良好（图 4-1-17B）。

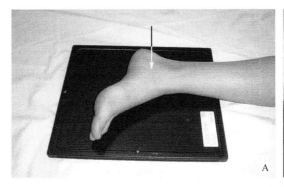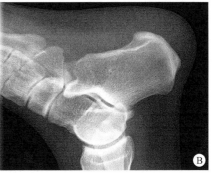

图 4-1-17　跟骨侧位
A. 体位图；B. 影像图

4. 跟骨轴位　观察跟骨轴位形态及骨质情况。

（1）体位要求　①被检者坐于或仰卧于摄影床上；②被检侧下肢伸直，跟骨紧贴 IR，稍内旋使足尖向上，踝关节极度背屈时亦可嘱被检者用布带牵拉足前部，以使足底尽可能与 IR 垂直；③对侧膝关节弯曲，足踏床面，支撑身体稳定；④跟骨置于 IR 中心，IR 上缘包括跗骨，下缘包括跟骨后部（图 4-1-18A）。

（2）中心线　向头侧倾斜 35°～45°，经跟骨中点，即内外踝连线中点射入。平静呼吸曝光。

（3）标准影像特征　①无异物影像，无运动伪影；②跟骨位于影像中央，显示跟骨体、跟骨各突及周围软组织影像；③骨小梁清晰显示，周围软组织层次可见；④跟骨轴位影像，跟骨形态、骨质、跟距关节显示清晰；⑤影像层次丰富，对比良好（图 4-1-18B）。

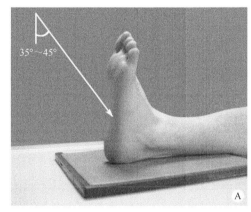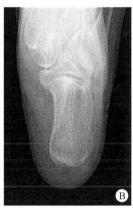

图 4-1-18　跟骨轴位
A. 体位图；B. 影像图

5. 踝关节正位　观察踝关节正位骨质及软组织情况。

（1）体位要求　①被检者坐于或仰卧于摄影床上；②被检侧下肢伸直，跟骨紧贴 IR，稍内旋使足尖向上，内、外踝连线中点上方 1cm 置于 IR 中心；③IR 上缘包括胫腓骨远端，下缘包括跟骨下缘（图 4-1-19A）。

（2）中心线　对准内、外踝连线中点上 1cm 处垂直射入。平静呼吸曝光。

（3）标准影像特征　①无异物影像，无运动伪影；②踝关节位于影像中央，显示胫腓骨远端、内外踝、距骨、跗骨、跖骨近端骨质、关节及周围软组织影像；③骨小梁清晰显示，周围软组织层次可见；④踝关节正位影像，关节间隙清晰呈倒 U 形，胫腓联合间隙和周围软组织层次可见；⑤影像层次丰富，对比良好（图 4-1-19B）。

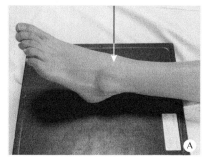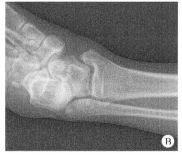

图 4-1-19　踝关节正位
A. 体位图；B. 影像图

6. 踝关节侧位 观察踝关节侧位骨质及软组织情况。

（1）体位要求 ①被检者侧卧于摄影床上；②被检侧膝关节稍屈曲，小腿长轴与IR长轴平行，外踝紧贴IR，足矢状面与IR平行，将外踝上方1cm处置于IR中心；③IR上缘包括胫腓骨远端，下缘包括跟骨下缘（图4-1-20A）。

（2）中心线 对准内踝上方1cm垂直射入。平静呼吸曝光。

（3）标准影像特征 ①无异物影像，无运动伪影；②踝关节位于影像中央，显示胫腓骨远端、内外踝、距骨、跗骨、跖骨近端骨质、关节及周围软组织影像；③骨小梁清晰显示，周围软组织层次可见；④踝关节侧位影像，内、外踝相重叠，踝关节诸骨显示清晰，胫腓骨远端相互重叠；⑤影像层次丰富，对比良好（图4-1-20B）。

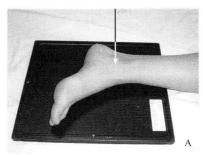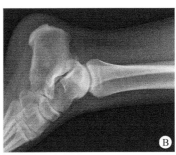

图 4-1-20 踝关节侧位

A. 体位图；B. 影像图

7. 胫腓骨正位 观察胫腓骨正位骨质及小腿软组织情况。

（1）体位要求 ①被检者坐于或仰卧于摄影床上；②被检侧下肢伸直，足尖稍内旋以使足尖向上，小腿矢状面与IR垂直，小腿长轴与IR长轴平行，小腿中点置于IR中心；③IR上缘包括膝关节，下缘包括踝关节（图4-1-21A）。

（2）中心线 对准小腿中点垂直射入。平静呼吸曝光。

（3）标准影像特征 ①无异物影像，无运动伪影；②胫、腓骨位于影像中央，显示胫腓骨全长、邻近关节及周围软组织影像；③骨小梁清晰显示，周围软组织层次可见；④胫、腓骨及邻近关节正位影像，上下胫腓关节皆有重叠；⑤影像层次丰富，对比良好（图4-1-21B）。

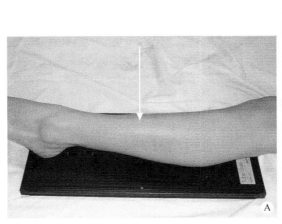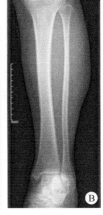

图 4-1-21 胫腓骨正位

A. 体位图；B. 影像图

8. 胫腓骨侧位 观察胫腓骨侧位骨质及小腿软组织情况。

（1）体位要求 ①被检者侧卧于摄影床上；②被检侧膝关节稍弯曲，小腿腓侧紧贴 IR，小腿矢状面与 IR 平行，小腿长轴与 IR 长轴平行，小腿中点置于 IR 中心；③IR 上缘包括膝关节，下缘包括踝关节（图 4-1-22A）。

（2）中心线 对准小腿侧位中点垂直射入。平静呼吸曝光。

（3）标准影像特征 ①无异物影像，无运动伪影；②胫、腓骨位于影像中央，显示胫腓骨全长、邻近关节及周围软组织影像；③骨小梁清晰显示，周围软组织层次可见；④胫、腓骨及邻近关节呈侧位影像，上胫腓关节重叠较少，下胫腓关节重叠较多；⑤影像层次丰富，对比良好（图 4-1-22B）。

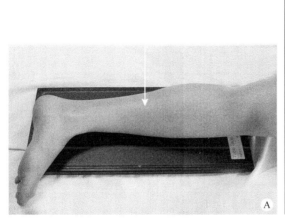
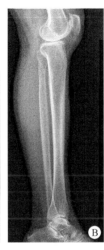

图 4-1-22 胫腓骨侧位

A. 体位图；B. 影像图

9. 膝关节正位 观察膝关节间隙、组成膝关节各骨骨质及膝部软组织等情况。

（1）体位要求 ①被检者坐于或仰卧于摄影床上；②被检侧下肢伸直，足尖稍内旋以使足尖向上，腘窝靠近 IR，膝部正中矢状面与 IR 垂直，髌骨下缘置于 IR 中心；③IR 上缘包括股骨远端，下缘包括胫腓骨近端（图 4-1-23A）。

（2）中心线 对准髌骨下缘垂直射入，平静呼吸曝光。

（3）标准影像特征 ①无异物影像，无运动伪影；②膝关节位于影像中央，显示股骨远端、胫腓骨近端的骨质、关节及周围软组织影像；③骨小梁清晰显示，周围软组织层次可见；④膝关节正位影像，关节间隙清晰，腓骨小头与胫骨少许重叠，髌骨重叠于股骨内；⑤影像层次丰富，对比良好（图 4-1-23B）。

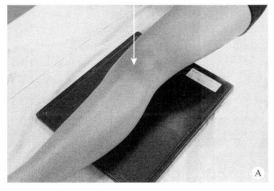
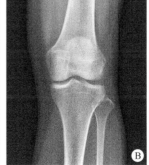

图 4-1-23 膝关节正位

A. 体位图；B. 影像图

10. 膝关节侧位 观察膝关节侧位及髌骨侧位情况。

（1）体位要求 ①被检者侧卧于摄影床上；②被检侧膝关节外侧紧贴IR，屈膝约呈135°，踝部稍垫高，使膝部放平，膝部矢状面与IR平行，保持下肢稳定；③对侧下肢屈曲置于被检侧下肢前方，髌骨下缘与腘窝折线连线中点置于IR中心；④IR上缘包括股骨远端，下缘包括胫腓骨近端（图4-1-24A）。

（2）中心线 对准髌骨下缘与腘窝折线连线中点垂直射入。平静呼吸曝光。

（3）标准影像特征 ①无异物影像，无运动伪影；②膝关节位于影像中央，显示股骨远端、胫腓骨近端的骨质、关节及周围软组织影像；③骨小梁清晰显示，周围软组织层次可见；④膝关节侧位影像，股骨内、外髁重叠，髌骨呈侧位，无双边影，膝关节间隙显示清晰，腓骨小头前1/3与胫骨重叠，股骨与胫骨长轴呈120°~130°；⑤影像层次丰富，对比良好（图4-1-24B）。

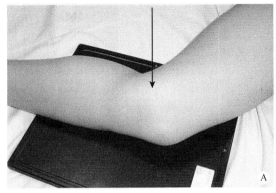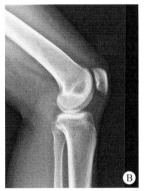

图4-1-24 膝关节侧位

A. 体位图；B. 影像图

11. 髌骨轴位 观察髌骨骨质及骨折后左右分离情况。

（1）体位要求 ①被检者俯卧于摄影床上；②嘱被检者用布带拉住小腿或用手拉住小腿，使被检侧膝关节极度屈曲，使膝部矢状面与IR垂直，对侧下肢伸直，保持腿部稳定；③髌骨置于IR中心（图4-1-25A）。

（2）中心线 对准髌骨下缘，经髌骨和股骨关节间隙垂直射入。平静呼吸曝光。

（3）标准影像特征 ①无异物影像，无运动伪影；②影像显示髌骨轴位像，显示股骨两上髁部与胫骨髁相重叠，髌骨呈扁三角形，位于股骨两髁的下方，其前面及背面皮质呈切线位，股骨的髌面显示清晰；③布局合理，髌骨呈扁三角形，位于股骨两髁的下方；④影像细节显示被检侧髌骨轴位像，骨小梁、周围软组织显示清楚；⑤影像层次丰富，对比良好（图4-1-25B）。

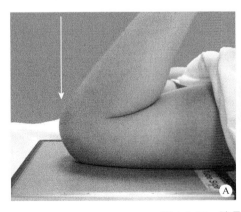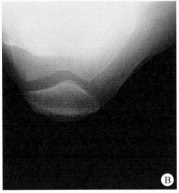

图4-1-25 髌骨轴位

A. 体位图；B. 影像图

12. 股骨正位　观察股骨骨质及股部软组织情况。

（1）体位要求　①被检者仰卧于摄影床上；②被检侧下肢伸直，足尖稍内旋以使足尖向上，股骨正中矢状面与床面垂直，并与 IR 中线重合，股骨中点置于 IR 中心；③IR 上缘包括髋关节，下缘包括膝关节（图 4-1-26A）。

（2）中心线　对准股骨中点垂直射入。平静呼吸曝光。

（3）标准影像特征　①无异物影像，无运动伪影；②股骨位于影像中央，显示股骨全长骨质、邻近关节及周围软组织影像；③若病变部位靠近股骨远端，则包括股骨中远段及膝关节，若病变部位靠近股骨近端，则包括股骨近段 2/3 及髋关节；④骨小梁清晰显示，周围软组织层次可见；⑤股骨及邻近关节正位影像，股骨和胫骨内外侧髁大小及形态对称显示，邻近关节间隙清晰显示；⑥影像层次丰富，对比良好（图 4-1-26B）。

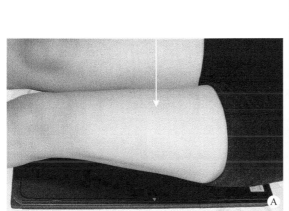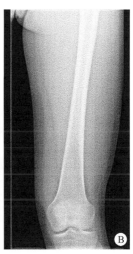

图 4-1-26　股骨正位

A. 体位图；B. 影像图

13. 股骨侧位　观察股骨侧位及股部软组织情况。

（1）体位要求　①被检者侧卧于摄影床上；②被检侧膝部屈曲约呈 135°，大腿外侧贴紧床面，股骨矢状面与床面平行，大腿长轴与 IR 中线重合，髌骨呈内外侧位；③对侧臀部垫高，膝部弯曲上抬，足踏床面，置于被检侧下肢的后方，保持身体稳定；④股骨侧位中点置于 IR 中心，IR 上缘包括髋关节，下缘包括膝关节（图 4-1-27A）。

（2）中心线　对准股骨中点垂直射入。平静呼吸曝光。

（3）标准影像特征　①无异物影像，无运动伪影；②股骨位于影像中央，显示股骨全长骨质、邻近关节及周围软组织影像，若病变部位靠近股骨远端，则包括股骨中远段及膝关节，若病变部位靠近股骨近端，则包括股骨近段 2/3 及髋关节；③骨小梁清晰显示，周围软组织层次可见；④股骨及邻近关节侧位影像，若影像为包括膝关节在内的股骨中远段时，则股骨内外侧髁的前后缘应当重叠，膝关节呈侧位影像，若影像为包括髋关节在内的股骨近中段时，则股骨近端和髋关节与对侧肢体应未重叠，髋关节呈斜位影像；⑤影像层次丰富，对比良好（图 4-1-27B）。

14. 髋关节正位　观察髋关节各骨骨质及软组织情况。多用于关节炎、关节结核、脱臼等关节病。

（1）体位要求　①被检者仰卧于摄影床上，身体矢状面与床面垂直；②双下肢伸直且稍内旋，足尖向上，双足拇趾靠拢，足跟稍分开，呈内八字；③被检侧髂前上棘与耻骨联合上缘连线的中点，向外下作垂线 5cm 处为髋关节的定位点，此点对准 IR 中心；④IR 上缘包括髂骨嵴，下缘包括股骨近端（图 4-1-28A）。

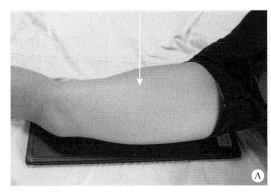
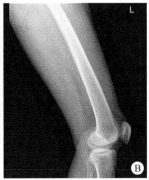

图 4-1-27 股骨侧位
A. 体位图；B. 影像图

（2）中心线 对准定位点垂直射入。摄取双侧时，对准两侧定位点连线的中点垂直射入。平静呼吸曝光。

（3）标准影像特征 ①无异物影像，无运动伪影；②髋关节位于影像中央，显示股骨近端 1/3、髋臼、耻骨、坐骨、髂骨的骨质、邻近关节及周围软组织影像；③骨小梁清晰显示，周围软组织层次可见；④髋关节正位影像，骨质及关节间隙清晰，股骨头 1/2 与髋臼重叠，股骨颈显示充分，股骨小转子可见；⑤影像层次丰富，对比良好（图 4-1-28B）。

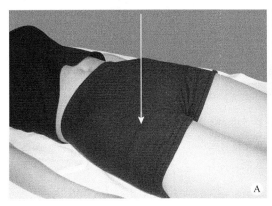
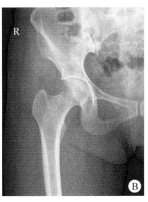

图 4-1-28 髋关节正位
A. 体位图；B. 影像图

15. 双下肢全长正位 观察包括髋关节、股骨全长、膝关节、胫腓骨全长及踝关节在内的双下肢正位 X 线片，可判断是否有骨性改变，同时可弥补卧位 X 线片的缺陷，可测得股骨头中点至踝关节中点的垂地线及股骨中轴线和胫骨中轴线的夹角，直观展示因下肢关节软骨磨损和软组织不平衡所造成的畸形和力线异常，反映被检者真实的下肢力线，能全面掌握全下肢病变情况，对膝关节、髋关节置换术前置换关节的类型、大小的选择和术后效果评价提供有价值的信息。常用于累及下肢负重关节的风湿性关节炎、骨性关节炎等疾病引起的关节疼痛、畸形。

（1）体位要求 ①被检者面向 X 线管直立于高约 60cm 的专用摄影床上，背靠 IR，双手自然下垂。②行动不便不能自行站立者嘱其双手握住手扶支架，以增强稳定性。③双脚并拢，嘱被检者尽量保持姿势不动，X 线管与 IR 呈联动状态，以双髋关节股骨头连线的中点为入射点，曝光一次，得到双髋正位影像；然后向下移动立柱探测器，中心线对准两腘窝连线中点下缘，水平摄影，得到双膝正位影像；再次向下移动立柱探测器，中心线对准两侧外踝连线中点，水平摄影，得到双踝正位影像。④要求摄影时能保留 3～5cm 的相同感兴趣区，摄影距离 150cm，视被检者体形手动设置摄影参数，一般选用 60～75kV、10～20mA·s。⑤IR 上缘包括髂骨嵴，下缘包括距骨。⑥先用摄取的双髋、双膝两幅影像选择相同感兴趣区进行拼接，完成后与双踝影像进行拼接，最后得出一幅无缝完整的下肢全景影像（图 4-1-29A）。

（2）中心线　分别经双髋关节股骨头连线的中点、两腘窝连线中点下缘、两侧外踝连线中点垂直射入。平静呼吸曝光。

（3）标准影像特征　①无异物影像，无运动伪影；②双下肢对称于影像中央，显示双侧髋关节、股骨全长、膝关节、胫腓骨全长及踝关节的骨质及周围软组织影像；③骨小梁清晰显示，周围软组织层次可见；④各关节间隙清晰，关节面边缘要清晰显示；⑤全片密度均匀，拼接线不明显，拼接线上下影像过渡自然，无结构丢失；⑥骨盆及双侧各关节无明显变形失真，拼接点错位不超过 1mm；⑦影像层次丰富，对比良好（图 4-1-29B）。

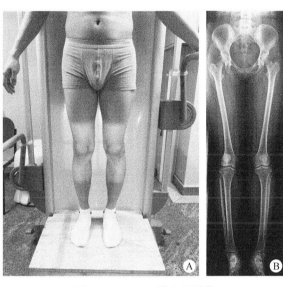

图 4-1-29　双下肢全长正位

A. 体位图；B. 影像图

四、摄影体位选择

四肢常见疾病的摄影体位选择见表 4-1-1。

表 4-1-1　四肢常见疾病的摄影体位选择

病变	首选体位	其他体位
手、足畸形	正位	斜位
手、足异物	正位、侧位	—
手、足骨折、脱位	正位、斜位	侧位
类风湿关节炎	双手、双腕关节正位	肘、膝、肩、髋关节正位
痛风	足正位、内斜位	外斜位
骨肿瘤	正位、侧位	—
骨龄测量	双手、双腕关节正位	肘、肩关节正位
股骨头缺血坏死	髋关节正位	髋关节斜位
佝偻病等代谢性疾病	双手、双腕关节正位	—
髋关节脱位	双髋关节正位、蛙形位	—
手舟骨骨折、缺血坏死	腕关节尺偏位	腕关节正位

第2节 胸部摄影检查

一、体表定位标志

（1）胸骨颈静脉切迹 位于胸骨上缘的凹陷处，平第2胸椎下缘高度。

（2）胸骨角 为胸骨柄与胸骨体的连接处，微向前凸，两侧与第2肋骨前端连接，平对气管分叉及第4、5胸椎椎体交界处。

（3）剑突末端 为胸骨最下端，平第11胸椎椎体高度。

（4）肋弓 构成胸廓下口的前缘部分，由第8～10肋骨前端分别与上位肋软骨相连形成，肋弓的最低点平第3腰椎高度。

（5）锁骨中线 为通过锁骨中点的垂线。

（6）腋前线 为通过腋窝前缘的垂线。

二、摄影注意事项

（1）检查前，应询问近日是否服用过对比剂、高原子序数的药物，如有以上情况，待排出体外再检查；摄影前，被检者换上医院提供的棉质内衣，注意摘脱项链、膏药等，女性被检者脱去胸罩，将发辫等置于头上。

（2）胸部摄影常规取站立位，便于将肩胛骨拉向外侧。对于外伤、体弱、病情严重或婴儿等不能站立的被检者，可根据情况取坐位、半坐位或仰卧位。胸部正位常规摄后前位片，心影放大率小，充分显示肺组织；摄取侧位片时如主要检查肺部，常规摄右侧位片或摄患侧侧位片；若主要检查心脏大血管，常规摄左侧位片；肋骨摄影，应根据病变部位采取尽可能使病变贴近IR的体位进行摄影，常规用正位，不摄侧位片，必要时加摄斜位片、切线位片。

（3）重点观察肺部时，中心线经第5胸椎水平垂直射入IR；为使颈部甲状腺等免受X线照射，可将中心线向足端倾斜5°～10°，经第5胸椎射入IR中心。重点观察心脏大血管时，中心线经第6胸椎水平垂直射入IR。

（4）肺部摄影时，呼吸方式为深吸气后屏气；心脏大血管摄影时，平静呼吸状态下屏气。对不能配合的被检者，可选择高毫安、短时间，并在吸气末进行曝光，摄取肺充气像。胸骨正位摄影，应采用低千伏、低毫安、近距离、长时间，并倾斜中心线的摄影技术，呼吸方式为均匀缓慢连续浅呼吸。

（5）成人肺部摄影，摄影距离150～180cm；心脏摄影，摄影距离180～200cm；儿童摄影距离一般均为100cm。

（6）在X线管容量允许的情况下，选择最短曝光时间，减少心脏搏动所引起的运动性模糊。心脏大血管摄影较肺部摄影需增加5～10kV的管电压，心脏大血管摄影，为观察左心房与食管的关系，须同时口服医用硫酸钡。若因病变导致两侧肺部密度相差悬殊较大，或欲观察被肋骨、心脏、锁骨等遮盖的肺组织及纵隔肿瘤等影像，可采用高千伏摄影技术，并选用高栅比的滤线器，减少散射线对影像的影响。

（7）IR一般竖放，小儿及矮胖者横放。若需要打印胶片，胸部整体观片尺寸一般选择35cm×43cm（14英寸×17英寸），局部片及小儿片视具体情况酌减。

（8）膈上肋骨与肺组织重叠，膈下肋骨与腹腔脏器重叠，X线吸收差异较大，故膈上肋骨和膈下肋骨分别采用不同的摄影条件及呼吸方式进行摄影，也可采用高千伏技术的同时摄取全肋骨影像。

三、常用摄影体位

（一）胸部后前位

1. 摄影目的 观察胸廓、肺部、心脏大血管、纵隔、膈等形态，进行心脏测量，常规体检。

2. 体位要求 ①被检者背向 X 线管，站立于摄影架前；②双足分开与肩同宽，前胸壁紧贴摄影架，身体正中矢状面与 IR 垂直，并对准 IR 中线，头稍上仰，下颌置于立位摄影架颌托上；③两手背放在髋部，双肩放松下垂，双侧肘部弯曲，尽量内旋向前，使肩胛骨拉向外侧，减少与肺野重叠；④ IR 上缘超出双肩峰约 3cm，下缘包括肋膈角，两侧包括侧胸壁（图 4-2-1A）。

3. 中心线 经第 5 胸椎水平垂直射入。

4. 标准影像特征 ①无异物影像，无呼吸运动伪影；②显示胸部正位影像，包括胸廓、全部肺野、纵隔及两侧肋膈角，心脏居中偏左；③两侧胸锁关节对称，两侧锁骨水平对称显示，肩胛骨内侧缘投影于肺野之外，第 1～4 胸椎清晰可见；④双侧肺野密度适中，对比度良好，双肺尖显示充分，肺门结构可辨，肺纹理由肺门呈放射状伸向肺野，心脏大血管边缘及肋膈角锐利，肋骨纹理清晰（图 4-2-1B）。

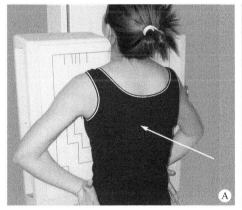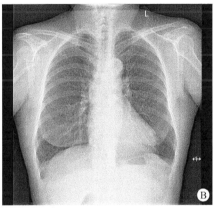

图 4-2-1 胸部后前位
A. 体位图；B. 影像图

（二）胸部侧位

1. 摄影目的 观察心脏大血管的形态及其后方肺组织和前后肋膈角等影像，结合正位片确定病变所在部位，了解纵隔内病变部位。

2. 体位要求 ①被检者侧立于摄影架前；②被检侧贴近摄影架，双足分开与肩同宽，身体矢状面与 IR 平行，身体长轴中线对准 IR 中线，两臂上举曲肘交叉抱头，使肩部尽量不与肺部重叠；③IR 上缘平第 7 颈椎，下缘包括肋膈角，前后缘包括前胸壁及后背部（图 4-2-2A）。

3. 中心线 对准腋中线第 6 胸椎水平垂直射入。

4. 标准影像特征 ①无异物影像，无呼吸运动伪影；②显示胸部侧位影像，包括肺尖、前后胸壁、膈及后肋膈角；③胸骨及胸椎呈侧位像，膈前高后低，心脏大血管居中偏前；④肺尖、前后胸壁、膈、后肋膈角、心脏前后缘、主动脉、心脏前后间隙及肺野显示清晰，从颈部到气管分叉部，能连续追踪到气管影像，食管吞钡显影时位于心影后方（图 4-2-2B）。

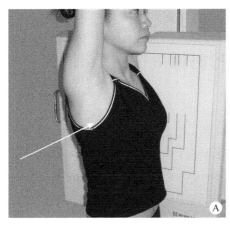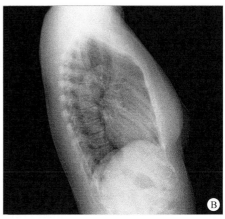

图 4-2-2 胸部侧位

A. 体位图；B. 影像图

（三）胸部右前斜位

1. 摄影目的 观察左心房、肺动脉干、右心室漏斗部及右心房形态。

2. 体位要求 ①被检者背向 X 线管，站立于摄影架前；②右前胸壁紧贴 IR，使身体冠状面与 IR 呈 45°～55°，左臂上举，屈肘抱头，右手背放在髋部，右臂内旋；③IR 上缘超出锁骨 6cm，下缘达 12 胸椎，左前及右后胸壁包括在 IR 内（图 4-2-3A）。

3. 中心线 对准第 6 胸椎水平与左侧腋后线交界处垂直射入。被检者需吞服医用硫酸钡后，平静呼吸屏气曝光。

4. 标准影像特征 ①无异物影像，无呼吸运动伪影；②显示胸部右前斜位影像，照片上缘包括下颈部，下缘包括膈，前后缘包括左前及右后胸壁；③胸部呈斜位投影，心脏大血管投影于胸部左侧，不与胸椎重叠，胸椎投影于胸部右后 1/3 处；④食管胸段钡剂充盈良好，位于心脏与脊柱之间；⑤照片密度适中，食管充盈钡剂，与周围组织形成良好对比，食管压迹显示清晰（图 4-2-3B）。

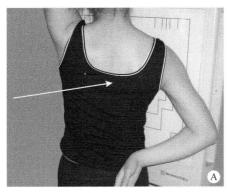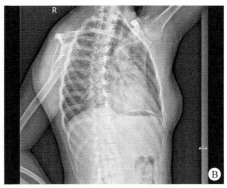

图 4-2-3 胸部右前斜位

A. 体位图；B. 影像图

（四）胸部左前斜位

1. 摄影目的 观察左心室、右心室、左心房、右心房、主动脉及主动脉窗的形态。

2. 体位要求 ①被检者背向 X 线管，站立于摄影架前；②左前胸壁紧贴 IR，使身体冠状面与 IR 呈 55°～65°，右臂上举，屈肘抱头，左手背放在髋部，左臂内旋；③IR 上缘超出锁骨 6cm，下缘达 12 胸椎，右前及左后胸壁包括在 IR 内（图 4-2-4A）。

3. 中心线 对准第 6 胸椎高度与斜位胸廓水平连线的中点，垂直射入。被检者需吞服医用硫酸钡后，平静呼吸屏气曝光。

4. 标准影像特征 ①无异物影像，无呼吸运动伪影；②显示胸部左前斜位影像。照片上缘包括下颈部，下缘包括膈，前后缘包括右前及左后胸壁；③胸部呈斜位投影，心脏大血管投影于胸部右侧，胸椎投影于胸部左后方 1/3 偏前处，心后缘上方是展开的主动脉弓，弓下透明区为主动脉窗，胸主动脉全部展示；④照片密度适中，食管充盈钡剂，与周围组织形成良好对比，胸主动脉显示清晰（图 4-2-4B）。

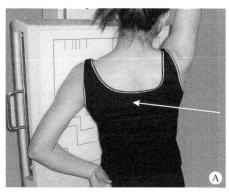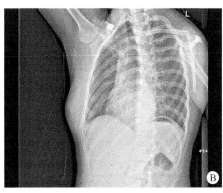

图 4-2-4 胸部左前斜位
A. 体位图；B. 影像图

（五）胸部前凸位

1. 摄影目的 为胸部正、侧位的补充。主要用于观察肺尖、锁骨下区及右肺中叶的病变。

2. 体位要求 ①被检者面向 X 线管，站立于摄影架前 30cm 处；②两足分开与肩同宽，身体后仰，肩部紧贴 IR，身体正中矢状面与 IR 垂直并对准 IR 中线；③手背放于髋部，肘部屈曲内旋，头稍前倾，下胸部及腹部前凸，使胸部冠状面与 IR 呈 45°；④IR 上缘超出锁骨 6～7cm，两侧与侧胸壁等距（图 4-2-5A）。

3. 中心线 对准胸骨角下缘垂直射入。

4. 标准影像特征 ①无异物影像，无呼吸运动伪影；②照片包括胸廓、纵隔、双侧肺野及肋膈角；③显示胸部半轴位影像，锁骨位于胸廓的上方，肺尖钝圆，显示在锁骨下方，肋骨呈水平位，肋间隙变宽；④双肺野密度适中，对比度良好，肺尖、右肺中叶显示清晰（图 4-2-5B）。

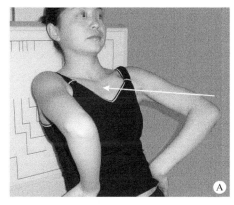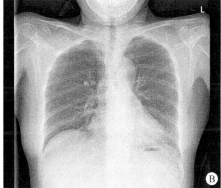

图 4-2-5 胸部前凸位
A. 体位图；B. 影像图

（六）胸骨后前斜位

1. 摄影目的 观察胸骨骨质情况。

2. 体位要求 ①IR横置于摄影床上，根据被检者身高，选择是否下垫一高约5cm的木块；②被检者立于摄影床外侧，俯身使胸骨紧贴IR，身体矢状面与床面长轴垂直，两臂内旋180°置于身旁，头部前伸（图4-2-6A）；③IR上缘达胸锁关节上2cm，下缘包括剑突。

3. 中心线 向左侧倾斜，倾斜角度 α 值=40（常数）–胸部前后径（cm），对准胸骨体中点射入。连续缓慢浅呼吸曝光。

4. 标准影像特征 ①无异物影像；②照片上缘包括胸锁关节及胸骨颈静脉切迹，下缘包括剑突；③显示胸骨后前斜位影像，胸骨位于照片中央，不与胸椎重叠；④胸骨边缘锐利，骨质和关节间隙清晰，肋骨影像模糊（图4-2-6B）。

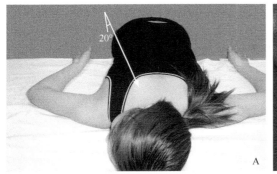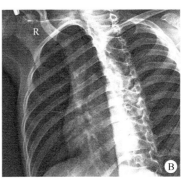

图 4-2-6 胸骨后前斜位

A. 体位图；B. 影像图

（七）胸骨侧位

1. 摄影目的 观察胸骨前、后面骨质及侧位情况。

2. 体位要求 ①被检者侧立于摄影架前，双足分开与肩同宽；②身体矢状面与IR平行，下颌颏部略抬起，两臂放于后背，两手相握，肩部尽量向后，胸部前挺；③IR上缘包括胸锁关节，下缘包括剑突，前胸壁位于IR前中1/3交界处（图4-2-7A）。

3. 中心线 对准胸骨侧位中点距前胸壁后约4cm处垂直射入。深吸气后屏气曝光。

4. 标准影像特征 ①无异物影像；②照片上缘包括胸锁关节，下缘包括剑突，前胸壁位于IR前中1/3交界处；③显示胸骨侧位影像，全部胸骨不与肺组织或肋骨影像重叠；④胸骨前后缘骨皮质及骨纹理显示清晰，胸锁关节重叠，胸前壁软组织清晰可见（图4-2-7B）。

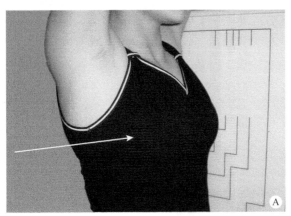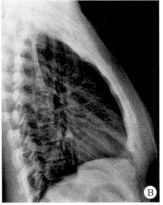

图 4-2-7 胸骨侧位

A. 体位图；B. 影像图

（八）膈上肋骨正位

1. 摄影目的 观察膈以上肋骨，即第 1～7 前肋及第 1～10 后肋骨质情况。

2. 体位要求 ①被检者仰卧于摄影床上；②身体正中矢状面与 IR 中线垂直并重合，双臂放于身体两侧，避免肩胛骨与肋骨重叠；③IR 上缘包括第 7 颈椎，下缘超出剑突 3cm，两侧包括侧胸壁（图 4-2-8A）。

3. 中心线 向足端倾斜 10°～15°，经甲状软骨与剑突连线的中点射入。

4. 标准影像特征 ①无异物影像，无呼吸运动伪影；②显示第 1～7 前肋及第 1～10 后肋正位影像，包括两侧肋膈角；③肋骨由后上向前下弯曲走行，腋中线部分弯曲重叠较多；④肋骨骨纹理显示清晰（图 4-2-8B）。

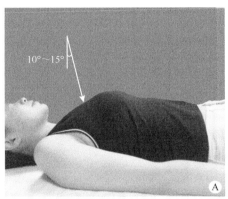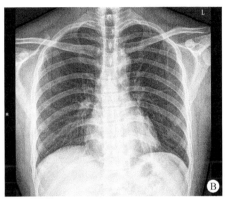

图 4-2-8 膈上肋骨正位
A. 体位图；B. 影像图

（九）膈下肋骨正位

1. 摄影目的 观察第 8～12 肋骨骨质情况。

2. 体位要求 ①被检者仰卧于摄影床上；②身体正中矢状面与 IR 中线垂直并重合，双手置于身体两侧，稍外展；③IR 上缘包括剑突上 3cm，下缘超出肋弓下 3cm，两侧包括胸腹壁外缘（图 4-2-9A）。

3. 中心线 向头端倾斜 10°～15°，经剑突与肚脐连线中点射入。

4. 标准影像特征 ①无异物影像，无呼吸运动伪影；②照片包括 8～12 肋骨及两侧胸腹壁外缘；③显示第 8～12 肋骨正位影像；④肋骨骨纹理显示清晰（图 4-2-9B）。

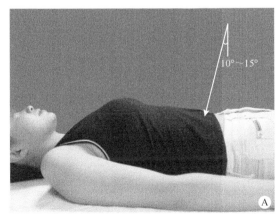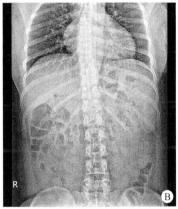

图 4-2-9 膈下肋骨正位
A. 体位图；B. 影像图

（十）肋骨斜位

1. 摄影目的 观察腋中线区肋骨弯曲部的骨质情况。

2. 体位要求 ①被检者背向 X 线管，站立于摄影架前；②被检侧贴近 IR，身体冠状面与 IR 呈 45°，一侧肘关节弯曲内旋，手背放于臀部，对侧手上举，屈肘抱头，肩部内收；③IR 上缘包括第 7 颈椎，下缘包括第 3 腰椎（图 4-2-10A）。

3. 中心线 对准斜位胸廓中点垂直射入。深吸气后屏气曝光。

4. 标准影像特征 ①无异物影像，无呼吸运动伪影；②照片包括被检侧肋骨；③显示被检侧肋骨斜位影像，腋中线部肋骨呈平面展示；④骨纹理清晰，肋骨颈部显示较好（图 4-2-10B）。

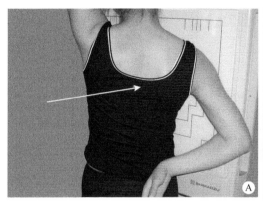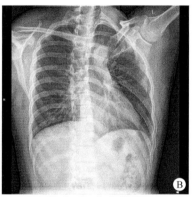

图 4-2-10 肋骨斜位
A. 体位图；B. 影像图

四、摄影体位选择

胸部常见疾病的摄影体位选择见表 4-2-1。

表 4-2-1 胸部常见疾病的摄影体位选择

病变	首选体位	其他体位
肺部病变	正位、侧位	—
心脏、大血管病变	正位、侧位、斜位	—
胸骨病变	正位、侧位	—
肋骨病变	正位、斜位	—
肺不张、中叶综合征	正位、侧位	胸部前凸位（前后位摄影）
气胸、积液	正位、侧位	胸部侧卧后前位、胸部半坐前后位
支气管异物	正位、侧位（摄呼气相和吸气相）	—

第 3 节 腹部摄影检查

一、体表定位标志

腹部脏器体表定位常采用"九分法"，即用两条水平线和两条垂直线将腹部分为 9 个区（图 4-3-1）。上水平线为经过两侧肋弓下缘最低点的连线，下水平线为经过两侧髂嵴最高点的连线，两条垂直线分别为左锁骨中点与左腹股沟韧带中点的连线和右锁骨中点与右腹股沟韧带中点的连线。所分的 9 个区，上部为腹上区、左季肋区和右季肋区；中部为脐区、左腰区和右腰区；下部为腹下区、左髂区和右髂区。

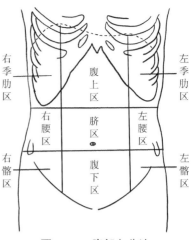

图 4-3-1 腹部九分法

进行腹部 X 线摄影时，根据腹部主要脏器的投影可了解所摄脏器的大概范围。其中，右季肋区包括大部分肝右叶、部分胆囊、部分右肾、结肠肝曲等；腹上区包括小部分肝右叶、大部分肝左叶、胃幽门及部分胃体、部分胆囊、胆总管、肝动脉和门静脉、大部分十二指肠、胰腺头及体部、两肾上部及肾上腺、腹主动脉及下腔静脉等；左季肋区包括小部分肝左叶、胃贲门、胃底及小部分胃体、脾、结肠脾曲、胰尾、部分左肾等；右腰区包括部分胆囊、右肾下部、升结肠、部分回肠等；脐区包括胃大弯、横结肠、大网膜、小部分十二指肠、部分空回肠、腹主动脉及下腔静脉、双侧输尿管等；左腰区包括降结肠、部分空肠、左肾下部等；右髂区包括盲肠、阑尾、回肠末端等；腹下区包括回肠袢、膀胱、子宫、直肠、部分乙状结肠等；左髂区包括大部分乙状结肠、回肠袢等。

腹部摄影检查常用的体表定位标志还包括：①胆囊底体表投影为右侧肋弓与右侧腹直肌外缘交界处；②成人肾门约平第 1 腰椎高度，肾上极平第 11 胸椎下缘，肾下极平第 2 腰椎下缘；③膀胱位于耻骨联合上方。

二、摄影注意事项

（1）为减少或清除肠内容物对影像诊断的重叠干扰，除急腹症患者及孕妇外，摄影前均应先清除肠内容物。方法如下。

1）自洁法：摄影前一晚服用缓泻剂，如蓖麻油 20～30ml 或番泻叶 1 剂。摄影当天检查前禁食禁水。

2）灌肠法：摄影前 2h 用生理盐水约 1500ml 进行清洁灌肠，清除肠腔内容物。

（2）腹部摄影因体厚大，除新生儿外，一般摄影时均应使用滤线器，摄影距离为 90～100cm。

（3）腹部摄影一般选择深呼气后屏气曝光。

（4）腹部摄影时应选择适当的照射野或使用防护用具，对被检者不在照射野内的性腺器官进行有效的 X 线防护。

（5）观察肠腔内气液平面或腹腔内游离气体时，应采用立位或左侧卧位水平方向摄影。

（6）成人全腹部摄影 IR 大小一般选择 35cm×43cm 或 43cm×43cm，局部摄影及婴幼儿摄影根据所摄部位的病变范围而定。

三、常用摄影体位

（一）腹部仰卧位

1. 摄影目的 观察泌尿系统结石、腹腔脏器的钙化、腹部异物、肠腔气体等情况。

2. 体位要求 ①被检者仰卧于摄影床上，身体正中矢状面与床面垂直，并对准照射野中线；②双臂上举或放于身旁，双下肢伸直（图 4-3-2A）；③IR 上缘包括剑突，下缘至耻骨联合下 2 cm。

3. 中心线 经剑突至耻骨联合上缘连线中点垂直射入。

4. 标准影像特征 ①无异物影像，无运动伪影；②显示腹部正位影像，影像上缘包括膈，下缘包括耻骨联合，两侧包括腹侧壁；③脊柱居中，两侧髂骨对称，双膈面清晰；④双肾影轮廓、腰大肌影清晰可见；⑤腹壁脂肪线显示清楚，无肠腔气体粪便影像（图 4-3-2B）。

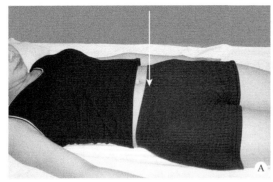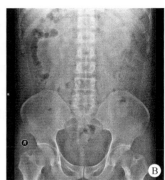

图 4-3-2　腹部仰卧位
A. 体位图；B. 影像图

（二）腹部站立正位

1. 摄影目的　观察全腹，着重观察消化道穿孔、肠梗阻及肾下垂等情况。

2. 体位要求　①被检者面向 X 线管站立于摄影架前，身体正中矢状面与 IR 垂直，并与 IR 中线重合（图 4-3-3A）；②两臂自然下垂，手掌向前置于身旁；③IR 器竖放，疑有消化道穿孔者，IR 上缘包括第 4 前肋；④疑为肾位置异常者，IR 下缘包括耻骨联合。

3. 中心线　经剑突与耻骨联合上缘连线的中点垂直射入。疑有消化道穿孔者，中心线经剑突至脐连线的中点垂直射入。

4. 标准影像特征　①无异物影像，无运动伪影；②显示腹部正位影像，照片上缘包括膈，下缘包括耻骨联合，两侧包括腹侧壁，脊柱居中，两侧髂骨对称；③腰大肌由内上斜向外下，边缘清晰；④双肾轮廓影可见，腹壁脂肪线显示清楚（图 4-3-3B）。

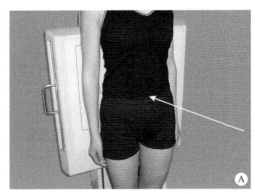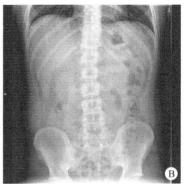

图 4-3-3　腹部站立正位
A. 体位图；B. 影像图

（三）双肾区正位

1. 摄影目的　观察肾及上端输尿管部位的前后位影像。

2. 体位要求　①被检者仰卧于摄影床上，身体正中矢状面与床面或 IR 正中线重合并垂直；②双上肢放于身体两侧或上举放于头的两侧，下肢伸直，保持身体平稳；③IR 置于滤线器托盘中，其上缘超出胸骨剑突约 3cm，下缘包括脐孔（图 4-3-4A）。

3. 中心线　对准剑突与脐孔连线中点垂直射入。

4. 标准影像特征　①无异物影像，无运动伪影；②显示肾及上端输尿管部位的前后位影像；③肾轮廓上缘及上端输尿管均投影于照片内，棘突显示于照片正中；④腹腔内无明显的肠内容物及气体；⑤影像层次丰富，对比良好（图 4-3-4B）。

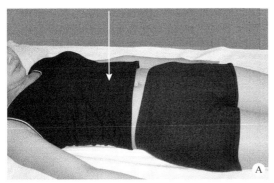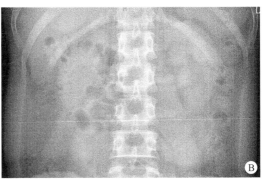

图 4-3-4　双肾区正位
A. 体位图；B. 影像图

（四）膀胱区正位

1. 摄影目的　观察膀胱区、前列腺的结石、钙化等情况。

2. 体位要求　①被检者仰卧于摄影床上，正中矢状面与床面垂直，并对准 IR 中线；②双上肢放于身体两侧，双下肢伸直（图 4-3-5A）；③IR 上缘平髂嵴，下缘超过耻骨联合。

3. 中心线　经耻骨联合上 4cm 垂直射入。

4. 标准影像特征　①无异物影像，无运动伪影；②显示膀胱区正位影像；③照片包括全部小骨盆腔，其内无积气、积粪影，结石、钙化等影像显示清晰（图 4-3-5B）。

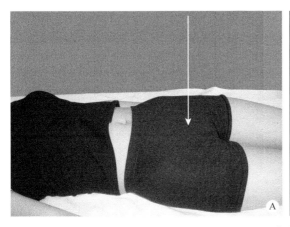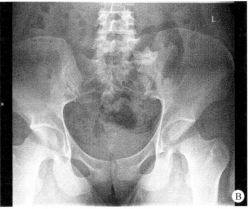

图 4-3-5　膀胱区正位
A. 体位图；B. 影像图

四、摄影体位选择

腹部常见疾病的摄影体位选择见表 4-3-1。

表 4-3-1　腹部常见疾病的摄影体位选择

病变	首选体位	其他体位
急性胃扩张	腹部站立正位	—
急腹症（包括急性胃肠道穿孔、肠梗阻、肠套叠及肠扭转等）	腹部站立正位 腹部仰卧位	腹部侧卧后前位
泌尿系结石	腹部仰卧位	腹部侧卧侧位
前列腺、尿道结石	膀胱区正位	尿道斜位
胆系结石	右上腹俯卧后前位	胆区右后斜位 腹部侧卧侧位
胃下垂、游走肾	腹部站立正位 腹部仰卧位	—
腹部异物	腹部仰卧位 腹部侧卧侧位	—
先天性直肠肛管闭锁或畸形	腹部倒立前后位 腹部倒立侧位	—

第 4 节　脊柱摄影检查

一、体表定位标志

脊柱 X 线摄影时，可以借助与某些椎体相对应的体表标志作为中心 X 线的入射点或出射点。脊柱常用体表定位标志见表 4-4-1。

表 4-4-1　脊柱常用体表定位标志

部位	前面观对应平面	后面观对应平面
第 1 颈椎	上颚	—
第 2 颈椎	上颚牙齿咬合面	—
第 3 颈椎	下颌角	—
第 4 颈椎	舌骨	—
第 5 颈椎	甲状软骨	—
第 6 颈椎	环状软骨	—
第 7 颈椎	环状软骨下 2cm	颈根部最突出的棘突
第 2、3 胸椎间	胸骨颈静脉切迹	—
第 4、5 胸椎间	胸骨角	肩胛骨上角
第 6 胸椎	男性双乳头连线	—
第 7 胸椎	胸骨体中点	肩胛骨下角
第 11 胸椎	胸骨剑突末端	—
第 1 腰椎	剑突末端与肚脐连线中点	—
第 3 腰椎	脐上 3cm	肋弓下缘（最低点）
第 4 腰椎	脐	髂嵴

续表

部位	前面观对应平面	后面观对应平面
第 5 腰椎	脐下 3cm	髂嵴下 3cm
第 2 骶椎	髂前上棘连线中点	—
尾骨	耻骨联合	—

二、摄影注意事项

（1）摄影前应详细阅读申请单，询问病情，根据摄影体位选择原则，正确选择摄影体位。

（2）摄影前应去除被检部位体表不透 X 线的膏药、敷料及可显影的衣物等。腰椎、骶尾椎摄影前，应询问被检者近期有无服用高原子序数的药物，是否做过消化道钡餐检查。骶尾椎摄影前，被检者应先行排便。

（3）摆放摄影体位时，应在熟悉脊柱解剖和体表定位标志的基础上，利用并调整被检者体位或中心线方向来适应脊柱生理或病理弯曲，使 X 线与椎间隙平行，避免椎体影像相互重叠。摆放摄影体位时，应避免人为地造成前屈、后伸或侧弯。

（4）脊柱外伤时，为避免损伤脊髓或血管，操作时，可在保持中心线、体位和 IR 三者相对关系不变的前提下，改变摄影操作方法，尽量减少对被检者的搬动，避免伤情加重。

（5）脊柱摄影应包括邻近有特殊标志的椎骨，以便识别椎骨序数。对组织密度、厚度差异较大的部位，可采用分段摄影，但应注意两片间的衔接，应重复拍摄相邻的 1～2 个椎体，以免遗漏病变。

（6）腰椎摄影宜深呼气后屏气曝光，使腹部组织变薄，有利于提高影像对比度。其他位置多为平静呼吸状态下屏气曝光。

（7）脊柱摄影管电压较高，应使用滤线器摄影技术，以提高影像对比度。对厚度悬殊较大的部位摄影时，应利用阳极效应使照片密度接近一致。使用滤线器摄影，摄影距离宜用栅焦距。

（8）摄影时应注意对被检者的 X 线防护，特别是下部脊柱，如腰椎、骶椎、尾椎摄影时，应用铅橡皮遮蔽生殖器官。

（9）脊柱摄影时管电压为 55～85kV，管电流时间积为 20～50mA·s，摄影距离为 80～100cm。

三、常用摄影体位

（一）寰枢椎张口位

1. 摄影目的 观察第 2 颈椎齿状突、寰枢关节，用于检查齿状突骨折、前后弓骨折、寰枢关节情况及有无先天性改变。

2. 体位要求 ①被检者立于摄影架前或仰卧于摄影床上；②身体正中矢状面垂直并重合于床中线，双上肢置于身旁，下颌稍仰，使上颌切牙咬合面与乳突尖连线垂直于床面，上、下切牙连线对准 IR 中心；③曝光时被检者口尽量张大并发"啊"声，使第 1、2 颈椎投影于口腔阴影之中（图 4-4-1A）。

3. 中心线 经两口角连线中点垂直射入。

4. 标准影像特征 ①无异物影像，无运动伪影；②第 1、2 颈椎位于影像中央，显示第 1、2 颈椎，寰枕关节，寰枢关节骨质及周围软组织影像；③骨小梁清晰显示，周围软组织层次可见；④寰枢关节对称的第 1、2 颈椎前后位影像，枢椎的齿突位于寰椎两侧块之间，寰椎横突位于侧块外部，下方枢椎的骨质棘突、椎弓及寰枢关节清晰可见；⑤影像层次丰富，对比良好（图 4-4-1B）。

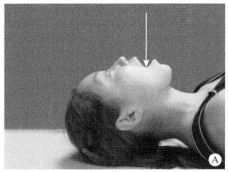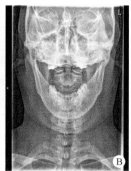

图 4-4-1　寰枢椎张口位

A. 体位图；B. 影像图

（二）颈椎正位

1. 摄影目的　观察第 3～7 颈椎的椎间隙、椎体和钩椎关节结构、功能形态。

2. 体位要求　①被检者立于摄影架前或仰卧于摄影床上；②身体正中矢状面垂直于 IR，并重合于 IR 中线，双上肢置于身旁；头稍后仰，听鼻线垂直于 IR；③IR 上缘平耳郭上缘，下缘平胸骨颈静脉切迹，两侧包括颈部软组织（图 4-4-2A）。

3. 中心线　向头侧倾斜 10°～15°，对准甲状软骨下方射入。平静呼吸下屏气曝光。

4. 标准影像特征　①无异物影像，无运动伪影；②第 3～7 颈椎位于影像中央，显示第 3～7 颈椎、第 1 胸椎的骨质、关节及周围软组织影像；③骨小梁清晰显示，周围软组织层次可见；④第 3～7 颈椎正位影像，第 3～7 颈椎与第 1 胸椎显示于照片正中；⑤颈椎棘突位于椎体正中，椎弓根呈轴位投影于椎体与横突相接处，横突左、右对称显示，颈椎骨质、椎间隙与钩椎关节显示清晰，下颌骨显示于第 2、3 颈椎间隙高度；⑥影像层次丰富，对比良好（图 4-4-2B）。

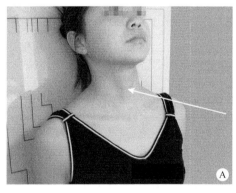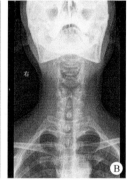

图 4-4-2　颈椎正位

A. 体位图；B. 影像图

（三）颈椎侧位

1. 摄影目的　观察第 1～7 颈椎的椎体和关节结构，以及颈椎序列曲线和颈椎前后软组织等影像。用于检查颈椎退行性关节改变、颈椎失稳、椎体骨折与破坏等病变。

2. 体位要求　①被检者侧立于摄影架前，右侧（或左侧）靠近摄影架；②颈部冠状面垂直于摄影架，必要时被检者双手各持一沙袋，使两肩尽量下垂，头稍后仰，使听鼻线与 IR 垂直；③IR 上缘平耳郭上缘，下缘包括第 1 胸椎。颈部软组织前后缘的中点对准摄影架中线（图 4-4-3A）。

3. 中心线　经甲状软骨水平面，颈部前后连线中点，下颌角向下 2cm 处，垂直射入。平静呼吸下屏气曝光。

4. 标准影像特征　①无异物影像，无运动伪影；②全部颈椎侧位影像位于影像中央，显示第 1～7 颈椎、第 1 胸椎的骨质、关节及周围软组织影像；③骨小梁清晰显示，周围软组织层次可见；④全部颈椎侧位影像及颈部软组织影像，各椎体前后缘重合无双缘现象，枕骨与寰椎关节间隙清晰显示，椎体骨质、各椎间隙及椎间关节显示清晰；⑤下颌骨不与椎体重叠，影像层次丰富，对比良好（图 4-4-3B）。

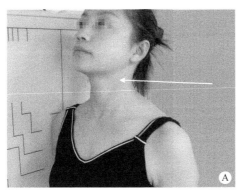
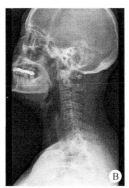

图 4-4-3　颈椎侧位

A. 体位图；B. 影像图

（四）颈椎后前斜位

1. 摄影目的　观察颈椎椎间孔、小关节及椎弓根情况。需分别摄取左、右斜位。

2. 体位要求　①被检者俯卧于摄影床上或取站立位；②头颅呈侧位，被检侧向下，下颌前伸，避免下颌角与颈椎重合；③被检侧上肢放于身后伸直，对侧上肢肩部尽量沿身体长轴向下。对侧上肢手扶床面，胸部冠状面与探测器面呈 55°～65°，下肢弯曲，膝部支撑使身体稳定；④IR 上缘平耳郭上缘，下缘平胸骨颈静脉切迹，两侧包括颈部软组织（图 4-4-4A）。

3. 中心线　经甲状软骨处的颈部中间垂直射入。平静呼吸下屏气曝光。

4. 标准影像特征　①无异物影像，无运动伪影；②全部颈椎斜位影像位于影像中央，显示第 1～7 颈椎、第 1 胸椎的骨质、关节及周围软组织影像；③骨小梁清晰显示，周围软组织层次可见；④颈椎斜位影像，右（左）前斜位显示右（左）侧椎间孔和椎弓根，椎间孔呈卵圆形排列，显示于椎体与棘突之间，椎弓根投影于椎体正中，上下关节突显示清晰；⑤椎骨纹理清晰；⑥下颌骨不与椎体重叠，影像层次丰富，对比良好（图 4-4-4B）。

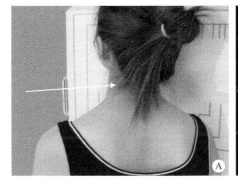
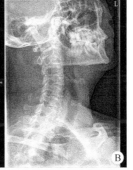

图 4-4-4　颈椎后前斜位

A. 体位图；B. 影像图

（五）胸椎正位

1. 摄影目的 用于检查胸椎骨折、先天性脊柱侧弯畸形、骨肿瘤、感染性骨病和骨质疏松等病变。

2. 体位要求 ①被检者仰卧于摄影床；②身体正中矢状面垂直于床面并对准床中线。双上肢放于身旁，下肢伸直或屈髋关节、屈膝关节，两足平踏床面，保持身体稳定；③IR上缘平第7颈椎，下缘包括第1腰椎（图4-4-5A）。

3. 中心线 对准胸骨角与剑突连线的中点，垂直射入。平静呼吸下屏气曝光。

4. 标准影像特征 ①无异物影像，无运动伪影；②全部胸椎位于影像中央，显示第7颈椎，第1～12胸椎，第1腰椎的骨质、关节及周围软组织影像；③各椎间隙、骨小梁清晰显示，周围软组织层次可见；④第1～12胸椎前后位影像，胸锁关节、横突、肋骨对称投影于椎体两侧，棘突位于椎体正中，两侧横突、椎弓根对称显示；⑤影像层次丰富，对比良好（图4-4-5B）。

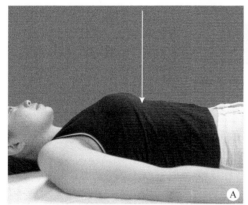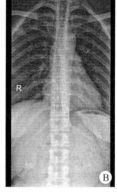

图4-4-5 胸椎正位
A. 体位图；B. 影像图

（六）胸椎侧位

1. 摄影目的 观察胸椎侧位的形态、曲度及骨质等情况。

2. 体位要求 ①被检者侧卧于摄影床上。②两臂上举屈曲，头枕于近床侧的上臂。双侧膝关节、髋关节屈曲，以保持身体稳定，身体冠状面与床面垂直。③两膝间放沙袋或棉垫，腰部过细者在腰下垫棉垫，保持脊柱长轴与床面平行。④棘突后缘距IR中线后约4cm。⑤IR上缘包括第7颈椎，下缘包括第1腰椎（图4-4-6A）。

3. 中心线 经第7胸椎垂直射入。重点观察膈上胸椎时，深吸气后屏气曝光；重点观察膈下胸椎时，深吸气再深呼气后屏气曝光。

4. 标准影像特征 ①无异物影像，无运动伪影；②全部胸椎位于影像中央，显示第7颈椎，第1～12胸椎，第1腰椎的骨质、关节及周围软组织影像；③骨小梁清晰显示，周围软组织层次可见；④第3～12胸椎侧位影像显示于照片正中，胸椎序列略呈后突弯曲；⑤椎体前后缘呈切线显示，无双边影现象，椎间隙显示清楚，各椎体及附件结构清晰显示；⑥影像层次丰富，对比良好（图4-4-6B）。

（七）腰椎正位

1. 摄影目的 观察腰椎正位形态及椎旁软组织情况。

2. 体位要求 ①被检者仰卧于摄影床上。②身体正中矢状面垂直于床面并重合于IR中线；双侧髋关节及膝关节屈曲，使腰背部贴近床面，以减少生理弯曲度。双上肢伸直置于身旁或上举过头。③IR上缘包括第11胸椎、下缘包括上部骶椎、左右包括腰大肌。X线管阴极端置于组织较厚的上部分腰椎（图4-4-7A）。

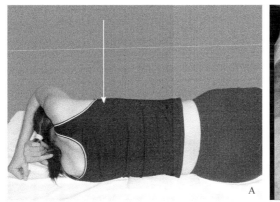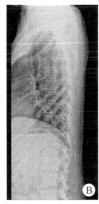

图 4-4-6　胸椎侧位

A. 体位图；B. 影像图

3. 中心线　经第 3 腰椎水平，约脐上 3cm 垂直射入。深呼气后屏气曝光。

4. 标准影像特征　①无异物影像，无运动伪影；②全部腰椎位于影像中央，显示第 11、12 胸椎，第 1～5 腰椎，腰骶关节，骶髂关节的骨质、关节及周围软组织影像；③骨小梁清晰显示，周围软组织层次可见；④腰椎前后位影像，第 1～5 腰椎、腰骶关节、两侧骶髂关节及两侧腰大肌包括在照片中，并对称显示；⑤第 3 腰椎椎体各缘呈切线状显示，无双边影像，椎弓根、棘突和横突清晰显示；⑥腰大肌及周围软组织层次清晰；⑦影像层次丰富，对比良好（图 4-4-7B）。

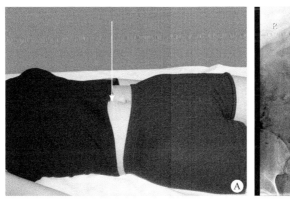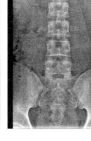

图 4-4-7　腰椎正位

A. 体位图；B. 影像图

（八）腰椎侧位

1. 摄影目的　观察腰椎侧位形态、排列曲度、棘突、椎间孔、关节突及骨质等情况。

2. 体位要求　①被检者侧卧于摄影床上；②双上肢上举抱头，双侧髋关节和膝关节屈曲支撑身体，保持身体稳定；③身体冠状面与床面垂直，腰部过细者在腰下垫棉垫，保持脊柱长轴与床面平行；④第 3 腰椎棘突后缘距 IR 中线后约 5cm；⑤IR 上缘包括第 11 胸椎，下缘包括上部骶骨（图 4-4-8A）。

3. 中心线　经第 3 腰椎水平，约脐上 3cm 垂直射入。深呼气后屏气曝光。

4. 标准影像特征　①无异物影像，无运动伪影；②全部腰椎位于影像中央，显示第 11、12 胸椎，第 1～5 腰椎，腰骶关节的骨质、关节及周围软组织影像；③骨小梁清晰显示，周围软组织层次可见；④第 11 胸椎至第 2 骶椎侧位影像，上下关节突重叠，横突与椎弓重叠，棘突伸向后方，关节间隙较宽而清晰；⑤影像层次丰富，对比良好（图 4-4-8B）。

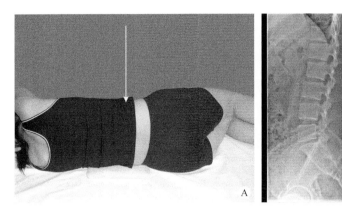

图 4-4-8　腰椎侧位
A. 体位图；B. 影像图

（九）腰椎斜位

1. 摄影目的　观察腰椎椎间关节、上下关节突和椎弓等情况，用于检查椎弓峡部骨折、椎间关节脱位及退行性关节病等病变。

2. 体位要求　①被检者侧卧于摄影床上；②两臂上举抱头，身体向后仰，使冠状面与床面呈 45°，第三腰椎棘突置于床中线后 4cm；③IR 上缘包括第 11 胸椎，下缘包括上部骶骨（图 4-4-9A）。

3. 中心线　经第 3 腰椎水平，约脐上 3cm 垂直射入。深呼气后屏气曝光。

4. 标准影像特征　①无异物影像，无运动伪影；②全部腰椎位于影像中央，显示第 11、12 胸椎，第 1～5 腰椎，腰骶关节的骨质、关节及周围软组织影像；③骨小梁清晰显示，周围软组织层次可见；④第 11 胸椎至第 2 骶椎椎骨斜位及部分软组织影像，椎体在前，其他部位在后，组成犬状形态，近片侧为头，横突投影为嘴，椎弓为眼，上关节突如耳，下关节突为前足，远片侧的下关节突为后足，横突为尾，颈则为近片侧的椎弓峡部，耳与前足间的空隙为近片侧的小关节间隙；⑤影像层次丰富，对比良好（图 4-4-9B）。

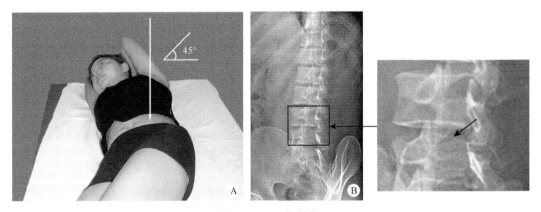

图 4-4-9　腰椎斜位
A. 体位图；B. 影像图。箭头处见犬状形态

（十）骶尾骨正位

1. 摄影目的　观察骶骨、尾骨正位骨质情况。

2. 体位要求　①被检者仰卧于摄影床；②两臂置于身旁，双下肢伸直并拢，身体正中矢状面垂直于床面并与 IR 中线重合；③IR 上缘包括髂嵴，下缘包括耻骨联合下缘 3cm（图 4-4-10A，图 4-4-10B）。

3. 中心线　骶骨摄影时向头端倾斜 15°～20°射入；尾骨摄影时向足端倾斜 15°射入。入射点均为耻骨联合上方 3cm 处。浅缓呼吸或平静呼吸中屏气曝光。

4. 标准影像特征　①无异物影像，无运动伪影；②骶正中嵴位于影像中央，显示第 5 腰椎，骶骨，尾骨，骶髂关节的骨质、结构及周围软组织影像；③骨小梁清晰显示，周围软组织层次可见；④骶骨、尾骨正位影像，骶中嵴位于影像正中，骶骨与尾骨骨质结构清晰，骶孔左右对称；⑤影像层次丰富，对比良好（图 4-4-10C，图 4-4-10D）。

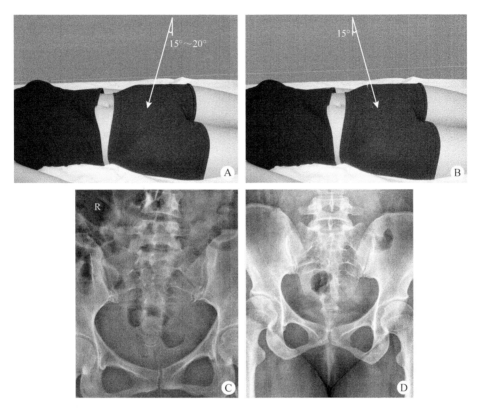

图 4-4-10　骶尾骨正位
A. 骶骨正位体位图；B. 尾骨正位体位图；C. 骶骨正位影像图；D. 尾骨正位影像图

（十一）骶尾骨侧位

1. 摄影目的　观察骶骨、尾骨侧位骨质情况，多用以检查外伤后骨折。

2. 体位要求　①被检者侧卧于摄影床上。②两臂上举抱头，双侧髋关节、膝关节屈曲支撑身体，身体冠状面与床面垂直。③腰细臀宽者在腰下垫棉垫，使脊柱与床面平行。骶部后缘置 IR 中线外 4cm。④IR 上缘平第 5 腰椎，下缘包括尾椎（图 4-4-11A）。

3. 中心线　经髂前上棘向下 2.5cm 处垂直射入。浅缓呼吸不屏气曝光。

4. 标准影像特征　①无异物影像，无运动伪影；②影像显示第 5 腰椎，骶骨，尾骨，腰骶关节的骨质、结构及周围软组织影像；③骨小梁清晰显示，周围软组织层次可见；④骶骨与尾骨侧位影像，边界明确，腰骶关节及骶尾关节间隙清晰；⑤影像层次丰富，对比良好（图 4-4-11B）。

（十二）全脊柱站立前后位

1. 摄影目的　观察全脊柱正位解剖结构情况。真实反映被检者脊柱侧凸畸形方向和角度、躯干平衡条件，以及对脏器影响程度，为临床需要的解剖径线和角度测量提供依据，为脊柱侧凸畸形的矫正治疗和术后效果评价具有重要意义。

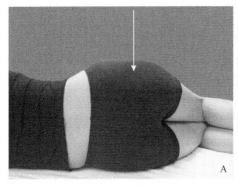
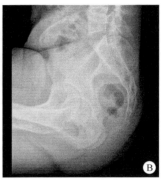

图 4-4-11　骶尾骨侧位
A. 体位图；B. 影像图

2. 体位要求　①被检者站立于专用摄影架上，后背紧贴摄影架，双臂自然下垂，双脚并拢，呈标准人体解剖学姿势，抬头，嘱被检者尽量保持姿势不动；②以胸骨剑突中点为入射点，进行第一次曝光；③向上移动立柱探测器至喉结上缘 3cm 左右，此时保持 X 线管高度不变，X 线管向上倾斜 20°～30°，进行第二次曝光；④向下移动立柱探测器到肚脐下缘 2cm 左右，此时保持 X 线管高度不动、X 线管角度向下倾斜 40°～60°，进行第三次曝光；⑤照射野的选择要求摄影时保留 3～5cm 的相同感兴趣区，摄影距离 150～180cm，视被检者体形手动设置摄影参数，一般选用 70～90kV、5～30mA·s；⑥IR 上缘包括双眼眶下缘，下缘包括骨盆和髋关节，两侧包括躯干侧缘（图 4-4-12A）。

3. 中心线　分别经所摄取范围中心点射入。配合呼吸曝光。

4. 标准影像特征　将摄取的三幅影像选择相同感兴趣区进行拼接，得到完整的脊柱全景影像。①无异物影像，无运动伪影；②全脊柱位于影像中心，显示脊柱全长及各关节的骨质及周围软组织影像；③骨小梁清晰显示，周围软组织层次可见；④各关节间隙清晰，关节面边缘要清晰显示；⑤全片密度均匀，拼接线不明显，拼接线上下影像过渡自然，无结构丢失；⑥脊柱各关节无明显变形失真，拼接点错位不超过 1mm；⑦影像层次丰富，对比良好（图 4-4-12B）。

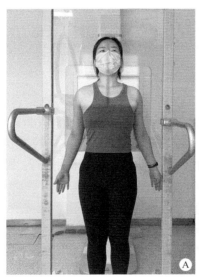
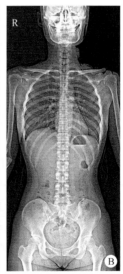

图 4-4-12　全脊柱站立前后位
A. 体位图；B. 影像图

（十三）全脊柱站立侧位

1. 摄影目的　观察全脊柱侧位解剖结构情况。真实反映被检者脊柱侧凸畸形方向和角度、躯干平衡条件及对脏器影响程度，为临床需要的解剖径线和角度测量提供依据，对脊柱侧凸畸形的矫正治疗和术后效果评价具有重要意义。

2. 体位要求 ①被检者站立于摄影架上，身体侧面尽量贴近摄影架，下颌上抬至枕骨水平，双上肢上举，肘关节屈曲，双手握紧摄影架扶手，双足稍分开，足尖朝前；②对准被照侧剑突的中点，进行第 1 次曝光；③向上移动立柱探测器到喉结上缘 2cm 左右，保持 X 线管高度不变，X 线管向上倾斜 20°～30°，进行第 2 次曝光；④向下移动立柱探测器至脐下缘 2cm 左右，保持 X 线管高度不动，X 线管向下倾斜 40°～60°，第 3 次曝光；⑤照射野的选择要求摄影时能保留 3～5cm 的相同感兴趣区，摄影距离 150～180cm，视被检者体形手动设置摄影参数，一般选用 80～100kV、15～40mA·s；⑥IR 上缘包括外耳孔上 3cm，下缘包括骨盆和髋关节，两侧包括躯干前后缘（图 4-4-13A）。

3. 中心线 分别经所摄取范围中心点射入。配合呼吸曝光。

4. 标准影像特征 将摄取的三幅影像选择相同感兴趣区进行拼接，得到一幅无缝完整的脊柱全景影像。①无异物影像，无运动伪影。②全脊柱位于影像中心，显示脊柱全长及各关节的骨质及周围软组织影像。③骨小梁清晰显示，周围软组织层次可见。④全脊柱侧位影像。各关节间隙清晰，关节面边缘要清晰显示；全片密度均匀，拼接线不明显，拼接线上下影像过渡自然，无结构丢失；脊柱各关节无明显变形失真，拼接点错位不超过 1mm。⑤影像层次丰富，对比良好（图 4-4-13B）。

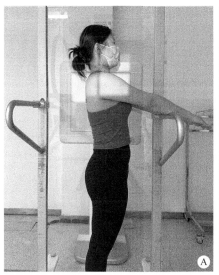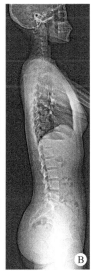

图 4-4-13 全脊柱站立侧位
A. 体位图；B. 影像图

四、摄影体位选择

脊柱常见疾病的摄影体位选择（表 4-4-2）。

表 4-4-2 脊柱常见疾病的摄影体位选择

病变	首选体位	其他体位
颈椎病	颈椎斜位、侧位	颈椎正位
椎骨脱位、骨折	正位、侧位	斜位
脊柱结核、肿瘤、炎症	正位、侧位	斜位
腰椎间盘突出	腰椎正位、侧位	—

续表

病变	首选体位	其他体位
强直性脊柱炎	正位、侧位	—
腰椎骶化、骶椎腰化	腰椎、骶椎正位、侧位	—
骶尾骨骨折	骶尾骨侧位	骶尾骨正位

第5节 骨盆摄影检查

一、体表定位标志

（1）髂嵴为骨盆的最高点，两侧髂嵴连线平第4腰椎棘突水平。

（2）髂前上棘骨盆两侧前上方最突出的骨为髂前上棘，为重要骨性标志之一。

（3）耻骨联合与尾骨在同一平面上。

（4）尾骨末端也是骨盆摄影的重要标志。

二、摄影注意事项

（1）为减少盆腔内容物对影像质量的影响，应排便排尿后进行摄影。钡餐或静脉肾盂造影（intravenous pyelography，IVP）后不宜进行此项检查。去除可能重叠在骨盆上的物品，如腰带、拉链、纽扣、膏药等。

（2）应根据被检者的状况灵活选择摄影体位，尽量减少对被检者的搬动，避免二次损伤，应注意疑似骨折的被检者，搬动时应多人平托移动，不能施加外力进行扭曲和受力，尽量在医生指导下处理。

（3）中心线入射点对各部位投影影响较大，摄影时应充分利用体表定位标志。

（4）摄影时应注意合理运用体位防护，同时选择适当的照射野。

（5）骨盆摄影因组织密度高、体厚大，除新生儿外，一般均应使用滤线器，摄影距离为90～100cm。

（6）骨盆摄影，呼吸方式选择平静呼气下曝光。

三、常用摄影体位

（一）骨盆正位

1. 摄影目的 观察骨盆形态、骨质结构及双侧髋关节。

2. 体位要求 ①被检者仰卧于摄影床上，身体正中矢状面垂直床面并对准IR中线。②两下肢伸直，并稍内旋，双足踇趾靠拢，足尖向上。③IR横放于滤线器托盘中，上缘超出髂嵴约3cm；下缘达耻骨联合下3cm。④骨盆畸形者需用棉垫垫于髋部，使两侧髂前上棘连线与摄影床面平行（图4-5-1A）。

3. 中心线 经两侧髂前上棘连线中点与耻骨联合上缘连线的中点垂直射入。

4. 标准影像特征 ①显示骨盆正位影像，骨盆内无异物影像；②照片包括骨盆诸骨、股骨近端及两侧软组织，左右对称；③骨盆位于影像正中，第5腰椎棘突位于椎体中央，骶骨棘与耻骨联合位于中线，左右对称显示；④骶髂关节、髋关节结构清晰，耻骨不与骶骨重叠，左右髋关节分别位于骨盆两侧下1/4处，内方为耻骨、坐骨围成的闭孔，骨盆诸骨、股骨近端皮质及骨小梁清晰可见（图4-5-1B）。

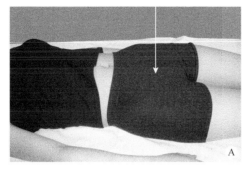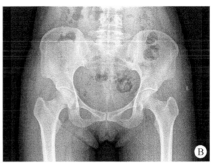

图 4-5-1　骨盆正位
A. 体位图；B. 影像图

（二）骶髂关节正位

1. 摄影目的　观察骶髂关节情况。

2. 体位要求　①被检者仰卧于摄影床上，身体正中矢状面垂直于床面并重合于 IR 中线；②两臂置于身体两侧，双下肢伸直，双足尖直立向上；③髂嵴和骶椎末节包括在 IR 内（图 4-5-2A）。

3. 中心线　向头端倾斜 10°～20°，对准髂前上棘连线中点与耻骨联合连线中点射入。

4. 标准影像特征　①显示骶髂关节正位影像，骨盆内无异物影像；②骶髂关节左右对称，骶骨呈正位影像，与髂骨的耳状面重叠；③骶髂关节耳状面边缘、间隙显示清楚，骨纹理清晰（图 4-5-2B）。

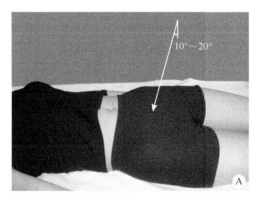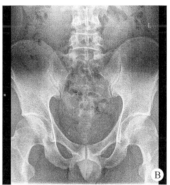

图 4-5-2　骶髂关节正位
A. 体位图；B. 影像图

（三）骶髂关节前后斜位

1. 摄影目的　观察单侧骶髂关节间隙切线位情况。常规摄取左、右双斜位进行对比。

2. 体位要求　①被检者仰卧于摄影床上，被检侧臀部垫高；②被检侧下肢伸直，对侧弯曲，使身体冠状面与床面呈 25°～30°；③被检侧髂前上棘内 2.5cm 处置 IR 中心，髂嵴和骶椎末节包括在 IR 内（图 4-5-3A）。

3. 中心线　对准垫高侧髂前上棘内 2.5cm 处垂直射入。

4. 标准影像特征　①骨盆内无异物影像；②被检侧骶髂关节间隙呈切线状显示于照片正中，关节间隙清楚；③髂骨、骶骨骨纹理清晰显示（图 4-5-3B）。

四、摄影体位选择

骨盆常见疾病的摄影体位选择见表 4-5-1。

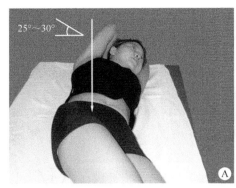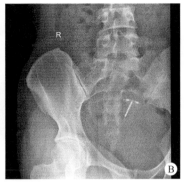

图 4-5-3　骶髂关节前后斜位

A. 体位图；B. 影像图

表 4-5-1　骨盆常见疾病的摄影体位选择

病变	首选体位	其他体位
骨盆外伤	骨盆正位	骨盆入口位、出口位
下腹部、臀部异物	骨盆正位	骨盆侧位
股骨头坏死	骨盆正位	—
畸形性骨炎、骨软骨瘤	骨盆正位	—
致密性骨炎	骶髂关节正位	骶髂关节前后斜位
强直性脊柱炎	骶髂关节正位	腰椎正位

第 6 节　头部摄影检查

一、体表定位标志

头部的解剖较复杂，多种组织居于颅内，互相重叠。欲使某一部位清晰显示，必须将头颅的摄影位置摆正确。为了摆放位置方便，摄影位置准确，必须应用头部的一些重要的定位点和定位线（图 4-6-1），从而得到准确和完美的影像。

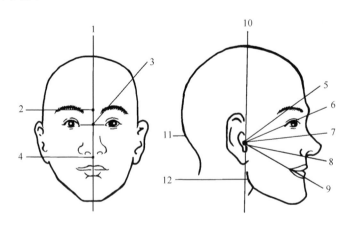

图 4-6-1　头颅体表定位点、定位线和基准面

1. 正中矢状面；2. 眉间；3. 鼻根；4. 鼻中棘；5. 听眉线；6. 听眦线；7. 听眶线；8. 听鼻线；9. 听口线；10. 耳垂额状面；11. 枕外隆凸；12. 下颌角

1. 定位点 ①眉间：两侧眉弓的内侧端之间；②鼻根：鼻骨与额骨相接处；③外耳门：耳郭前外面前部的椭圆形孔；④枕外隆凸：枕骨外面的中部隆起；⑤乳突尖：外耳门后方，颞骨乳突部向下呈乳头尖状部分；⑥下颌角：下颌骨的后缘与下缘相会处形成的钝角。

2. 定位线 ①听眶线：为外耳门与同侧眼眶下缘间的连线。听眶线为解剖学的水平线，与解剖学水平面平行。②听眦线：为外耳门与同侧眼外眦间的连线，与同侧听眶线约呈 12°。③听鼻线：为外耳门与同侧鼻翼下缘间的连线，与同侧听眶线约呈 13°。④听口线：为外耳门与同侧口角间的连线，与同侧听眶线约呈 23°。⑤听眉线：为外耳门与眉间的连线，与同侧听眶线约呈 22°。⑥瞳间线：为两瞳孔间的连线。

3. 基准面 ①正中矢状面：将头颅纵向分为左、右均等的两部分的切面。不位于正中，但与其平行的面，均称为矢状面。②解剖学水平面：经颅骨听眶线，将头颅分成上、下两部分的水平断面。③耳垂额状面：沿外耳孔作解剖学水平面垂直线，将头颅分作前后两部分的冠状断面。

二、摄影注意事项

（1）摄影前阅读 X 线摄影检查申请单，了解被检者病情、检查目的，选择合适的摄影体位和摄影条件。

（2）摄影时要让被检者体位舒适，以避免曝光时可能产生位置移动。

（3）摄影前应去掉被检者头部的发卡、饰物、活动义齿等物品。

（4）头颅解剖结构复杂，摆放摄影体位时应充分利用头颅的一些标准平面和体表定位标志线，摄影时要明确 X 线的投射方向，以及中心线的入射点和出射点。

（5）特殊情况无法使摄影体位符合常规摆放要求，应通过改变 IR 位置和 X 线投射方向，使摄影效果符合诊断要求，必要时采用头颅固定装置。

（6）头颅摄影呼吸方式为平静呼吸下屏气，曝光前应做好呼吸训练。

（7）正确使用滤线器，确定适当的照射野。

（8）某些结构对称的部位，需进行双侧影像对比时，双侧的摄影条件必须一致。

（9）摄影时加强对被检者的 X 线防护，合理运用体位防护，减少被检部位以外区域的 X 线辐射量。

（10）头颅外伤等危重患者摄影，应在临床医生的监护下进行，通常取头颅前后位和仰卧水平侧位。

（11）头颅摄影时管电压 70～80kV，管电流时间积 30～40mA·s，摄影距离一般为 90～100cm。

三、常用摄影体位

（一）头颅后前位

1. 摄影目的 观察颅骨正位影像，观察颅骨的骨质、对称性、骨板厚度、颅缝宽度及颅内的情况。

2. 体位要求 ①被检者俯卧于摄影床，前额及鼻尖贴摄影床面；②双上肢弯曲，手扶床面，保持身体稳定，头正中矢状面与床面正中线重合并垂直，听眦线垂直床面；③IR 置于滤线器托盘上，其长轴与床中线平行，上缘超出颅骨顶部 3cm，下缘超过颏部（图 4-6-2A）。

3. 中心线 经枕外隆凸垂直射入探测器。平静呼吸屏气曝光。

4. 标准影像特征 ①无异物影像，无运动伪影；②颅骨正位影像位于照片中央，显示全部脑颅骨和面颅骨及周围软组织影像；③骨小梁清晰显示，周围软组织层次可见；④顶骨及两侧颞骨影像对称显示，矢状缝及鼻中隔影像居中，两侧眼眶影像大小相等，颞骨岩部影像位于眼眶影之中，颞骨岩部影像中可见内听道的影像，颅骨骨板及骨质结构显示清晰；⑤影像层次丰富，对比良好（图4-6-2B）。

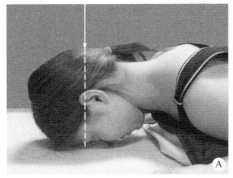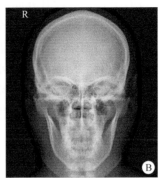

图 4-6-2 头颅后前位

A. 体位图；B. 影像图

（二）头颅侧位

1. 摄影目的 观察颅骨的骨质、骨缝，以及蝶鞍的形态、大小及颅内情况。

2. 体位要求 ①被检者俯卧于摄影床，头颅被检侧贴于摄影床面；②被检侧上肢伸直放在身旁，对侧手扶床面，下肢自然弯曲，膝部支撑身体保持稳定，头部正中矢状面与床面平行，瞳间线与床面垂直；③IR横放于滤线器托盘上，上缘超出颅顶3cm，下缘超过颏部（图4-6-3A）。

3. 中心线 经外耳门向前2.5cm，再向上2.5cm处垂直射入。平静呼吸屏气曝光。

4. 标准影像特征 ①无异物影像，无运动伪影；②颅骨侧位影像位于照片中央，显示全部脑颅骨、面颅骨及周围软组织影像，前缘包括额骨、鼻骨，上缘包括顶骨，后缘包括枕外隆凸；③骨小梁清晰显示，周围软组织层次可见；④额骨、顶骨和枕骨侧位影像，蝶鞍影像居中，鞍底呈单边显示，颅骨内板、外板、板障及颅缝影显示清晰；⑤影像层次丰富，对比良好（图4-6-3B）。

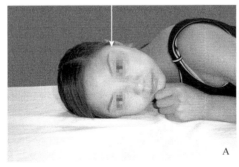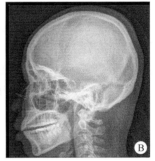

图 4-6-3 头颅侧位

A. 体位图；B. 影像图

（三）头颅前后半轴位（汤氏位）

1. 摄影目的 观察枕骨及顶骨后部、颞骨岩部、枕骨大孔及鞍背床突的骨质情况。

2. 体位要求 ①被检者仰卧于摄影床上。②正中矢状面垂直于床面，并与摄影床中线重合，颏部内收，听眦线垂直于床面。③IR上缘平颅顶，下缘低于颏部（图4-6-4A）。

3. 中心线 向足侧倾斜25°～30°，对准眉间上方10cm处，经枕外隆凸射入暗盒；或向足侧倾斜30°～40°，经两外耳孔连线与正中矢状面的交点处射入暗盒。平静呼吸屏气曝光。

4. 标准影像特征 ①无异物影像，无运动伪影。②颅骨半轴位影像，显示枕骨、颞骨岩部及下颌骨升支。③骨小梁清晰显示，周围软组织层次可见。④枕骨及枕骨大孔影像显示清楚，显示于双侧岩尖部上方。颞骨岩部对称显示于枕骨大孔影两侧，其内可见内听道影。枕骨及顶骨后部显示于枕骨大孔影上方。⑤影像层次丰富，对比良好（图 4-6-4B）。

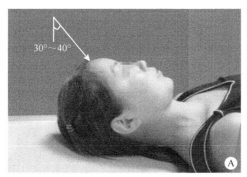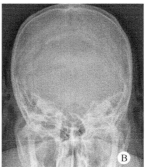

图 4-6-4　头颅前后半轴位

A. 体位图；B. 影像图

（四）下颌骨侧位

1. 摄影目的　观察下颌骨体部、支部骨质情况。

2. 体位要求　①被检者俯卧或仰卧于摄影床上，头部枕在下端垫高 15° 的 IR 上，头部呈顶低颏高。②颈部尽量前伸，下颌仰起，使下颌骨体部与 IR 下缘平行。面部转向被检侧，使头部呈面低枕高姿势。检查下颌骨体部，头颅矢状面与 IR 呈 30°；检查下颌骨支部，矢状面与 IR 呈 10°。被检侧肩部向下牵拉，前臂伸直置于身旁；健侧身体垫高，下肢屈曲以固定身体。③此体位也可采用仰卧侧位进行摄影。若被检者下颌骨损伤严重，无法移动不能配合检查时，可行仰卧水平侧位摄影。④IR 上缘超过耳郭上缘，下缘超过颏部（图 4-6-5A）。

3. 中心线　向头侧倾斜 15°～25°，经被检侧下颌骨体部中点射入。平静呼吸不屏气曝光。

4. 标准影像特征　①无异物影像，无运动伪影；②下颌骨呈侧位影像，显示被检侧下颌体、下颌角、下颌支及上部颈椎影像；③骨小梁清晰显示，周围软组织层次可见；④下颌骨支部侧位、体部侧位影像，各部形态及牙排列与解剖形态近似；⑤影像层次丰富，对比良好（图 4-6-5B）。

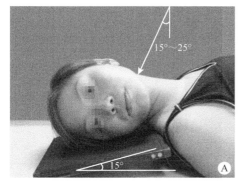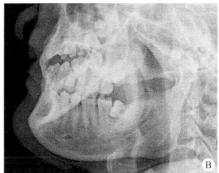

图 4-6-5　下颌骨侧位

A. 体位图；B. 影像图

（五）鼻骨侧位

1. 摄影目的　观察鼻骨外伤者骨折情况。

2. 体位要求　①被检者俯卧于摄影床上；②头部侧转，矢状面与床面平行，瞳间线与床面垂直，鼻根下 1cm 处对准 IR 中心；③此体位也可摄取站立位或坐位；④IR 上缘包括额骨，下缘包括上颌骨（图 4-6-6A）。

3. 中心线　经鼻根下 1cm 处垂直射入。

4. 标准影像特征　①无异物影像，无运动伪影；②鼻骨呈侧位影像，显示眼眶区、鼻根部及周围软组织影像；③骨小梁清晰显示，周围软组织层次可见；④鼻骨影像位于鼻根部眼眶影的前方，双眼眶下缘、后缘重叠良好；⑤影像层次丰富，对比良好（图 4-6-6B）。

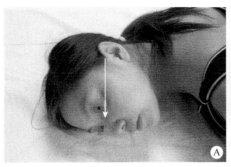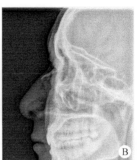

图 4-6-6　鼻骨侧位
A. 体位图；B. 影像图

（六）颅骨切线位

1. 摄影目的　观察颅骨任一局部的凹陷、凸出，骨皮质的异常改变。

2. 体位要求　①根据病情及病变部位，被检者可取仰卧位或俯卧位；②根据病变部位设计头颅方向，转动被检者头部，使病变区颅骨的边缘与 IR 呈垂直关系；③根据病变范围调整适当摄影范围（图 4-6-7A）。

3. 中心线　与病变处颅骨相切，垂直射入 IR 中心。

4. 标准影像特征　①无异物影像，无运动伪影；②显示包括病变区及邻近颅骨骨质及周围软组织影像；③骨小梁清晰显示，周围软组织层次可见；④头颅某局部切线影像，凹陷骨折者，可见骨皮质断裂和骨片凹陷情况；⑤影像层次丰富，对比良好（图 4-6-7B）。

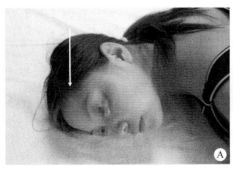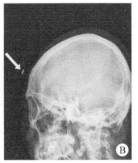

图 4-6-7　颅骨切线位
A. 体位图；B. 影像图

（七）口咽部侧位

1. 摄影目的　主要用于鉴别诊断儿童腺样体肥大，伴或不伴慢性扁桃体炎和扁桃体肥大；亦可直接观察和测量腺样体肥大程度及咽腔狭窄程度，为临床治疗提供可靠依据。

2. 体位要求　①被检者右侧位立于或坐于摄影架前；②双上肢自然下垂，头颅矢状面与 IR 平行，头颅冠状面与 IR 垂直，将头后仰 15°～20°，以减少下颌支与鼻咽腔重叠。将听鼻线后 1/3 置于 IR 中心；③IR 上缘包括耳郭上缘上方 5cm，下缘包括颈根部（图 4-6-8A）；④成人摄影时管电压 68～72kV，管电流时间积 20mA·s；儿童摄影时管电压 60～65kV，管电流时间积 12～15mA·s。摄影距离均为 100cm。

3. 中心线 经听鼻线后 1/3 垂直射入。嘱被检者闭口用鼻平静吸气后屏气曝光，防止软腭抬高造成鼻咽腔变窄假象。

4. 标准影像特征 ①无异物影像，无运动伪影；②咽喉部呈侧位，显示鼻咽顶后壁、咽后壁、颈前组织、舌根、会厌等软组织及鼻咽、口咽、喉咽气道；③骨小梁清晰显示，周围软组织层次可见；④咽腔气道通畅，管壁光滑无狭窄，软腭及悬雍垂无增厚、无过长；⑤影像层次丰富，对比良好（图 4-6-8B）。

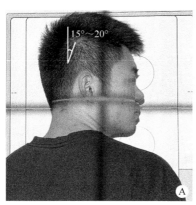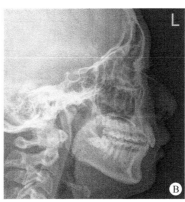

图 4-6-8 口咽部侧位
A. 体位图；B. 影像图

四、摄影体位选择

头颅常见疾病的摄影体位选择见表 4-6-1。

表 4-6-1 头颅常见疾病的摄影体位选择

病变	首选体位	其他体位
颅骨骨折	头颅前后位、仰卧水平侧位	颅骨切线位
颅骨凹陷性骨折	颅骨切线位、头颅前后位	—
颅骨肿瘤	头颅后前位、侧位	颅骨切线位
垂体病变	头颅侧位（蝶鞍侧位）	—
眼眶异物定位	眼眶后前位	眼眶侧位
中耳乳突病变	许氏位、梅氏位	劳氏位、伦氏位
鼻旁窦病变	瓦氏位、柯氏位	鼻窦侧位
颞下颌关节病变	颞下颌关节闭、张口侧位	—

第7节 口腔摄影检查

一、牙 齿 摄 影

（一）牙齿解剖

1. 乳牙与恒牙 人在一生中生长两副牙齿即乳牙与恒牙。乳牙在出生后 6 个月开始萌出，至 2 岁左右出齐，共 20 颗，用罗马字数字标注，从中间向两边分别为Ⅰ、Ⅱ、Ⅲ、Ⅳ、Ⅴ（图 4-7-1）；乳牙在 6～13 岁逐渐脱落，被恒牙替换，恒牙共 28～32 颗，用阿拉伯数字标注，从中间向两边分别为 1～8（图 4-7-2）。

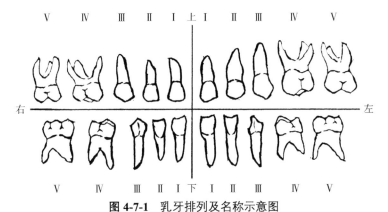

图 4-7-1　乳牙排列及名称示意图

Ⅰ.乳中切牙；Ⅱ.乳侧切牙；Ⅲ.乳尖牙；Ⅳ.第一乳磨牙；Ⅴ.第二乳磨牙

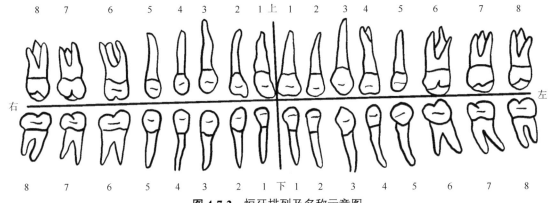

图 4-7-2　恒牙排列及名称示意图

1.中切牙；2.侧切牙；3.尖牙；4.第一前磨牙；5.第二前磨牙；6.第一磨牙；7.第二磨牙；8.第三磨牙

2. 牙齿形态与结构　牙齿由牙冠、牙颈、牙根三部分组成。牙冠为牙釉质覆盖的部分，大部分暴露在口腔，小部分覆盖于牙龈之下。由牙骨质覆盖的部分称为牙根。冠根交界处形成的弧形曲线称为牙颈。一般将牙根分作 3 部：上 1/3 部称颈，下 1/3 部称根尖，中 1/3 部称根中，通过牙体中心的一条假想轴称为牙体长轴（图 4-7-3）。

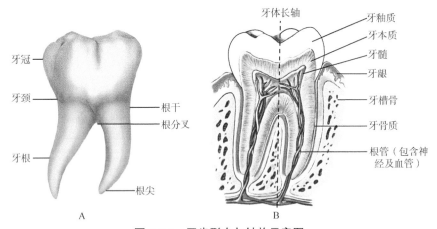

图 4-7-3　牙齿形态与结构示意图

A. 牙的组成（外形观察）；B. 牙的纵剖面观

牙齿一般有 5 个面，前牙有 4 个面 1 个切缘，其牙冠与唇相接的一面为唇面，后牙牙冠与颊相邻接的一面为颊面；下颌牙靠近舌的一面为舌面；上颌牙靠近上腭的一面为腭面；牙彼此相邻的面称侧面；上、下牙齿相对的面为咬合面。

牙齿的组织结构，牙齿的本身称牙体。牙体组织包括牙釉质、牙本质、牙骨质和牙髓质，前三者是钙化的硬组织。釉质是人体中最硬组织，牙本质构成牙体的主体，牙骨质在牙根部表面，结构与骨组织相似，将牙体组织与牙周组织连接在一起，牙髓质位于牙髓腔内，是富于细胞、血管和神经的疏松结缔组织。

牙周组织包括牙周膜、牙槽骨和牙龈。牙周膜是介于牙根和牙槽骨之间的纤维结缔组织；牙槽骨是包围着牙根的颌骨突起部分，容纳牙根凹陷叫牙槽窝，牙根之间的牙板叫牙槽中隔，游离缘叫牙槽嵴，牙槽骨的骨质疏松，是支持牙体的重要组织；牙龈为口腔黏膜，包围着牙颈和牙槽嵴的部分，牙龈坚韧而有弹性，其前层具有较厚的角化上皮，属软组织。

3. 牙齿体表定位 上、下颌骨的牙槽骨内容纳牙根，根尖位于牙槽骨的底部。上颌牙的根尖大约位于听鼻线，下颌牙的根尖大约位于下颌下缘上 1cm 与下颌下缘的平行线。从纵线上看，上、下颌中切牙根尖位于头颅正中矢状面两侧，侧切牙根尖位于鼻翼中点线，尖牙根尖位于眼内眦线，第一前磨牙根尖位于鼻翼侧缘线，第二前磨牙与第一磨牙根尖位于眼眶中点线，第二与第三磨牙根尖位于眼外眦线（图 4-7-4）。

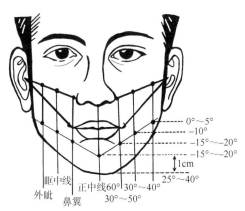

图 4-7-4 牙根尖体表定位图

（二）摄影注意事项

1. 口腔卫生 X 线摄影是将具有清洁卫生包装的牙片置入被检者口腔内，X 线由口腔外向口腔内投射。牙片放置所使用的器械应进行消毒处理，防止交叉感染。

2. 牙片标记 牙齿为对称生长，为区分左、右侧牙，在牙片及包装上均印压有圆点状标记，放置牙片时需将标记靠近正中矢状面，并注意曝光面与背面区分。

3. 牙片的分类及包装 分别为齿型片、咬合片和咬翼片 3 种。牙片的基本结构与一般 X 线片相同，适合于不同需求的规格包装。成人的齿型片为 3cm×4cm，儿童的为 2cm×3cm。牙片在使用时把正面靠近牙面，反面为舌腭面。具有牙片形态和功能的口腔数字化传感器已经逐渐普及，具有即刻成像且清晰、便于数字化传输和观察的优点。

4. 口腔内 X 线摄影 是将牙片置于口腔内牙的舌侧或上下齿咬合面之间，X 线从口腔外部摄入口腔内，经牙齿或上、下颌骨射入 IR 的摄影方法。①头颅呈直立位，头颅矢状面与地面垂直，眼眶间连线与地面平行；②外耳孔至鼻翼连线为上颌咬合面平行线，摄取上颌牙时应使此线与地面平行；③外耳孔至口角连线为下颌咬合面平行线，摄取下颌牙时应使此线与地面平行。

5. IR 的放置与固定 口腔内 IR 的曝光面应贴近被摄牙的舌面或腭面，IR 与牙齿贴紧但避免 IR 过度弯曲。尤其是前部颌弓弯度大，无法避免 IR 弯曲，可增加中心线的倾角，以减少牙齿投影失真。在放入 IR 前，向被检者讲解固定 IR 的方法及注意事项，争取其配合。儿童摄影时可由陪同人员协助代为固定。被检者如有恶心，可嘱其深呼吸以防发生呕吐，敏感者可用棉球浸 1%~2% 的丁卡因深擦局部，待硬腭及口腔黏膜麻醉后摄 X 线片。

6. 摄影距离 一般为 20~30cm。

7. X 线中心线 口腔内摄影 IR 无法与牙齿长轴完全平行，原则上应使中心线与牙齿和 IR 所构成角度的角平分线垂直。中心线与牙齿邻接面的关系应平行地穿过邻接处，若中心线与牙齿邻接面成角，可形成牙齿影像相互重叠。

8. 防护 口腔摄影时应让被检者穿口腔铅防护围裙。

9. 摄影条件 管电压一般采用 65~70kV，管电流时间积一般为 1.5~10mA·s。

（三）牙齿摄影技术

1. 根尖 X 线片分角线摄影技术 口腔内摄影原则上应使中心线与牙齿长轴和 IR 平面所构成角度的

角平分线（分角线）垂直（图4-7-5）。正常人各部分牙齿摄影时的中心线倾斜角：上颌切牙为向足侧倾斜42°，尖牙为45°，前磨牙、第一磨牙为30°，第二、第三磨牙为28°；下颌切牙为−15°，尖牙为−18°～−20°，前磨牙、第一磨牙为−10°，第二、第三磨牙为−5°。中心线向牙近、远、中方向所倾斜的角度称为X线水平角度。该角度随被检者牙弓形态改变，必须使X线平行穿过牙齿邻接面处（图4-7-6）。

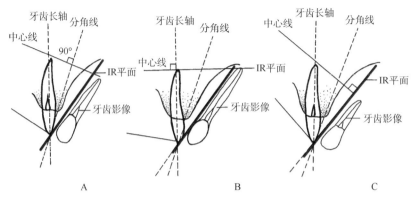

图4-7-5 中心线投射方向示意图
A. 正确；B. 不正确；C 不正确

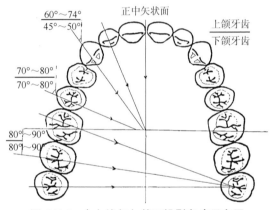

图4-7-6 中心线与矢状面投影角度示意图

（1）上颌切牙位　观察上颌切牙的形态、病变、牙根周及牙槽骨的情况。

1）体位要求：①被检者坐于摄影椅，头颅矢状面与地面垂直，头略仰起，张口使上颌咬面与地面平行。②牙片竖放于切牙的舌侧，下缘贴近牙冠，并超出切缘0.5cm以内，下缘与颌面平行，上缘贴于腭部，被检者用右手拇指轻压IR使之固定（图4-7-7A）。

2）中心线：向足端倾斜，与上颌咬合面约呈45°，经牙根部与牙齿及IR间的分角线垂直，对准鼻尖射入。

3）标准影像特征：①无异物影像，无运动伪影。②IR中央显示上颌切牙牙体形态轮廓，牙髓腔、牙周膜也清晰可见；注意牙根的影像过长，是因中心线倾斜角度偏小，若牙体影像过短，为中心线倾斜角度偏大所致。③骨小梁、根尖周组织显示清晰（图4-7-7B）。

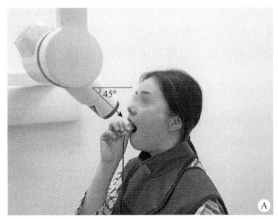
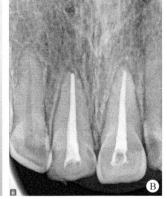

图4-7-7 上颌切牙位
A. 体位图；B. 影像图

（2）上颌尖牙及前磨牙位　观察尖牙与前磨牙的形态、病变、牙根周及牙槽骨的情况。

1）体位要求：①被检者坐于摄影椅，头颅矢状面与地面垂直，头略仰起，张口使上颌咬合面与地面平行；②IR 平面竖放置于尖牙的舌侧，被检者用拇指轻压牙片，牙片长轴边缘与上颌牙咬合面平行且超出牙冠 0.5cm（图 4-7-8A）。

2）中心线：向足端倾斜，与咬合面呈 45°、与矢状面呈 60°～75°，尖牙、第一前磨牙摄影时中心线对准听鼻线与鼻翼垂直线相交处射入；第二前磨牙摄影时中心线对准眼眶下缘中点垂直线相交处射入。

3）标准影像特征：①无异物影像，无运动伪影；②IR 中央显示尖牙、前磨牙的形态结构，牙髓腔、牙周膜清晰可见；③骨小梁、根尖周组织显示清晰（图 4-7-8B）。

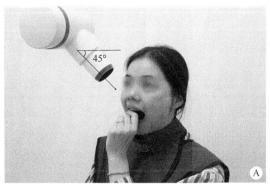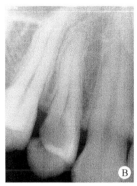

图 4-7-8　上颌尖牙及前磨牙位
A. 体位图；B. 影像图

（3）上颌磨牙位　观察上颌磨牙的形态、病变、牙根周及牙槽骨的情况。

1）体位要求：①被检者坐于摄影椅上，头颅矢状面与地面垂直，头稍仰起，使上颌咬合面与地面平行；②IR 横放，置于患牙腭侧，IR 下端超出牙冠 0.5cm 以内，被检者用对侧拇指压紧 IR，其余四指并拢伸直与拇指分开（图 4-7-9A）。

2）中心线：向足及对侧倾斜，与咬合面呈 28°及正中矢状面呈 80°～90°，对准听鼻线与颧突垂直线相交处射入。

3）标准影像特征：①无异物影像，无运动伪影；②IR 中央显示上颌磨牙的形态结构，牙髓腔、牙周膜清晰可见；③骨小梁、根尖周组织显示清晰（图 4-7-9B）。

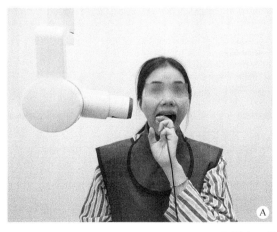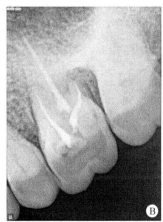

图 4-7-9　上颌磨牙位
A. 体位图；B. 影像图

（4）下颌切牙位　观察下颌切牙的形态、病变、牙根周及牙槽骨的情况。

1）体位要求：①被检者坐于摄影椅上，头颅矢状面与地面垂直，下颌咬合面与地面平行；②IR 竖放于下颌切牙舌侧，牙冠贴近 IR，IR 上缘超出切缘 0.5cm，用示指轻压 IR 予以固定，其余四指屈曲（图 4-7-10A）。

2）中心线：向头端倾斜，与下颌咬合面呈 15° 及与正中矢状面平行，对准颏正中下缘向上 1cm 处射入。

3）标准影像特征：①无异物影像，无运动伪影；②IR 中央显示下颌切牙的形态结构，牙髓腔、牙周膜清晰可见；③骨小梁、根尖周组织显示清晰（图 4-7-10B）。

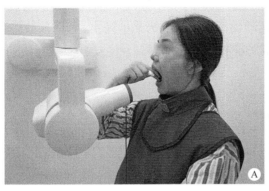
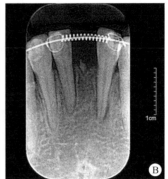

图 4-7-10 下颌切牙位
A. 体位图；B. 影像图

（5）下颌尖牙及前磨牙位 观察下颌尖牙和前磨牙的形态、病变、牙根周及牙槽骨的情况。

1）体位要求：①被检者坐于摄影椅上，头颅矢状面与地面垂直，外耳孔至口角连线与地面平行；②IR 斜放，IR 上缘超出牙冠 0.5cm，被检者对侧示指轻压 IR 予以固定（图 4-7-11A）。

2）中心线：与下颌牙咬合面呈 18°～20° 及正中矢状面呈 45°～50°（尖牙）或 70°～80°（前磨牙），对准被摄牙牙根处射入。

3）标准影像特征：①无异物影像，无运动伪影；②IR 中央显示下颌尖牙、前磨牙的形态结构，牙髓腔、牙周膜也清晰可见；③骨小梁、根尖周组织显示清晰（图 4-7-11B）。

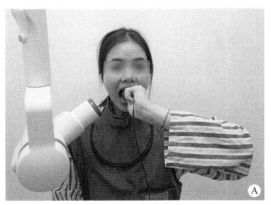
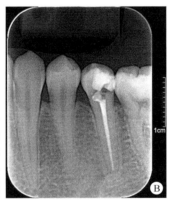

图 4-7-11 下颌尖牙及前磨牙位
A. 体位图；B. 影像图

（6）下颌磨牙位 观察下颌磨牙的形态、病变、牙根周及牙槽骨的情况。

1）体位要求：①被检者坐于摄影椅上，头颅矢状面垂直于地面，下颌咬合面与地面平行；②IR 横放在第一至第三磨牙的舌侧，上缘超出牙冠 0.5cm 以内，且与下牙咬合面平行，被检者对侧示指伸直轻压牙片（图 4-7-12A）。

2）中心线：向头侧倾斜与下颌咬合面呈 5°、与正中矢状面呈 80°～90°，与牙长轴和牙片长轴所成角的平分线垂直，对准第二磨牙根尖处射入。

3）标准影像特征：①无异物影像，无运动伪影；②IR中央显示下颌磨牙的形态结构，牙髓腔、牙周膜也清晰可见；③骨小梁、根尖周组织显示清晰（图4-7-12B）。

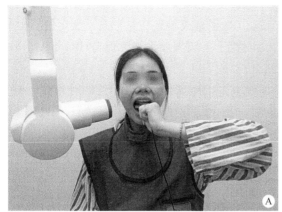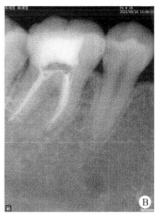

图 4-7-12 下颌磨牙位
A. 体位图；B. 影像图

2. 根尖X线片平行摄影技术 原理是使IR平行于被检牙长轴放置，摄影时X线中心线垂直穿过牙齿到达IR（图4-7-13A）。这种摄影法产生的牙像畸变最小。在放置牙片时，为保证IR能平行于牙长轴，牙与IR距离较大，为减小放大失真，需要加大摄影距离，即加长遮线筒，尽量采用管电压65～70kV牙科X线机摄影。在放置牙片时，需要使用专用定位器。定位器分为前牙型、右上左下型、左上右下型3种（图4-7-13B），能够耐受高压灭菌或经环氧乙烷灭菌使用。

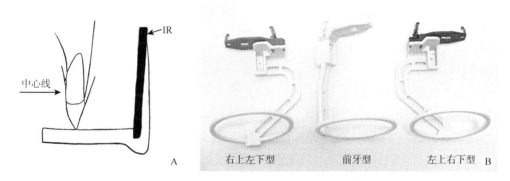

图 4-7-13 平行摄影技术
A. 原理示意图；B. 定位器分型

（1）上颌切牙位 观察上颌切牙的形态、病变、牙根尖周及牙槽骨的情况。

1）体位要求：①被检者坐于摄影椅，头颅矢状面与地面垂直，头略仰起，张口使上颌咬合面与地面平行；②IR夹在前牙型定位器上，伸入口内置于上颌切牙舌侧，保持IR与切牙平行关系并咬住定位器（图4-7-14）。

2）中心线：垂直牙长轴射入鼻尖下方，即牙科X线机遮线筒对准定位器圆形窗口。同理，IR夹在前牙型定位器上，IR向下就可以摄取下颌切牙影像。

3）标准影像特征：①无异物影像，无运动伪影；②IR中央显示上颌切牙牙体形态轮廓，牙髓腔、牙周膜清晰可见；③骨小梁、根尖周组织显示清晰。

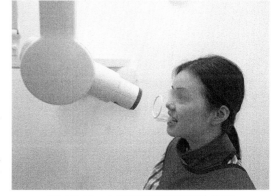

图 4-7-14 上颌切牙平行摄影体位图

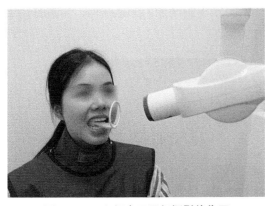

图 4-7-15 上颌尖牙平行摄影体位图

（2）左上尖牙摄影　目的同上颌尖牙分角线摄影。

1）体位要求：①被检者坐于摄影椅，头颅矢状面与地面垂直，头略仰起，张口使上颌咬合面与地面平行；②IR 竖直或斜夹在左上右下型定位器上，IR 向上伸入口内置于上颌尖牙舌侧，保持 IR 与尖牙平行关系并咬住定位器固定（图 4-7-15）。

2）中心线：垂直牙长轴射入尖牙根尖处，即牙科 X 线机遮线筒对准定位器圆形窗口。同理，IR 夹在右上左下型定位器上，IR 向下就可以摄取右下颌尖牙影像。

3）标准影像特征：同上颌尖牙分角线摄影。

（3）左下磨牙摄影　目的同左下磨牙分角线摄影。

1）体位要求：①被检者坐于摄影椅上，头颅矢状面垂直于地面，听口线与地面平行；②IR 夹在右上左下型定位器上，向下伸入口内置于第二、第三磨牙的舌侧，上缘超出牙冠<0.5cm，且与下牙咬合面平行；怀疑第三磨牙近中阻生时，尽量向后向下推放 IR；③被检者保持 IR 与磨牙平行关系并咬住定位器（图 4-7-16）。

2）中心线：垂直牙长轴射入磨牙根尖处，即牙科 X 线机遮线筒对准定位器圆形窗口。同理，IR 夹在左上右下型定位器上，IR 向下就可以摄取下颌右侧磨牙影像。

3）标准影像特征：同下颌磨牙分角线摄影。

3. 第三磨牙口外摄影　克服第三磨牙口内摄影时被检者口底浅、恶心、不配合等弊端。用于观察第三磨牙的形态及萌出情况、阻生方向，第三磨牙牙胚发育情况。

（1）**体位要求**　①被检者面向摄影架站立或坐位。②IR 倾斜与底面夹角呈 75°，头颅侧转，下颏前伸，听鼻线与地面平行。被检侧的颧骨、鼻尖、下颏三点紧贴 IR，头颅矢状面与 IR 呈 45°～50°（图 4-7-17A）。

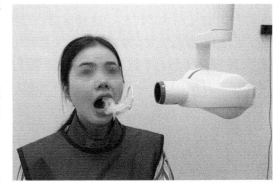

图 4-7-16 下颌磨牙平行摄影体位图

（2）**中心线**　对准对侧下颌角后 1cm 上 1cm 处水平射入 IR。

（3）**标准影像特征**　①无异物影像，无运动伪影；②IR 中央清楚显示被检侧磨牙影像及上颌结节影像，牙体形态轮廓、牙髓腔、牙周膜也清晰可见，可以判读阻生方向等信息；③骨小梁、根尖周组织和下颌神经管等显示清晰（图 4-7-17B）。

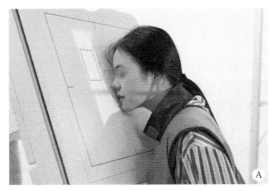
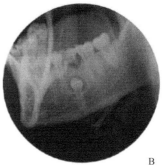

图 4-7-17 第三磨牙口外摄影
A. 体位图；B. 影像图

4. 咬合片摄影　用于显示范围较大的病变和上下颌的情况。

（1）上颌前部咬合片　用于显示上颌前部 13～33 牙齿及牙根以上双侧上颌窦前区及双鼻腔底部区域的硬腭和口腔内外的病变。

1）体位要求：①被检者坐于 X 线机附设的椅子上，头颅矢状面与地面垂直，听鼻线与地面平行；②将咬合片圆端向后，沿上颌牙咬合面放入口内，最大限度地推向后方，使 IR 前缘位于切牙外 1cm 处，两侧包括磨牙；IR 放好后，令被检者轻轻咬住咬合片，予以固定（图 4-7-18A）。

2）中心线：向足侧倾斜，与地面呈 65°。经鼻骨前缘射入 IR。

3）标准影像特征：①无异物影像，无运动伪影；②IR 中央显示切牙影像较长，磨牙仍为轴位像，前部牙槽及硬腭骨质显示清晰（图 4-7-18B）。

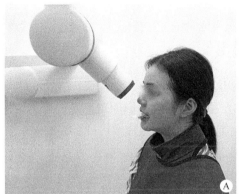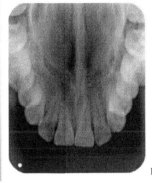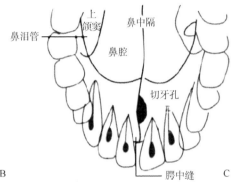

图 4-7-18　上颌前部咬合片
A. 体位图；B. 影像图；C. 解剖示意图

（2）下颌咬合片　用于观察下颌颏部正中以及下牙弓的全貌。

1）体位要求：①下颌咬合片有口底咬合位和颏部咬合位，两者的摄影体位相同。被检者坐于 X 线机前的椅子上，头后仰靠于头托，使头颅矢状面及上颌牙的咬合面均与地面垂直，面部冠状面平行于地面；②将 IR 圆端向后，正面向下插入口内，最大限度地推向后方，IR 前缘位于切牙外 1cm。令被检者闭口轻咬 IR，予以固定。

2）中心线：向头端投射。①口底咬合位片的中心线与 IR 垂直，经两侧第 2 前磨牙连线的中点射入 IR（图 4-7-19A）；②颏部咬合位摄影的中心线向背侧倾斜 45°，经下颌颏部中点射入 IR（图 4-7-20A）。

3）标准影像特征：①无异物影像，无运动伪影；②口底咬合位片显示下颌骨体部及后部牙的轴位像，前部牙为半轴位像，颏部牙面及唇面的骨皮质为切线位像，颏棘呈刺状突起。颌下腺及腺管内若有结石，则显影于下颌骨弓内（图 4-7-19B）；③颏部咬合位片为颏部的斜位像，颏部骨质显影清晰（图 4-7-20B）。

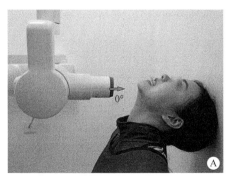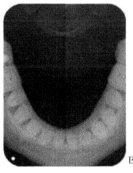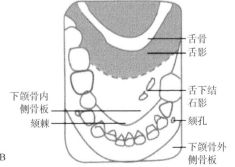

图 4-7-19　口底咬合片
A. 体位图；B. 影像图；C. 影像图解剖示意图

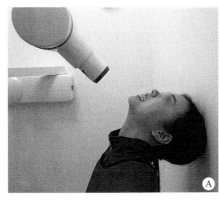
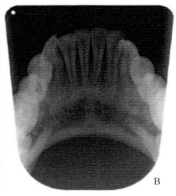
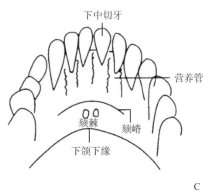

图 4-7-20　颏部咬合片

A. 体位图；B. 影像图；C. 影像图解剖示意图

二、口腔全景曲面体层摄影

牙齿排列呈弧形，用普通 X 线摄影不能避免重叠影像，且无法实现全口牙一次显示。由此，口腔全景曲面体层摄影机是根据人类口腔颌面部的解剖特点，利用体层摄影及狭缝摄影原理进行设计的，一次曝光便可将全口牙齿、颌骨、鼻腔、上颌窦、颞下颌关节等结构显示在一张照片上。目前临床上主要进行全口牙位曲面体层、下颌骨位曲面体层、上颌骨位曲面体层、颞下颌关节曲面体层摄影等。

1. 全口牙位曲面体层摄影　为牙疾病常用检查方法。摄影时，被检者立位或坐位，颈椎垂直或向前倾斜，下颌颏部置于颏托正中，头矢状面与地面垂直，听眶线与听鼻线的角平分线与地面平行。用额托或头夹将头固定，上下切牙呈对刃咬在咬合叉上（图 4-7-21）。

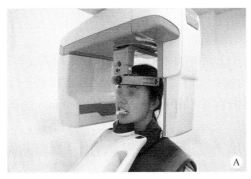
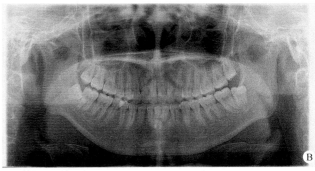

图 4-7-21　全口牙位曲面体层摄影

A. 体位图；B. 影像图

2. 下颌骨位曲面体层摄影　被检者下颌颏部置于颏托正中，头矢状面与地面垂直，听鼻线与地面平行。层面选择：颏托标尺向前移 10mm 处。

3. 上颌骨位曲面体层摄影　被检者颏部置于颏托上，头矢状面与地面垂直，听眶线与地面平行。层面选择：颏托标尺向前移 10～15mm 处。

4. 颞下颌关节曲面体层摄影　被检者颏部置于颏托上，头矢状面对准颏托中心，听鼻线垂直于头部基准线。层面选择：如为观察两侧颞下颌关节，将颏托向前移动 10mm；如重点观察关节结构，则将颏托向健侧移动 10mm。

三、头影测量摄影

头影测量摄影主要是为获得测量 X 线头颅定位照相所得的影像，对牙颌、颅面各标志点描绘出一定的线角而进行的测量分析，可以了解牙颌、颅面软硬组织的结构，包括前后位摄影和侧位摄影。

1. 头影测量前后位摄影　适合用于正畸治疗诊断分析错殆畸形。

（1）体位要求　①被检者背向站于或坐于头影测量机的 IR 前（图 4-7-22）；②将头颅置于头颅固定装置上，双耳件插入外耳道使双外耳孔保持在一条直线上，额杆压在眉心或眶点指针指到眼眶下缘，即确定眶耳平面与地面水平并保持体位不变（图 4-7-23A）。

（2）中心线　对准眉心射入并到达 IR 中心。曝光时被检者宜平静呼吸屏气曝光。

（3）标准影像特征　①无异物影像，无运动伪影；②分别显示头颅正位的骨与软组织影像及有关头影测量用的标志点（图 4-7-23B）。

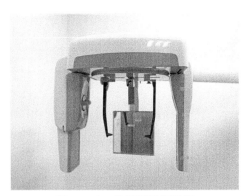

图 4-7-22　头影测量摄影机

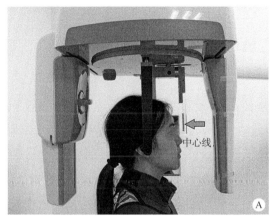
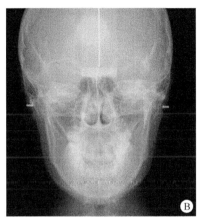

图 4-7-23　头影测量前后位
A. 体位图；B. 影像图

2. 头影测量侧位摄影　适合用于正畸治疗诊断分析错殆畸形。

（1）体位要求　①被检者右侧立于或坐于头影测量机的 IR 前；②将头颅置于头颅固定装置上，双耳件插入外耳道使双外耳孔保持在一条直线上，额杆压在眉心或眶点指针指到眼眶下缘，即确定眶耳平面与地面水平并保持体位不变（图 4-7-24A）。

（2）中心线　对准左侧外耳孔射入，经右侧外耳孔到达 IR 中心。曝光时被检者宜平静呼吸屏气曝光。

（3）标准影像特征　①无异物影像，无运动伪影；②分别显示头颅侧位的骨与软组织影像及有关头影测量用的标志点（图 4-7-24B）。

四、口腔锥形束 CT

口腔锥形束 CT（cone beam CT，CBCT）原理是 X 线发生器以较低的射线量，一般为 10mA 左右，围绕被照体做环形 DR，然后将围绕被照体多次数字摄影后"交集"中所获得的数据在计算机中重组后进而获得三维影像（图 4-7-25）。口腔锥形束 CT 影像分辨力远高于传统 CT。

1. 摄影目的　为医生提供高对比的牙齿、颌骨、鼻旁窦、颞下颌关节、下颌神经管的三维影像信息，为口腔各科提供诊断依据，为制订治疗（种植）方案提供全面支持。

2. 体位要求　①被检者站立或坐于摄影椅上；②下颌居中置于颏托。

3. 中心线　正中激光线穿过被检者头部和颏托，重合于头颅正中矢状面，水平激光线照射于嘴唇咬合面，垂直激光线照射在髁突前 3cm 处，然后固定头颅（图 4-7-26）。

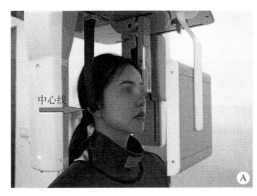
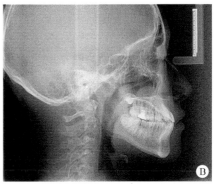

图 4-7-24　头影测量侧位
A. 体位图；B. 影像图

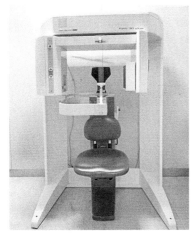
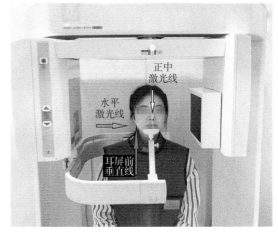

图 4-7-25　口腔锥形束 CT 机　　　　　**图 4-7-26　CBCT 扫描体位图**

4. 预览扫描　验证被检者定位，以便获取需捕获的视野。根据需求确定视野、分辨力、扫描时间。为使影像清晰，可以用鼻做均匀浅呼吸，如健康状态许可，嘱被检者在扫描时屏气 30s。

5. 标准影像特征　①无异物影像，无运动伪影；②在阅片工作站可以读取全颌片窗（图 4-7-27）、种植窗（图 4-7-28）、头影测量窗（图 4-7-29）、颞下颌关节窗（图 4-7-30）及三维重组窗（图 4-7-31），各窗口可分别显示牙体、牙髓腔、牙周膜、下颌神经管、上颌窦、根尖周、骨小梁、牙槽骨、颞下颌关节及周边软组织影像。

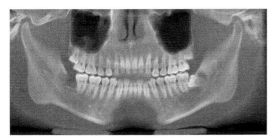

图 4-7-27　全颌片窗

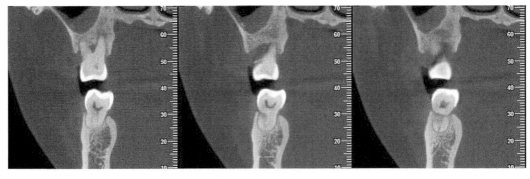

图 4-7-28　种植窗

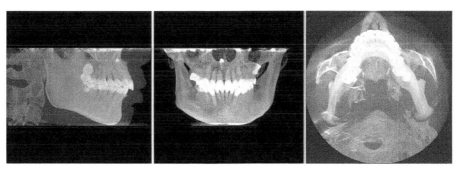

图 4-7-29 头影测量窗

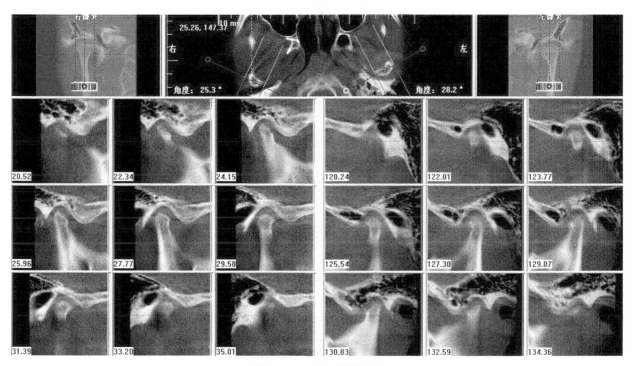

图 4-7-30 颞下颌关节窗

五、口腔摄影的质量控制

（一）口腔内牙片摄影

1. 摄影前准备和影像后处理技术的评估 为牙的正位像，无伪影。

2. 摄影体位评估 临床医生申请所检查牙齿应显示在牙片内，所摄的牙片影像无失真，形态与所摄牙相同。

3. 摄影条件和影像后处理评估 牙片影像对比度好，分辨力高，牙根尖和相邻牙槽骨、牙冠显示清楚；能清楚显示牙槽骨的骨小梁，能显示牙根骨折和牙的骨质破坏征象，能够显示牙根管和牙髓腔。

（二）口腔全景曲面体层摄影

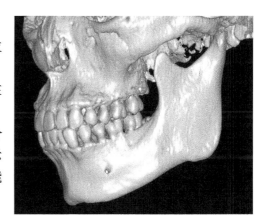

图 4-7-31 三维重组窗

目前临床上最常用的口腔全景曲面体层摄影为全口牙位曲面体层摄影。

1. 摄影体位评估 全口牙位曲面体层摄影把全口牙在一张片上显现出来，所摄的牙片影像无失真，形态与所摄牙相同。

2. 摄影条件和影像后处理技术评估 全口牙位曲面体层摄影片影像对比度好，分辨力高，能够清楚地显示牙根尖和相邻牙槽骨、牙冠、部分上颌窦、下颌支和下颌髁突、全部下颌骨；能清楚显示牙槽骨的骨小梁、牙根、牙根管和牙髓腔，可清晰显示骨折和骨质破坏征象。

（三）口腔锥形束 CT

1. 摄影体位评估 在阅片工作站可以分别读取全颌片窗、种植窗、头影测量窗、颞下颌关节窗、三维重组窗，各窗口可分别显示相应区域的牙体、牙髓腔、牙周膜、下颌神经管、上颌窦、根尖周、骨小梁、牙槽骨、颞下颌关节及周边软组织影像。

2. 摄影条件和影像后处理技术评估 影像对比度好，分辨力高，影像无失真。

第 8 节　乳腺摄影检查

乳腺 X 线摄影简称乳腺摄影，是乳腺癌早期诊断有效可行的检查手段。乳腺是由纤维腺体、间质组织、脂肪、血管、皮肤等 X 线吸收系数相近的组织构成的，且密度低于人体其他组织。在 40kV 管电压下钼靶 X 线机产生 X 线单色性强，光电吸收的比例较大，并且光电吸收与原子序数的 4 次方成正比，因此扩大了 X 线吸收差异，从而获得相对较大的 X 线对比度，有利于软组织结构层次的显示。这种 X 线摄影称为软 X 线摄影，是指 40kV 以下管电压产生的 X 线。

一、摄影注意事项

（1）摄影前阅读 X 线摄影检查申请单，了解被检者病情、检查目的、选择合适的摄影体位和摄影条件。

（2）摄影时要让被检者体位舒适，以避免曝光时可能产生位置移动。

（3）摄影前应去掉被检者胸部饰物等物品。

（4）乳腺摄影应平静呼吸屏气曝光，曝光前应做好呼吸训练。

（5）必须做好确切的方位标记以利于识别。可根据需要在乳腺皮肤表面粘贴标记，以便在影像图中提示肿块或手术瘢痕。

（6）采用多变的体位进行摄影，一般应将乳头置于切线位。常规进行双侧对照摄影。

（7）使用压迫器适当加压，加压的程度应到被检者能够耐受的最小厚度，但恶性肿瘤肿块较大时不宜加压过度。加压过程中通过轻柔的手法舒展乳腺，使乳腺组织不与其他组织重叠，同时避免加压不当而使乳腺皮肤出现皱褶。

（8）乳腺数字 X 线摄影设备允许 X 线管和探测器进行多角度的旋转，所以在体位设计时要充分把握被检者的体型和乳腺的解剖、生理特征等。在摄影时应尽可能地将整个乳腺组织成像，并使这些组织显示清楚。对于巨大乳腺可采用大号压迫器，必要时用分段拍片法。月经后 1 周左右进行乳腺摄影的影像最清晰。

（9）摄影距离一般为 50～65cm，乳腺摄影条件一般采用管电压 20～40kV，管电流时间积 25～250mA·s。摄影条件可根据乳腺发育特点、生理状态及个体差异来选择，如青春期乳腺各组织对比度较低，一般用 24～30kV、80～90mA·s；发育期、妊娠期乳腺较致密，一般用 30～35kV，90～180mA·s；哺乳期乳腺发育完全，有乳汁积存，密度较大，选用大曝光条件，一般用 35～40kV、150～250mA·s；有哺乳史，乳腺处于静止状态者，用 28～32kV，50～80mA·s；老年妇女选用 25～30kV，25～50mA·s。

二、常用摄影体位

乳腺恶性肿瘤在乳腺的外上象限发生率最高，因此内外斜位和头尾位作为常规体位，其他体位作为补充体位。但当病变部位与乳腺组织重叠不能充分显示时，要追加补充体位摄影。

（一）乳腺内外斜位

1. 摄影目的　乳腺内外斜位（medial-lateral oblique，MLO）主要用于筛检性和诊断性乳腺摄影，显示乳腺外上象限组织。

2. 体位要求　①被检者面对摄影架站立，摄影台与被检侧胸大肌外侧缘平行，即与水平面呈 30°～60°。②被检侧上臂抬高，被检侧紧贴摄影台，腋窝置于摄影台近身体侧上角，向上向外牵拉被检侧乳腺，将其置于摄影台上，并包括腋部乳腺组织、胸大肌及腋窝前部。③调整压迫器，加压压迫的同时用手拉伸展平乳腺、使乳腺呈侧斜位压扁状。乳头呈切线位（图 4-8-1A）。

3. 中心线　经被检侧乳腺内上方射向外下方，垂直摄影台射入。

4. 标准影像特征　①无异物影像，无运动伪影，左右照片对称。②胸大肌显示充分，且延伸至或低于乳头后线（posterior nipple line，PNL）。③乳头的轮廓可见，乳头呈切线位。④乳腺后方的脂肪组织被很好地显示出来（特别是乳腺内下角不能被切掉）。⑤胸壁组织被包括进来，和表面乳房组织分离；乳腺下部折叠处的组织伸展，乳腺无下垂、无皱褶。⑥乳腺、部分胸大肌及腋窝组织（淋巴结）均可显示。⑦影像层次丰富，对比良好（图 4-8-1B）。

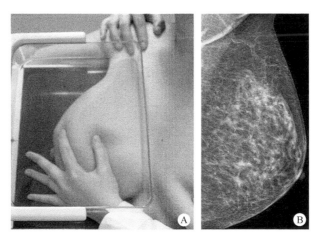

图 4-8-1　乳腺内外斜位
A. 体位图；B. 影像图

（二）乳腺头尾位

1. 摄影目的　乳腺头尾位（cranio-caudal，CC），也称上下轴位，用于筛检性和诊断性乳腺摄影，能够显示内侧乳腺组织。

2. 体位要求　①被检者面对垂直于地面摄影架站立，摄影台平行于水平面，面部转向对侧。②检查侧胸壁紧靠摄影台，用手托起乳腺下部向前上拉伸将其置于摄影台上，调节压迫器自上而下压紧并固定乳腺，展平外侧皮肤皱褶，同时使乳头呈切线位。③若将被检者体位向对侧旋转 10°～15°，腋尾腺体组织显示良好（图 4-8-2A）。

3. 中心线　经被检侧乳腺的上方射入、下方射出，垂直摄影台射入。

4. 标准影像特征　①无异物影像，无运动伪影，左右照片对称。②胸壁的深处组织如胸大肌要尽量包括进去。乳头后线测量长度比在乳腺内外斜位的短 1cm。③乳头的轮廓可见，居于影像中心，呈切线位。④显示内侧完整乳腺组织，包含腺体后的脂肪组织，外侧也应尽可能包括进来；乳腺无下垂、无皱褶。⑤影像层次丰富，对比良好（图 4-8-2B）。

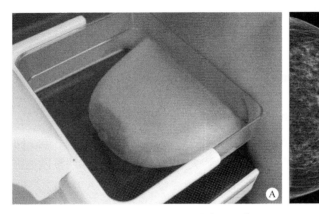

图 4-8-2　乳腺头尾位
A. 体位图；B. 影像图

（三）乳腺侧位

乳腺侧位包括外内侧位（latero-medial，LM）和内外侧位（medial-lateral，ML）。

1. 摄影目的　用于筛检性和诊断性乳腺摄影，可作为补充体位。

2. 体位要求　①被检者立于摄影架前，摄影台垂直于水平面。②摄影台置于被检侧乳腺内侧或外侧，将被检侧乳腺紧贴摄影台，调整压迫器加压。③在加压的同时用手将乳腺向前上牵拉，使腺体组织均匀呈侧位扁平，同时使乳头呈切线位（图 4-8-3A）。

3. 中心线　呈水平方向，经乳腺内侧射入外侧（ML）或外侧射入内侧（LM），垂直摄影台射入。

4. 标准影像特征　①无异物影像，无运动伪影，左右照片对称。②乳头的轮廓可见，居于影像中心，呈切线位。③显示乳腺及部分胸大肌显影；乳腺无下垂、无皱褶。④影像层次丰富，对比良好（图 4-8-3B）。

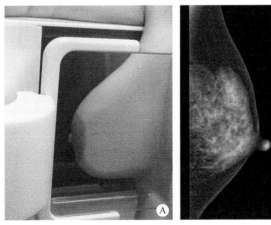
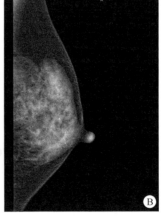

图 4-8-3　乳腺侧位
A. 体位图；B. 影像图

（四）乳腺数字体层合成摄影

乳腺数字体层合成摄影是在传统体层摄影的几何原理基础上结合数字影像处理技术开发的一种新

的体层成像技术，是一种三维（three dimensional，3D）成像技术。X 线从多个不同角度穿透乳腺，通过不同角度对乳腺进行快速采集，获得一系列不同投影角度下独立的投影信息，重建出与探测器平面平行的乳腺任意深度层面影像，进一步处理显示成 3D 影像，可有效消除常规摄影中的组织重叠和结构噪声。对肿块性病变诊断的敏感性和特异性均较常规钼靶高，对特异性的提高更为显著，可以提高对良、恶性肿块的鉴别能力，尤其对肿块的大小、形态、边缘、数量，周围结构的破坏，肿块内微钙化的显示具有一定的优势，可以有效避免常规检查发现不到的或者模糊不清的肿瘤影像，有利于提高早期乳腺癌的检出率和诊断正确率（图 4-8-4）。

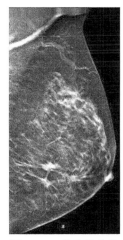

图 4-8-4 乳腺数字体层合成摄影影像图

例如，对被检者进行双体位双侧乳房摄影，包括头尾位及内外斜位。X 线管在 ±20° 范围内旋转，每旋转一定角度曝光一次，共采集 21 帧投影影像，将一次旋转曝光所得到的断层影像自动重建为层厚 1mm 的影像，即一次曝光便可以在同一压迫条件下同时获得乳腺数字 X 线摄影（digital mammography，DM）和乳腺数字融合体层摄影影像。

（五）对比增强能谱乳腺摄影

对比增强能谱乳腺摄影是乳腺影像检查的新技术之一，在静脉注射碘对比剂后的规定时间内，经高能、低能瞬间切换曝光和减影、重建等后处理，获得低能影像和融合影像的一种摄影技术。可显示肿瘤组织内异常血管增生及代谢情况。相较于乳腺 MRI，对比增强能谱乳腺摄影具有检查时间短、费用低、被检者耐受度高、阅片相对简单等优势，但亦存在碘对比剂安全问题等固有技术局限，近年来，随着对比增强能谱乳腺摄影研究的深入，其在乳腺癌诊断、术前分期、疗效评估乃至筛查等多个方面的临床应用价值与潜力被逐步认可（图 4-8-5）。

其方法：如经高压注射器以 3ml/s 的速率将一定量碘对比剂注入上臂的静脉内，碘对比剂用量约 1.5ml/kg 体重。约 2min 后，压迫一侧乳腺拍摄内外斜位和上下轴位，间隔一定时间（数秒内）行高低能量两次曝光，高低能量曝光时压迫器的压迫力保持不变；再以相同方法拍摄对侧乳腺内外斜位和上下轴位。每个拍摄体位在工作站上均可获得 2 张影像，即低能影像和经过特定算法处理的高能减去低能的减影影像。

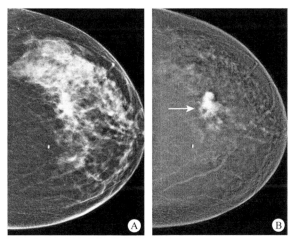

图 4-8-5 对比增强能谱乳腺摄影影像图
A. 低能影像显示乳腺中线区局部不对称性致密；B. 减影影像箭头示不规则的中等强化肿块

三、乳腺摄影的质量控制

乳腺摄影主要是用于对患者的病变过程进行分析和评估，同时对其后续病情发展过程进行预估，继而为临床诊疗提供可靠的参考依据；另外乳腺摄影的质量对疾病的诊断和治疗过程，以及所取得的临床疗效均会产生一定的影响；而年龄等各种因素均会对乳腺摄影质量产生一定的影响，继而对疾病的诊断产生影响，从而导致误诊、漏诊，甚至可能出现较为严重的临床医疗事故。因此要加强乳腺摄影的质量控制。

（一）构建健全的乳腺摄影质量控制制度

制订乳腺摄影设备的常规操作流程及相应的岗位责任制度；并制订影像存盘和登记制度；制订每日会诊签发和评片制度；另外在制度执行的过程中需要制订相应考核评价制度以起到监督的作用，保证制度的顺利实行。培养技师的质量控制意识，加强设备的维修保养的学习、培训，制订并严格实施设备的日常维修保养制度，保证每台设备有专人负责；定期组织相关人员进行设备的全面维修检查；监督工作人员使用完设备后认真仔细填写使用日记。

（二）加强乳腺摄影技能的培养

实行规范的在岗培训，不断增强操作者的工作能力；督促操作者提高自身的技术理论水平，为实际操作奠定坚实的基础；培养良好的职业道德素养及高度的责任心，学习贯彻"以患者为中心"精神，形成全力为患者服务的诊疗氛围，保证影像质量。

（三）规范健全乳腺摄影技术操作

操作者可依据影像设备设置摄影条件，同时在实际工作中注意摄影条件的可变因素，如被检者的移动、组织构成比例等；注意摄影中 IR 的种类、时效、特性曲线、毫安·秒等相对不变的因素；根据实时掌握的最新动态，对相应的技术操作规范规程进行更新完善；根据相关部门、学术学会等制定的标准，将适当的对比度及密度、较小的失真度、正确的位置和部位、良好的锐利度等标准 X 线片所应具备的基础条件和注释完善、射野适当、密度适当、符合要求、照片分格规范、布局美观，以及不存在技术操作缺陷等一般准则作为评片的基础标准，从而制订出详细、全面与实际情况相符合的评片标准，继而保证诊断的准确性。

1. 设定合理的曝光条件　对于经过高 X 线曝光量曝光的 IP 一定要在规定时间内消除潜影，不可将还未完全消除潜影的 IP 取出马上投入使用；利用 AEC 采取自动曝光条件参数的优化值，管电压一般采用 28kV；实际操作过程中还要利用手工调节系统，根据被检者年龄、乳房厚度、实际照射野内不同组织密度来调节管电压和曝光时间。

2. 选择适当的摄影体位　常规采用双侧乳腺头尾位（cranio-caudal，CC，也称上下轴位）及乳腺内外斜位摄影，发现病变再加摄特殊位置，如侧位、乳沟位、放大乳腺摄影等。

3. 掌握正确的体位设计方法　乳腺摄影的各个体位均有各自的摄影盲区，如乳腺内外斜位时乳腺的后部内侧可能包括不全；乳腺头尾位往往因胸壁呈弧形而无法摄取腋侧部分乳腺组织；乳腺侧位难以包括乳腺的内外上部，尤其是外上部分。此外，乳腺内外斜位与头尾位不能形成正交，即这两个位置不在垂直的两个方向上，对病变的定位不利。因此，根据具体情况灵活选择各种摄影体位是非常必要的。

摄影中要做到乳腺照片标记、操作者的站法和手法、被检者体位均准确合理，摄影台高度、机架倾角、乳房压迫力度均适度而双侧统一。所获得的影像乳房组织显示充分，显影组织真实清晰，病灶位置明确，显影充分。在满足诊断要求的同时，又降低被检者的辐射剂量。

（1）内外斜位　正确的内外斜位使所有乳腺组织在单一体位中成像机会最大。

1）常规摄影台平面与水平面呈 45°，根据需要可调节为 30°～60°，通常高瘦者为 50°～60°，较矮胖者 30°～40°，一般身高者 40°～50°，使摄影台与胸大肌平行，以利于最大组织成像，双侧乳房体位角度应尽量相同。X 线束方向从乳房上内侧射向下外侧。

2）被检者成像乳房侧手放在手柄上，移动被检者肩部，使其尽可能靠近滤线器中心，摄影台的角放在胸大肌后面腋窝凹陷的上方，背部肌肉前方。

3）被检者手臂悬在摄影台后面，肘部弯曲松弛胸大肌，向摄影台的方向旋转被检者，使摄影台边缘替代检查者的手向前衬托乳房组织和胸大肌。

4）向上向外牵拉乳房，离开胸壁以避免组织影像相互重叠。

5）开始压迫，压迫板经过胸骨后，连续旋转被检者使其双足正对乳腺摄影设备，压迫器上角应稍低于锁骨。

6）向下牵拉腹部组织以打开乳房下皮肤褶皱，整个乳房从乳房下褶皱到腋窝都应位于摄影台的中心。

（2）头尾位　应确保包括乳腺内外斜位中可能漏掉的组织。

1）摄影台平面与地面平行，操作者站在被检者被检乳房内侧，一只手放在乳房下，另一只手放在乳房上，轻轻将乳房组织牵拉远离胸壁，且将乳头放在摄影台中心。

2）被检者头部向前伸向 X 线管侧，自己将另一侧乳房牵拉位于暗盒托盘拐角处。

3）被检者成像一侧手臂肩部松弛，手臂自然下垂，肱骨外旋，未被成像侧手臂向前抓住手柄。

4）进行压迫时技术员固定乳房的手向乳头方向移动，同时向前平展外侧组织以消除褶皱。

4. 严格遵循影像评片标准

（1）内外斜位影像评片标准　①胸大肌垂直于乳头水平可见；②乳头朝向正前方突出于皮肤线；③乳房下角皮肤褶皱分散且能分辨；④腺体后部的脂肪组织清晰显示；⑤外上象限腺体均匀压迫；⑥所有脉管、纤维束和胸大肌边缘均清晰显示；⑦左右乳腺照片影像对称显示。

（2）头尾位影像评片标准　①乳头正对前方拉出位于照片中心横轴线上；②均匀压迫乳房，最重要的是要包含乳房后内侧缘，腺体后的脂肪组织清晰显示；③沿乳头线测得组织厚度，头尾位厚度为内外斜位的 80%，见不到皮肤褶皱；④双侧乳腺头尾位照片相对放置，则两侧乳房呈球形。

（四）成立质量控制小组

制订集体阅片制度和定期业务学习计划。每月质量控制小组组成人员对集体阅片中出现的问题进行讨论、分析、汇总，针对影像质量较突出的问题，再制订相应的措施与细则来改进和预防，不断完善影像质量控制的内容。

（五）影响乳腺影像质量的相关因素

1. 压迫　适当加压会提高影像质量。乳腺压迫不足主要表现为乳腺结构重叠，组织曝光差异大，乳腺较厚部分穿透不充分，较薄部分曝光过度及运动模糊。

2. 曝光　屏-片系统的乳腺 X 线照片的平均光学密度的范围为 1.4～1.8，对于胶片的相关诊断部分，光学密度的总体范围应位于 1.0～3.0。曝光不足时，光学密度低，照片对比度低，限制了细节，尤其是微小钙化和低对比病变的显示。曝光不足通常由压迫不当、自动曝光控制设定不正确或失效而导致。曝光过度可导致较薄或脂肪型乳腺过度黑化，微小病变也无法显示。

3. 对比度　适中的对比度能显示乳腺中的微小差异。对比度低下的原因包括不适当曝光、冲洗缺陷、压迫不当、使用低对比胶片、靶材料和（或）滤过不当、滤线器使用错误和管电压过高等。

4. 清晰度　有良好清晰度的乳腺影像能捕获微小细节结构，如针状结构的边缘。在乳腺摄影中，模糊度通过微小线性结构边缘、组织边缘和钙化的模糊表现出来。乳腺摄影中可能遇到的模糊种类包括运动模糊、屏-片密着不良、增感屏模糊、几何模糊和视差模糊。

5. 噪声 亦称照片斑点,可以淹没或降低识别钙化等微细结构的能力。乳腺噪声的主要产生原因是量子噪声和探测器电子学噪声。量子噪声是增感屏中同一区域吸收 X 线光子数量的统计涨落形成的,形成影像所用的 X 线光子数量越少,量子噪声产生越多。曝光不足、延长照片冲洗时间和高速影像接收器都可能增加噪声。

6. 伪影 指原本被照物体并不存在而在图像上却出现的影像。它可以是暗室技术、IR 操作、增感屏维护、可见光漏光、安全灯、滤线器引起。CR 可能产生伪影的因素远远大于屏-片系统。

7. 准直 模拟 X 线的可见光照射野应与 X 线照射野一致。

（王俊莹　杨　明　徐　赞　曹国全）

第5章

特殊场景 X 线摄影检查技术

第1节　急诊摄影检查

急诊摄影检查是临床抢救、诊断和治疗过程的重要环节，日常工作中很多急诊患者需要通过 X 线摄影检查进行诊断，其中最常见的是外伤，如四肢的骨折等，X 线摄影检查可明确骨折的部位、形态和类型。

一、急诊摄影注意事项

不同于常规摄影检查，急诊摄影检查具有紧迫性，从登记到摄影、影像处理都应在不影响 X 线基本诊断的前提下尽量节省时间。

1. 判断病情　在对急诊患者进行检查之前一定要对患者的基本病情进行判断，分清轻重缓急，对外伤出血及病情严重者先进行检查。对于危急重患者必须确保临床医护人员在场，做好发生紧急情况抢救的准备工作。需保持被检者生命体征稳定方可进行急诊摄影检查。

2. 家属安抚　急诊患者及家属往往由于病痛及焦虑等，会有一定的情绪反应。技师要注意与患者及家属进行沟通，争取其配合。

3. 体位设计　向被检者说明检查目的及注意事项，协助被检者达到最佳配合状态。对患者进行体位设计时动作要轻柔，必须强调安全、快速、细心、谨慎，避免造成二次损伤。必要时由临床医生现场协助和指导。病情较轻的患者尽量使用标准体位检查。病情较重的患者在不影响诊断医生诊断的前提下可对摄影体位进行适当的调整，按照被检者可接受的体位进行摆位。可利用各种摄影辅助设备，对被检者体位加以支撑与固定，避免在检查过程中发生移动。对于外伤患者，外观有明显畸形者，首次摄影可先摄肢体自然体位，待整复后再摄标准体位。

4. 摄影参数　结合疾病表现，进行摄影参数的修正：①受伤部位难以具体说明时，对可疑或最可能受累的部位进行排查，摄影范围适当增大，可按照受伤部位局部肿胀、压痛、畸形、功能障碍等体征来确定照射野。尽量一次成功，做到准确无误、不遗漏病灶。②对采用体外固定物或敷料、石膏包扎的被检者，需适当增加曝光条件。③急诊患者往往病情紧急，可以不做检查前准备。

二、各部位急诊摄影检查

（一）四肢急诊摄影

1. 检查要求　四肢损伤多见于外伤患者，急诊摄影检查是骨与关节损伤的主要检查手段，可评估骨折及关节脱位、损伤等。被检者多有外伤病史，受伤部位出现疼痛、肿胀、畸形及活动障碍等。

2. 摄影体位　常规采用正、侧位 X 线摄影，为明确诊断个别部位需加摄斜位或切线位。对关节部位的检查可根据解剖结构特点，采用特殊或专用摄影体位，如腕关节损伤，可加摄腕关节尺偏位。

3. 摄影范围　长骨摄影必须包括病变邻近的关节，关节摄影应包括关节两端部分长骨，并将周围的软组织纳入照射野。

4. 注意事项

（1）骨折或伤情严重时，可以变通处理，采用就势体位摄影，不能用力搬动被检者受伤部位强迫其达到标准摄影体位。此类患者摄影时以能显示病变和损伤范围，满足基本诊断要求为原则，避免造成患者医源性伤害。病变部位应摄取至少两个的摄影体位，两个摄影部位中心线以垂直正交为佳，利于病变定位需求。摄取侧位影像时，可使用水平侧位摄影代替被检者的移动。

（2）肢体骨折后若不能拆除外固定装置，摄影时应根据外固定装置材质及厚度，适当增加曝光条件；必须拆除外固定装置的，应征得临床医生同意并由其处置。

（3）关节外伤检查，需发现关节面破裂和较小的撕脱骨折骨片，中心线应通过关节间隙以显示关节面和关节间隙。骨与关节外伤时常伴有周围软组织改变，摄影时应注意控制曝光条件，防止过度曝光，以利于软组织显示。

（4）因高处坠落、车祸、暴力等较大外力致伤时，应注意外力传导方向，需排除传导性骨折的可能性时，应根据病情适当扩大检查范围。例如，高空坠伤致使股骨骨折时，必要时加摄骨盆正位及腰椎正侧位。

（5）外伤后临床症状明显但 X 线影像中未发现骨折的患者，需排除隐形骨折或骨挫裂伤，可采用CT 等检查。

（二）胸部急诊摄影

1. 检查要求 常用于肺部感染、胸部外伤、原因不明的胸痛等检查。肺部感染包括各种肺部炎症及其引起的自发性气胸、脓胸、肺大疱等。急性胸部创伤按照胸膜腔是否开放，可分为闭合性胸部创伤和开放性胸部创伤，闭合性胸部创伤多由减速性、挤压性或冲击性暴力所致，多有肋骨或胸骨骨折，常合并其他部位损伤；器官组织损伤以肺挫伤为多见，患者可有胸痛、咳嗽、呼吸困难、咯血等临床表现，心肺组织广泛钝挫伤后可导致急性呼吸窘迫综合征、心力衰竭等。开放性胸部创伤多由火器或锐器所致，表现为胸部贯穿性损伤，因胸膜腔和外界相通，可出现气胸、血胸、血气胸，以及胸部异物等表现。胸部外伤常累及腹腔脏器，出现胸腹部联合损伤。

2. 摄影体位 常规采用站立后前位和侧位，疑有肺尖部病变应加摄胸部前凸位。床旁摄影及不能站立者，正位摄影宜采用水平侧卧后前位或半坐前后位，侧位摄影采用仰卧水平侧位，以利于观察气液平面。

3. 呼吸状态 常规采用深吸气后屏气曝光，婴幼儿、哮喘、震颤及其他不能有效配合的被检者，应缩短曝光时间，选择呼吸运动幅度最小的时机曝光，以降低呼吸伪影和运动伪影。

4. 注意事项

（1）胸部创伤被检者为减轻疼痛常采取强迫仰卧位，难以站立、不敢深呼吸及咳嗽。应尽可能选择被检者易于接受且不影响诊断的体位，尽力减轻被检者痛苦。

（2）疑有呼吸道传染性疾病或因开放性外伤出血的被检者，检查后立即对被检者接触区域进行消毒，防止院内交叉感染。

（三）腹部急诊摄影

1. 检查要求 多应用于急腹症病因的检查，急腹症病因复杂，可由感染、空腔器官穿孔、脏器破裂出血、梗阻、绞窄、血管病变，以及异位妊娠破裂等引起。X 线平片在急腹症的诊断中发挥着重要作用，对于穿孔、梗阻，以及胆系和泌尿系阳性结石所致的急腹症有较高的阳性发现率。但因腹部脏器缺乏天然对比，对于创伤、感染等原因所致的急腹症，平片往往不能满足诊断要求，急诊 X 线摄影检查具有一定的局限性。

2. 摄影体位 腹部急诊摄影的检查范围包括膈以下直至盆腔在内的所有脏器、骨骼和腹部软组织结构。应根据被检者病情和检查目的，确定检查部位、范围，选择适当的摄影体位。急腹症疑消化道穿孔或肠套叠，常规采用站立前后位，不能站立者可采用水平侧卧前后位；肝脓肿、膈下脓肿、急性胃扩张、外伤性肝破裂等，常规采用仰卧前后位和右上（侧卧）水平（前后）位；急性胰腺炎、脾破裂、肾挫伤等，采用仰卧前后位和左上（侧卧）水平（前后）位；阑尾炎、盆腔脓肿、腹股沟疝、脐疝等中下腹部病变，采用中下腹正位和右上（侧卧）水平（前后）位；新生儿先天性直肠肛管闭锁或畸形，应采用倒立正、侧位摄影，并在肛门皮肤贴标记以显示闭锁远端与肛门的相对位置，检查时间以出生后 18～24 h 为宜。

3. 呼吸状态 采用呼气后屏气曝光，因膈位置上移，可降低腹压使腹部组织厚度变薄，腹腔脏器可得到伸展和良好地显示。采用短时间曝光，降低呼吸运动和胃肠蠕动造成的运动伪影。

4. 注意事项

（1）检查前被检者无须进行肠道准备，如被检者尚能配合，可于检查前排便，以减少肠腔内容物如食物、粪便、气体、药物等对影像的干扰。因被检者病因未明，可能存在胃肠穿孔等，应禁止服钡、服镇痛药、灌肠、胃肠减压等临床处理。

（2）严格按照要求执行质量标准。急腹症检查时，需观察腹膜腔气液平面、腹腔游离气体，以及肠内积气、积液的情况。摄影时需严格按步骤执行摄影标准，如水平侧卧前后位检查时，体位转动后需静置一定时间再行曝光，以便腹膜腔、肠内液体、气体流动到位，液气平面保持稳定。

（3）急腹症发病急、进展快，在病因未明的情况下，检查范围应涵盖腹腔所有脏器、软组织等结构，以免出现漏诊、误诊，延误病情。腹脂线和盆脂线在腹部疾病诊断中有重要依据，X 线影像中必须包全双侧的侧腹壁软组织。外伤性膈疝、先天性膈缺损等膈病变可超出膈，必须包括部分胸部；肠梗阻、肠套叠、肠扭转、肠粘连及全腹膜炎症，病变涉及范围广，摄影范围应包括腹腔和盆腔，上缘通常超出双膈面，下缘应至耻骨联合下，对多数成年人来说，当检查范围超出 IR 最大成像范围时，可使用分段摄影的方法包全腹腔及盆腔。

（四）脊柱急诊摄影

1. 检查要求 被检者常有严重的外伤史，如交通事故、高空坠落等，损伤多因传导暴力所致，脊柱常表现为多节段复合性损伤合并脊髓损伤。X 线摄影是脊柱外伤的常规检查方式，主要了解脊柱骨折、脱位、骨质破坏等情况，可明确损伤的节段、椎体压缩程度、移位的幅度，也能发现椎弓附件的骨折、脱位等损伤。脊柱严重损伤者可伴有脊髓损伤，表现为平面以下弛缓性瘫痪，X 线摄影检查不能有效诊断时，应及时采用 CT 或 MRI 检查。

2. 摄影位置 常规摄取仰卧前后位及仰卧水平位，必要时加摄双斜位、寰枢椎张口位。脊柱外伤者应禁止采用过伸/过屈等功能位。

3. 摄影范围 交通事故、高空坠落等暴力脊柱损伤者常表现为多节段复合性损伤，且急诊就医时不易准确判定损伤平面，应适当加大检查范围，摄影时保证在检查范围内有可靠的脊柱节段定位解剖标志，以明确病变椎序。如颈椎影像应含有颅底和第 1、2 胸椎椎体，腰椎影像应含第 11、12 胸椎和骶骨上部。

4. 注意事项

（1）脊柱外伤者应减少移动，采用担架床或硬质木板等工具搬运，摄影时如果必须搬动，如上下摄影床时，应采用多人平托法，整体同步横向移动被检者，防止脊柱发生屈伸、扭转等动作，加重被检者损伤。颈椎损伤者，应有专人扶托下颌和枕骨并保持颈椎和胸椎轴线一致，头颈的两侧应放置沙袋或用颈部专用支架固定，勿使处于过屈、过伸或旋转。

（2）脊柱出现畸形的，原则上应避免进行人为校正。脊柱后凸严重者，正位摄影时需在患处上下邻近部位加垫棉垫或泡沫进行支持保护。如被检者必须进行特殊位置检查,需有临床医生在场指导和监护。

（3）疑有腰椎峡部裂或腰椎滑脱、失稳者,可加摄左右双斜位,但外伤等急症被检者在病情不明时不应使用腰椎屈曲与过伸等功能位。

（五）骨盆急诊摄影

1. 检查要求 骨盆骨折常合并腹腔脏器损伤,死亡率很高。急诊 X 线摄影是诊断骨盆骨折的基本方法,能有效、准确地判断骨折部位、类型和骨盆环稳定性等。严重的骨盆创伤或伴有复合伤者,应行 CT 扫描。疑有马尾、腰骶神经与坐骨神经损伤等神经损伤者,应行 MRI 检查。

2. 摄影体位 骨盆骨折常规采用仰卧前后位,必要时应根据病情和临床需求加摄特殊体位:疑多处骨盆骨折,骨盆环不稳定,判断骨盆环移位,以及耻骨体、上下支和坐骨骨折者,应采用骨盆前后位、入口位、出口位组合检查;疑髂骨、髋臼骨折时,需重点观察髂骨、髂耻柱、髂坐柱、闭孔等结构,应采用髂骨斜位、闭孔斜位组合检查。

3. 摄影范围 应包括整个骨盆及周围相关病变,如骨折常累及股骨头,骨盆正位应包括股骨头颈部。

4. 注意事项 骨盆环不稳定、髋骨骨折、股骨颈骨折患者进行骨盆前后位摄影时,不得强迫搬动下肢内旋,尽量保持受伤自然状态进行检查。髂骨斜位及闭孔斜位等体位需将被检者单侧骨盆抬高,可能产生二次伤害,应谨慎使用,必要时应以 CT 检查替代。

（六）头颅急诊摄影

1. 检查要求 头颅急诊 X 线摄影主要诊断脑颅、面颅等部位的骨折。因颅骨结构复杂,在 X 线影像中重叠较多,且头颅外伤常伴有颅内软组织损伤,头颅急诊 X 线摄影检查逐渐被 CT 检查取代。

2. 摄影体位 头颅急诊摄影常取仰卧前后位,必要时加摄仰卧水平侧位和汤氏位。颅骨凹陷性骨折以采用切线位为佳;鼻骨骨折应摄取鼻骨侧位。

3. 摄影范围 仰卧前后位、仰卧水平侧位需包括全部颅骨。局部片仅包括被检部位,如鼻骨侧位显示全部鼻骨即可。

4. 注意事项

（1）应去除被检区域的发卡、眼镜、耳环、义齿等异物,应解开盘头、发辫等并将头发分散铺平,交通事故等外伤患者应注意清理残留于头发内的异物。去除有困难者,应在备注中说明并通知诊断医生。

（2）全面了解被检者的病情,根据诊断要求结合被检者具体情况设计摄影体位、中心线入射角度及曝光条件。怀疑颅底骨折时,应禁用颅底轴位摄影。病情危重、躁动或不合作的被检者,应结合诊断要求和被检者实际情况,按照被检者可接受程度使用就势体位,通过调整中心线入射方向和 IR 相对空间位置,力求取得标准体位一致的摄影效果。不能有效制动的被检者可用固定装置摄影。

（3）颅骨损伤者应尽量减少搬动,病情危重及无自主意识者需在临床医生的监护下进行检查,检查时密切关注被检者生命体征,注意保持呼吸畅通,必要时由临床医生给予处置。对于有软组织挫伤、裂伤等情况,注意创伤区域的保护;体表有感染或出血者,技师应佩戴检查手套,并在摄影后对被检者接触区域清洁消毒,避免院内交叉感染。

第 2 节　床旁摄影检查

床旁摄影检查是针对危重症被检者、不易搬动或行动不便者,将移动式 X 线设备移至床旁进行摄影的特殊检查方式,包括病房床旁摄影和手术室床旁摄影。

一、床旁摄影的特点

作为放射科室必不可少的一项检查技术,床旁摄影检查能够解决被检者因行动不便无法前往指定区域进行放射检查的问题,同时也可以减少重症患者因移动而带来的痛苦和不便,是常规摄影的一种应急补充检查手段。与常规摄影检查相比,床旁摄影检查由于 X 线机输出功率小、被检者配合度差、摄影场地受限等因素,不可替代常规 X 线摄影检查,只有在不能实现常规检查或在医学上不允许把被检者送到固定设备进行检查的情况下,并在采取严格的相应防护措施后才考虑使用。

1. 拍摄对象　床旁摄影检查主要针对不方便到放射科进行检查的被检者,其拍摄对象必须进行合理筛选,在有效的临床指征下,充分考虑到能够为被检者带来获益时才选择该项检查。床旁摄影检查的对象,主要包括:①重症监护室(intensive care unit,ICU)、抢救室等病情危重的患者,昏迷、麻醉者等,移动到固定机房检查存在较大困难者;②使用医疗器械进行生命、机体功能维持或长时间持续进行生命体征监控,医疗器械无法移除或搬运者;③需长时间保持固定体位,改变体位会严重影响疗效者;④移动或搬运容易引起某些生理功能紊乱,甚至有生命危险者;⑤术中需要 X 线摄影检查,但不能被移动者。

2. 摄影场地　床旁摄影检查没有固定的机房,很难实施有效的辐射防护,同时由于摄影场地环境的限制,如病房通道狭窄,重症监护室及手术室常有心电监护、呼吸机等装置,或有牵引架等,设备难以到位,增加了拍摄难度。

3. 摄影设备　移动式 X 线设备的结构组成、技术参数及性能与固定 X 线设备有所不同。移动式 X 线设备输出容量不大,一般不使用滤线器,影像质量及诊断效果有限。随着数字化摄影技术的不断发展与进步,移动式数字 X 线摄影也逐步在床旁摄影中普及,与传统的屏-片系统摄影相比,数字 X 线摄影有较高的敏感度和曝光宽容度,以及较强的后处理功能,一旦曝光过度或不足,在一定范围内可对影像进行调谐处理、动态范围压缩,以及窗宽/窗位调节等处理来满足不同诊断的需要。

4. 摄影技术　多数被检者不能达到规范体位要求,需灵活采用技术措施,如不能立位完成的考虑坐位、半坐位或卧位完成;如采用倾斜中心线、水平摄影等特殊方法,以使摄影体位摆放尽量达到规范,摄取满足诊断要求的影像。

5. 影像质量　床旁摄影的影像质量往往不如常规 X 线摄影检查,导致床旁摄影影像不佳的原因包括:①移动式 X 线设备输出功率小,曝光时间长,被检者多数处于无意识状态,在技师、护士等医护人员远离后极易出现手足躁动、身体位移等情况,从而出现运动伪影或造成影像显示不全等问题;②床旁摄影一般不使用滤线器,散射线多,影像灰雾度大,对比度差;③摄影场地狭窄导致设备难以到位,同时被检者由于病情不能配合摆位,造成 X 线束无法垂直于成像介质,导致影像失真;④由于各种原因,被检者不能完全去除异物,影响影像质量。各种原因造成不能满足诊断需求的床旁摄影影像,应及时重新拍摄。

二、床旁摄影注意事项

不同于常规摄影检查,床旁摄影检查采用的是移动式 X 线设备,拍摄对象为各类危重症、不宜搬动的患者或婴幼儿,拍摄地点为重症监护室、隔离病房、手术室等特殊场地,其摄影操作具有一定的特殊性。

(一)移动式 X 线设备的日常操作

1. 日常搬运　操作人员应当熟悉工作环境及设备性能,确保床旁摄影顺利开展。不同于常规 X 线设备，移动式 X 线设备需在医院内不同的病区间移动，故在 X 线设备搬运过程中需留意设备运动轨迹，避免与行人、墙壁或者室内其他设施发生碰撞，特别是搬运过程中沿坡面推行设备时，需注意设备的倾斜限制，若地面坡度过大，会有设备倾翻的危险，同时在不平整的路面搬运时需注意颠簸带来的危险，如配件的松动掉落或 IR 如 IP、平板探测器的滑落。另外在搬运过程还需注意防水，切勿将任何液体泼洒在设备上或让其流入设备内，否则会有电击的危险。移动式 X 线机使用后需放置在固定停放区，停放区应地面平整，禁止将设备置于 15°以上的斜坡上，同时环境的温度、湿度、洁净度、通风条件等需满足设备停放要求。

2. 电源电缆 移动式 X 线设备一般通过电源电缆插头连接墙体插座进行供电，为了避免电击的风险，电源电缆插头必须按要求连接到保护接地良好的插座内。当设备连接墙体插座时，需注意电源电缆长度是否满足设备运动距离的需要。若电源电缆长度拉出较长时，电缆自动回收收缩力度较大，需避免在回收路径上对人与其他物体碰撞造成损伤。针对充电式 X 线设备，需及时充电以保证设备正常运行，在设备闲置期间，尽量保障设备处于 80% 以上电量状态，若设备长时间闲置放置，则可能导致电池过放，应保证进行定期的充放电，以保持电池的活力与续航能力。针对普通移动式 X 线机，应确保有合适的电源插座；连接电源时应避免线缆的缠绕和折损，确保连线安全；X 线机接通电源前，务必将地线连接好。

3. 平板探测器 移动 DR 为目前临床上主流的床旁摄影设备，一般采用可携带式无线平板探测器作为 IR。无线平板探测器应放置于支架、托盘或稳定可靠的容器中，并需进行定期校正。

（二）被检者安全注意事项

床旁摄影检查面临的往往是身上有各种抢救管道的危重患者和术后患者，不仅要求快速有效完成 X 线摄影检查，更需要保障检查安全。

在摄影操作前需与管床医生或护士沟通确认病情，在没有安全隐患的情况下再进行摄影操作。在摄影摆位时，在陪护人员或护士协助下将 IR 置于被检者与病床之间。IR 尽量一次性放好，减少被检者搬动的次数，尽可能避免被检者因检查搬动等原因出现不适感。搬动被检者时动作要轻，危重患者应在临床医生协助下进行，以免发生意外。需密切留意被检者体位，以及床旁治疗仪器或心电监护设施，避免由于 X 线设备运动造成被检者二次损伤，同时需注意避开气管插管、静脉插管、鼻胃肠管、导尿管，以及其他与被检者相连的管道，尽量避免被检者移动的过程中导致管道被牵拉脱出、移位或受压。摄影体位摆好后，条件允许情况下对被检者进行合理防护。

曝光时需保证操作者能观察到被检者的姿态，被检者有异常情况应立即停止操作并通知医务人员进行救治处理。摄影后立即进行影像预览，确认影像满足诊断需求后，迅速返回摄影场地，缩短检查时间。

（三）感染防控注意事项

为了防止感染的风险，床旁摄影检查与普通 X 线摄影一样，需对设备进行定期的清洁消毒，如需定期采用清洁剂、消毒水或湿润毛巾清洁 IR 表面的灰尘和污点。对有感染、出血的被检部位进行摄影时，需在 IR 外罩一次性消毒处理后医用塑料袋。在拍摄过程中不慎接触患者的体液、血液、呕吐物、分泌物等，需立即用专用消毒液消毒。

另外，与普通摄影不同的是，床旁摄影检查需进入手术室、隔离病房等特殊场所，此时，还应做到无菌操作和严格的感染防控。例如，在进行术中床旁摄影时，需将 IR 用一次性无菌巾包裹，防止 IR 受到污染或导致被检者伤口交叉感染；进入隔离病房等特殊医疗场所后，需用 1000mg/L 含氯消毒液对 X 线设备表面擦拭，消毒 30min 或参考产品说明书进行消毒和清洁。

（四）辐射防护注意事项

床旁摄影检查为被检者提供床旁 X 线摄影、透视等医学影像检查，在为临床诊疗带来便利的同时也存在着对医务人员、陪护人员和病房内邻近患者的辐射问题。在病房、手术室等无防护装置的场地进行放射实践活动时，辐射防护的实施往往存在一定的困难，表现在：①操作人员在近距离且没有屏蔽的场地进行放射学检查；②被检者病情危重，检查时防护程度有限；③被检者同室的其他危重患者，不能撤离病房，存在被放射线照射的危险；④移动式 X 线机的技术参数较固定式设备低，往往需要增加辐射剂量才能得到高质量影像。

根据国际放射防护委员会（International Commission on Radiological Protection，ICRP）提出的辐射防护的三项基本原则，即放射实践的正当化，放射防护的最优化和个人剂量限值。因此，床旁摄影检查的防护必须遵循以下原则。

1. 正当化原则 作为一种针对急、危、重症被检者与不能移动被检者进行的特殊 X 线摄影检查，床旁摄影检查放射实践正当化的判断非常重要，不能把床旁摄影视为一种上门检查的特殊服务而忽略了辐射的危害。应杜绝床旁摄影检查的过度应用，严格把握申请限度，仅当有明确医疗目的时，才可进行拍摄。

2. 防护最优化原则 床旁摄影检查时，在放射区域边界放置醒目的电离辐射警告标志，防止无关人员进入拍摄场地。同时合理利用距离防护、时间防护及屏蔽防护，尽量减少被检者、同室人员和操作人员的辐射剂量。

（1）减少被检者辐射剂量的措施，包括①与被检者进行有效沟通，增加其配合度，提高检查一次性成功的概率，避免重复照射；②在保证临床影像质量处于可接受水平的情况下，尽可能降低曝光参数，如合理选择照射野，采用高管电压、低管电流曝光，尽量缩短曝光时间；③使用符合要求的个人防护用品，对检查部位以外的敏感器官进行屏蔽防护，合理利用体位防护。

（2）减少同室人员辐射剂量的措施，包括①履行告知义务，在拍摄中应尽量劝离病房中无关人员，对毗邻床位 2m 范围内移动不便的重症患者应给予屏蔽防护或用铅防护裙进行包裹式遮挡防护；②因特殊情况留在房间的陪同人员应尽量远离被检者；③不应将主射线束朝向同室人员。

（3）减少操作人员辐射剂量的措施，包括①在移动式 X 线设备使用频繁的场所，如重症监护室、危重患者救治、骨科复位等，应配备足够数量的移动铅防护屏风；②操作人员应做好自身防护，如穿铅衣、戴铅围脖等防护物品，应定期接受个人剂量监测；③连接曝光开关的电缆长度应不小于 3m，或通过无线曝光的方式在病房外隔室操作。现有的射频遥控装置或可视化曝光功能均可在一定距离内进行远程曝光、运动控制和视野灯控制。

（4）婴幼儿的生殖腺、胸腺、甲状腺、脑垂体等各腺体都正处于发育阶段，对 X 线具有较高敏感性。因此对于婴幼儿的床旁摄影一定要注意辐射防护，对不配合者可采用沙袋或其他固定措施，保证在最低剂量的条件下一次性拍摄成功，避免二次曝光对婴幼儿带来的辐射影响。在新生儿胸部摄影中，在保证影像质量与临床诊断价值前提下，尽量减少新生儿甲状腺、胸腺受到的 X 线辐射剂量。

三、床旁摄影检查流程

随着数字化 X 线成像技术的普及和发展，传统屏-片 X 线设备已较少应用于床旁摄影，移动 DR 具有操作简单、快捷，以及成像质量高等特点，其成像能力明显优于移动 CR，尤其是新型可视化移动 DR，可实时观察被检者检查状态，选择最佳曝光时机，为床旁摄影在检查效率、影像质量、摄影安全等方面带来了非常大的改变。

床旁摄影检查没有固定的检查场所，其开展检查的场地包括急诊室、手术室、重症监护室、骨科病房等，移动 DR 床旁摄影检查流程（图 5-2-1）的制订应遵循感染控制和辐射防护的双重要求。

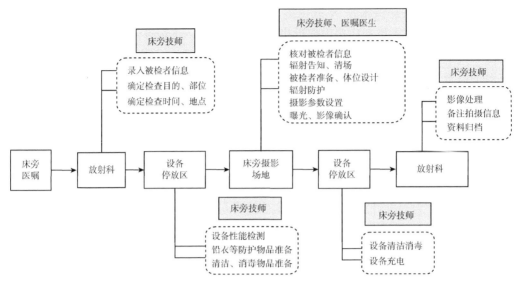

图 5-2-1 移动 DR 床旁摄影检查流程

1. 拍摄前准备　技师在接到床旁摄影检查的任务后需仔细阅读申请单，并根据申请单内容确认检查地点、摄影部位及摄影目的，并向医嘱医生了解被检者状态，与病房护士确定拍摄时间，同时做好以下准备。

（1）设备检测　按照正常流程启动设备，确保设备性能和网络正常。充电式 X 线机需保证存储电量充足，普通移动式 X 线机需保证有合适的外接电源和插座。

（2）物资准备　准备好被检者、陪检者的辐射防护用品；对于手术室等特殊拍摄场地，还需准备一次性无菌薄膜塑料罩套住影像探测器，对设备表面进行清洁和消毒等。

（3）信息录入　登记被检者信息，包括被检者姓名、性别、年龄、影像号、检查部位、摄影体位等。

2. 进入拍摄场地　操作者按照预定将设备推至被检者科室，开展床旁摄影检查的前期工作。

（1）信息核对　严格执行被检者信息核对流程，与管床医生或护士核对被检者信息、摄影部位及摄影目的。

（2）辐射告知　提前对现场所有人员履行告知义务，并确保控制区内没有无关人员在场。对协助危重被检者需进行 X 线检查的陪检人员，需征得陪检者同意，帮助陪检者穿好个人防护用品后，才能实施床旁操作。

（3）被检者准备　在摄影前去除摄影范围内影响影像质量的任何致密性异物，如纽扣、拉链、饰品、膏药、敷料等，女孩如有辫子，应固定于头上，避免其在照射野内，造成影像伪影而导致误诊。不合作的被检者必须借助于辅助固定物或者陪检者助力、夹持等方式协助被检者保持设计体位,确保固定不动。

3. 摄影检查　床旁摄影检查需根据摄影场地及被检者实际情况进行操作。

（1）摄影体位设计　根据受检部位及目的选择合理的摄影体位、射线入射方向。被检者体位和设备机位的选择可根据摄影的目的和被检者的配合情况灵活选择，尽可能减少被检者的痛苦和降低移动模糊。尽量采用向下的摄影方式。如果采用水平摄影方式进行检查时，除接受放射检查的被检者外，应避免有用线束直接朝向邻近的其他人,如果无法避免,则应使用移动铅防护屏风进行隔挡或使用防护用品。

（2）探测器放置　在护士或陪检者的协助下,将探测器置入合适的位置,确保探测器垂直中心射线。

（3）摄影参数设计　根据被检者的摄影部位及体厚情况设置适当的曝光条件，调节合适的照射野、摄影距离。床旁摄影一般不使用滤线器，对身体较厚部位可使用低栅比的固定滤线栅，以减少散射线，增加清晰度和对比度。

（4）曝光　可选择遥控曝光或延时曝光。曝光时，操作者应做好自身防护，合理选择站立位置，并保证曝光时能观察到被检者的姿态。对于胸腹部检查，清醒被检者需进行必要的呼吸训练后曝光，昏迷被检者则不作要求。

（5）影像预览　曝光完成后，立即进行影像预览，确认是否满足诊断要求。曝光结束后，通知医务人员返回工作岗位。DR 检查可即刻显示本次检查的辐射剂量，在影像 DICOM 属性内没有该项目的情况下，需在备注栏加注辐射剂量记录。

（6）结束拍摄　收回平板探测器及防护用品，对设备及探测器进行清洁归位，为下一次检查做好准备。

4. 返回科室　将设备推至停放区域清洁和消毒后充电。操作者返回科室完成后续影像处理及上传工作。

（1）影像处理与传输　及时将保存的影像传送至诊断工作站，调节窗宽/窗位、添加标记、影像裁剪等适当影像处理后，发送至 PACS，以便诊断医生及时完成影像诊断报告。

（2）信息备注　拍摄若采用特殊检查方法，需要在技师工作站信息提示栏备注本次检查方法。

四、常用床旁摄影技术

当前临床实际工作中常见的床旁摄影部位包括胸部、腹部、盆腔等，其中床旁胸部摄影应用最为广泛，现以其为例进行重点介绍。

床旁胸部摄影是指采用移动式 X 线设备进入病房拍摄被检者胸片，用于监测被检者病情变化情况。对于胸腔病变如气胸、胸腔积液等，特别是正在进行人工通气的重症与危重症患者，床旁胸部摄影就显得尤为重要。同时床旁胸部摄影对肺实质病变及循环系统功能改变，如心脏扩大、肺淤血、肺水肿等也具有重要意义。

1. 摄影目的　用于观察危重或不宜搬动患者的胸部病变情况，如肺部感染、胸腔积液、导管植入等。

2. 摄影前准备　①联系医嘱医生，了解患者病情和检查目的，并约定好检查时间。②在病房护士的协助下尽可能去除影响摄影效果的物件，如心电监护仪、床头挡板、氧气瓶、输液架等。不能去除者，应及时做好备注说明。③与被检者或陪护沟通检查过程，消除紧张情绪，争取被检者最大限度的配合，清醒者需做好呼吸训练。④做好辐射防护措施，要求病房内无关人员撤离，对病房内不能搬动者给予适当的防护措施。

3. 体位设计　通常采用前后位，尽量采用坐位前后位或半坐位前后位（图 5-2-2），无法实现时则可选择仰卧前后位或侧卧后前位。常规采用深吸气后屏气曝光，呼吸状态不良者，可采用平静吸气后屏气曝光或根据被检者呼吸规律抓住时机，不屏气状态下短时间曝光。

（1）胸部半坐位前后位　适用于病重不能站立且有胸腔积液者。被检者半卧于病床上，IR 置于背后，身体正中矢状面与 IR 长轴中线垂直并重合。头后仰，两手背置于髋部，肘部尽量屈曲内旋，IR 应包括肺尖、两侧胸壁、膈及双侧肋膈角。中心线对准胸骨角垂直射入。显示胸部正位影像，与站立后前位影像相比，半坐位照片显示纵隔增宽，心脏及前肋骨影像放大。

（2）胸部侧卧后前位　适用于观察少量胸腔积液及病重不能起床且有液气胸的患者。被检者侧卧于摄影床上，近床侧垫高。疑有胸腔积液时，被检侧在下，疑有胸腔积气时被检侧在上，IR 横立于胸前，包括被检侧的侧胸壁，近床侧上肢高举，曲肘抱头，远床侧上肢曲肘向前环抱 IR 使之固定。中心线经第 6 胸椎垂直射入 IR。显示胸部正位影像，纵隔轻度向近床侧移位，近床侧肺野变窄。

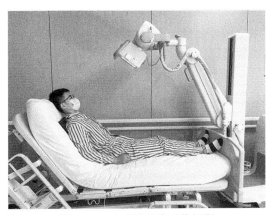

图 5-2-2　床旁胸部半坐位摄影

（3）胸部仰卧侧位　观察不能移动的被检者胸部侧位影像和被胸腔积液遮蔽的前部肺野。被检者仰卧于摄影床上，背部下垫 5～7cm 高的棉垫。双臂上举，下颌前伸，IR 侧立于被检侧胸壁外，身体矢状面与 IR 长轴平行，IR 上缘平甲状软骨，下缘包括 12 胸椎，前后缘包括前胸壁及后背皮肤。中心线经腋中线与第 5 胸椎平面交点垂直射入。显示胸部侧位影像，膈位置较高，近前胸壁的肺组织显示清晰。

4. 中心线　因为被检者体位不固定，需根据实际情况调整 X 线管倾角，保证中心线垂直于 IR。

5. 摄影距离　标准距离 100～120cm，拍摄环境条件受限时，可根据情况做适当调整。

6. 曝光参数　使用固定滤线栅可以提高影像对比度，成人被检者使用固定滤线栅时管电压一般选择 75～85kV，不使用滤线器时选择 65～70kV，或依据摄影距离及被检者具体情况设定。管电流时间积 1.2～3 mA·s。儿童被检者，不使用滤线器，管电压 50～60kV，管电流时间积 0.6～2 mA·s。

7. 摄影后处理　移动 CR 需及时返回影像科对 IP 进行扫描处理；移动 DR 曝光后应立即进行预览、调整影像，以影像达到诊断需求为目的。

8. 基本质量评定　质量评定的内容包括摄影前准备、体位旋转状态、中心线对准、X 线管偏转状态、屏气状态、曝光条件等方面。标准影像要求：①肺野内无异物影像，某些不能去除的、可识别的医疗诊治物品，在不影响诊断的情况下允许保留。②影像应包括胸廓、全部肺野及两侧肋膈角。③脊柱与双锁骨内侧端等距离，双侧锁骨位于同一平面；肺尖部显示充分，锁骨投影没有上抬遮盖肺尖部；两侧胸锁关节及胸廓对称显示，肩胛骨投影于肺野外带。④两侧肺野密度基本相等。⑤肺纹理可见，膈面包括肋膈角边缘清晰。⑥纵隔、胸壁及胸部软组织影像层次分明，透过心脏影隐约可见肋骨及胸椎；在没有使用滤线器的情况下，影像灰雾偏大但没有影响到肺内结构和液气平面显示。

9. 注意事项　①医嘱重点要求显示肺内液平面情况时，被检者应处于坐位或半坐位，中心线从水平方向射入并适当增加曝光条件；②危重症者调整体位过程中，应密切观察其反应、状态，保持氧气通道和心电监护连线畅通，检查过程应有病房医生或护士在场；③使用固定滤线器时，摄影距离应控制在栅焦距的±25%范围；④选择高千伏，低毫安秒的曝光条件，提高影像质量的同时，减少射线损伤；⑤摄影体位根据病情、医嘱或医生现场要求改变时，应在检查申请单上进行备注；⑥床旁胸部摄影常规采用正位，必要时加摄侧位。

（李圣军　闻彩云）

第6章

X线造影检查技术

第1节 对 比 剂

在医学成像中为增强影像显示效果而服用或注入人体组织或器官的物质称为对比剂（contrast medium）。对比剂的引入将改变成像区域组织或器官的密度差异，从而改变成像区域的影像对比度，以利于判断成像区域的病变特征，扩大了X线的检查范围，为临床影像提供更多的诊断信息。

一、对比剂分类

（一）根据显示效果分类

1. 阴性对比剂（negative contrast media） 是一类密度低、吸收X线少、原子序数低的物质。X线照片上显示为低密度或黑色的影像，一般都为气体。此类对比剂常被用于直接注入体腔形成双重影像对比，如膀胱双重造影、胃肠道双重造影等。

2. 阳性对比剂（positive contrast media） 是一类密度高、吸收X线多、X线衰减系数大、原子序数高的物质，X线照片上显示为高密度或白色的影像。

阳性对比剂有医用硫酸钡剂和碘对比剂两种。硫酸钡剂是胃肠道X线摄影检查的理想对比剂。碘对比剂为碘与不同物质化合形成含碘化合物，可分为无机碘化物、有机碘化物与碘化油，碘剂显影效果与碘含量成正比。

（二）根据碘的分子结构分类

1. 离子型对比剂 溶液中含有离子的对比剂，称为离子型对比剂。①离子型单体：每个分子有3个碘原子，1个羧基，没有羟基，常用的有甲基泛影葡胺等；②离子型二聚体：每个分子内有6个碘原子，1个羧基，1个羟基，常用的有碘克酸等。

2. 非离子型对比剂 溶液中无离子存在的对比剂，称为非离子型对比剂。①非离子型单体，每个分子有3个碘原子，4～6个羟基，没有羧基。常用的有碘海醇、碘普罗胺等。②非离子型二聚体，每个分子有6个碘原子，8个以上的羟基，没有羧基。常用的有碘曲仑等。

（三）根据使用途径分类

1. 血管内注射对比剂 为水溶性含碘制剂，利用碘的高X线吸收的特点，提高组织的对比度。

2. 胃肠道使用对比剂 X线胃肠道检查用的阳性对比剂主要是硫酸钡，可口服，亦可自肛门注入结直肠。

3. 腔内注射对比剂 如膀胱造影等。

（四）根据渗透压分类

根据对比剂的渗透压与人体的血浆渗透压（313mmol/L）相比较，分为三类。

1. 高渗对比剂（hypertonic contrast medium） 主要是指离子型单体对比剂，如甲基泛影葡胺。早期的对比剂基本上浓度都在 300mg/mL，渗透压在 1500 mmol/L 左右。随着较高浓度的对比剂的开发，高渗对比剂的渗透压随着浓度的提高而增加。例如，浓度为 370mg/ml 的复方泛影葡胺渗透压高达 2100 mmol/L。这种对比剂不良反应的发生率较高。

2. 次高渗对比剂（secondary hypertonic contrast medium） 包括非离子型单体对比剂和离子型二聚体对比剂。当对比剂碘浓度为 300mg/ml 时，渗透压在 500～700mmol/L，随着对比剂碘浓度的增加，次高渗对比剂的渗透压也随之增高。例如，非离子型单体碘海醇，当碘浓度由 300mg/ml 上升到 370mg/ml 时，渗透压就从 627mmol/L 上升到 844mmol/L。

3. 等渗对比剂（iso-osmolar contrast medium） 主要是非离子型二聚体对比剂，渗透压在 300mmol/L 左右。与正常人体的血浆渗透压基本相同。

二、对比剂的临床应用

（一）常用阴性对比剂

阴性对比剂以往常用于脑室、关节腔、腹膜后等造影，常用的有空气、氧气和二氧化碳，目前已很少使用，但在消化道造影时仍广泛应用，通常同时引入气体和硫酸钡以达到更好的对比效果，即气钡双重对比造影（air-barium double contrast radiography）。

阴性对比剂之间的差别主要在于溶解度不同。空气在组织或器官内溶解度小，不易弥散，停留时间较长，不良反应持续时间较长，进入血液循环有产生气栓的危险，但采集方便；二氧化碳溶解度大，易于弥散，停留在组织和器官内的时间短，不良反应小，即使进入血液循环也不致发生气栓，由于吸收快，检查必须迅速完成；氧气的溶解度介于空气和二氧化碳之间，停留在组织与器官内的时间较二氧化碳长，产生气栓的概率较空气小。

（二）常用阳性对比剂

1. 钡剂 目前应用最多的是由医用硫酸钡制成的钡糊和混悬液，不溶于水和脂质，能吸收较多量 X 线，进入体内胃肠道后，不会被胃肠道黏膜吸收，能较好地涂布于肠道黏膜表面，与周围组织结构密度对比差异较大，从而显示出这些腔道的位置、轮廓、形态、表面结构和功能活动等情况。另外，医用硫酸钡内服后在消化道内的排空时间与食物大致相同，以原形从粪便中排出，无毒副作用，服用安全，是良好的胃肠道对比剂。

2. 碘对比剂 分为有机碘化物、油脂类碘对比剂和无机碘化物。

（1）**有机碘化物** 为水溶性有机碘化物，它们在水中溶解度高，黏稠度低，能制成高浓度溶液。本类对比剂应用最为广泛，多用于各脏器的增强检查、泌尿系造影、血管造影等。注入血管后迅速经肾脏排泄，少量经肝胆排泄。在体内代谢过程中一般不放出或极少放出游离碘，血管注射后反应小。直接注入检查部位形成密度对比，显示腔道的形态结构，几乎不被人体吸收，绝大部分由注入部位直接排出体外。

经血管注入的水溶性有机碘化物包括离子型对比剂和非离子型对比剂。血管注入药物后，药物几乎游离于血浆中，仅有少部分吸附在血浆蛋白和红细胞上，很快与细胞外液达到平衡。但由于血脑屏障作用，脑、脊髓和脑脊液中几乎不含对比剂。碘水制剂在化学结构上都是三碘苯环的衍生物，可分为单体或二聚体两类，单体对比剂指一分子对比剂仅有一个三碘苯环，二聚体对比剂指一分子对比剂含有两个三碘苯环。二聚体分子对比剂的含碘量高于单体分子对比剂的含碘量，分子结构中含碘量越高，造影效果就越好。

离子型对比剂苯环上 1 位侧链为羧基盐（—COOR），具有此结构的碘对比剂水溶性高，在水溶液中可解离成阴离子（含三碘苯环）及阳离子（钠、钙、镁离子等）。离子型对比剂都是三碘苯甲酸的盐，主要是钠和葡甲胺盐，在水溶液中都可离解成带有电荷的正离子和负离子，并分别以原形排出体外，称为离子型对比剂。离子型碘对比剂分子在溶液中被电离成带正、负电荷的离子，具有导电性，渗透压高。离子型对比剂的渗透压可高达 1400～2000mmol/L，为血浆渗透压（313mmol/L）的数倍，故又称为高渗对比剂，高渗透压是导致对比剂不良反应的重要因素之一。

非离子型对比剂是单体或二聚体三碘苯环碘对比剂，它们不是盐类，在水溶液中保持稳定，不离解，不产生带电荷的离子，一个分子对比剂在溶液中只有一个粒子，故称为非离子型对比剂。非离子型对比剂苯环上 1 位侧链为酰胺衍生物（—CONH），其水溶性很高，但在水中不解离。单体对比剂渗透压在 634～800mmol/L 范围内，二聚体对比剂渗透压几乎等于血浆渗透压，由于它们的渗透压较低，故又统称为次高渗对比剂。非离子型碘对比剂分子不被电离，在溶液中是分子状态，无导电性，渗透压低。渗透压低和非离子化，使之对红细胞、血液流变学、血脑屏障的影响大为减轻。

（2）油脂类碘对比剂 常用的有碘化油（iodized oil），含碘浓度为40%，黏稠度较高，不溶于水，可溶于乙醚。直接注入检查部位形成密度对比，显示腔道的形态结构，主要用于支气管造影、子宫输卵管造影和瘘管造影。碘化油几乎不被人体吸收，绝大部分由注入部位直接排出体外，少量残留的碘化油在肺泡内或进入腹腔，可长达数月至数年之久，形成肉芽肿。目前普通碘化油应用较少，临床上主要使用超液态碘化油，进行某些部位的造影及肿瘤的栓塞治疗。

（3）无机碘化物 因含碘量高、刺激性大、不良反应多，临床已很少使用。

三、对比剂的引入途径

根据人体各器官的解剖结构和生理功能，对比剂引入人体的途径主要为直接引入法和间接引入法两大类。

（一）直接引入法

直接引入法是将对比剂通过人体自然孔道、瘘管和体表穿刺等途径引入体内而达到造影目的的检查方法。包括胃肠道造影、瘘管造影、椎间盘造影、脊髓造影、子宫输卵管造影、支气管造影、脑室造影、选择性心血管造影、支气管动脉造影等。对比剂引入人体的方法主要有 3 种。

1. 口服法 口服医用硫酸钡消化道造影，如食管、胃、肠道造影等。

2. 灌注法 如经导尿管引入的尿路逆行造影、子宫输卵管造影、结肠灌注造影等，属于经自然孔道直接灌入法；肠道瘘管造影、软组织瘘管造影、术后胆道造影等，属于经病灶瘘管直接灌入法。

3. 穿刺注入法 如肝、胆管造影，浅表血管造影等，属于体表穿刺直接注入法；心腔造影，大血管及各种深部血管造影等，是利用导管穿刺到检查部位将对比剂直接注入的方法。

（二）间接引入法

间接引入法是将对比剂经口服、静脉注入或静脉滴注后，使对比剂在人体内选择性地经过某一器官的生理性排泄作用，暂时停留在其通道内，使该器官得以显影的检查方法。包括静脉尿路造影、静脉胆系造影、口服碘番酸胆囊造影等。

第2节 使用对比剂的注意事项

一、对比剂的理化特性

（一）硫酸钡

医用硫酸钡的化学式为 $BaSO_4$，分子量 233.39，熔点 1580℃，密度 4.50g/cm³（15℃），为白色疏松细粉，无味，性质稳定，不怕光，久贮不变质，难溶于水和有机溶剂及酸碱性溶液，是一种无毒的钡盐，容易沉淀，在自然界以重晶石矿物存在，能吸收较多量的 X 线。

（二）碘对比剂

X 线碘对比剂种类多，理化性能各异，理想的碘对比剂应当是安全、无毒的，对人体的影响尽可能最小，其理化特性主要表现在以下几个方面。

1. 水溶性　血液的主要成分是水，亲水性对比剂与血浆蛋白的结合率较低，对细胞表面的刺激较小，可阻止对比剂渗入细胞。因此，一般来说对比剂的水溶性越高，就越安全，对比剂的基本构造是不溶于水的三碘苯，但因具有羧基或羟基等容易溶于水的亲水性侧链，增加了总体的水溶性。水溶性与对比剂的分配系数有关，系数越小，水溶性越高。

2. 黏滞性　与分子大小、浓度及温度有关，凡分子大、浓度高、温度低时黏滞性就增大，对比剂的黏滞性随碘浓度的增加而呈指数性增加，当浓度不变时，其黏滞性会随温度的增加而降低。对比剂黏滞性的要求因检查部位和目的而有不同，一般血管造影对比剂需要低黏滞性，有些对比剂加热至体温时，黏滞性明显降低，这样便于更顺畅地将对比剂注射入体内，并且可以减少注射过程中对人体的刺激。

3. 渗透压　高低与单位体积中溶质的颗粒数成正比，与颗粒的大小无关，溶液中的物质浓度增加时，渗透压也会与浓度成比例增加。离子型对比剂较非离子型对比剂的渗透压高，在碘浓度相同的情况下二聚体对比剂的渗透压低于单体对比剂。人体内的渗透压经过细微的调节，通过血管壁保持血管内外组织的渗透压不变，对比剂渗透压高，易导致血容量增加，血管通透性增加，红细胞形变等，出现不良反应。次高渗对比剂的渗透压稍高于或等于血浆渗透压，人体对其耐受性好，不良反应少。

4. 化学毒性　对比剂的化学毒性主要与对比剂的亲水性和亲脂性有关，亲脂性越大，越容易与机体蛋白、生物膜起作用而发生生物毒性。

5. 电荷　离子型对比剂在水溶液中离解成带电荷的正、负离子，增加了体液的传导性，干扰体内电解质的平衡，影响神经组织的生物学过程。另外，这些带电荷的离子易与蛋白质结合，发生特异性反应的概率明显增加。非离子型碘对比剂分子不被电离，不产生带电荷的离子。

二、对比剂的不良反应

（一）对比剂不良反应的分类

1. 按照发生机制　可将对比剂不良反应分为特异性/过敏样反应和非特异性/类生理反应。

（1）特异性/过敏样反应　临床表现通常与一种药物或其他过敏原引起的过敏性反应相同。为非剂量依赖性不良反应，其发生与碘对比剂的剂量、注入方式和速度无关。

（2）非特异性/类生理反应　是机体对对比剂的一种生理性应答，一般表现为对器官或系统所产生的反应，最常累及的器官或系统为肾、心血管系统和神经系统等。为剂量依赖性不良反应，其发生与碘对比剂的剂量、注入方式、速度和理化性质有关。

2. 按照严重程度　可将对比剂不良反应分为轻度、中度、重度不良反应。

（1）轻度不良反应　体征和症状具有自限性且无进展，包括咳嗽、喷嚏、一过性胸闷、结膜炎、鼻炎、恶心、全身发热、荨麻疹、瘙痒、血管神经性水肿等。

（2）中度不良反应　体征和症状更明显，包括严重呕吐、明显的荨麻疹、面部水肿、咳嗽、呼吸困难、血管迷走神经反应等。

（3）重度不良反应　体征和症状通常会危及生命，包括喉头水肿、惊厥、震颤、抽搐、意识丧失、休克等，甚至可以导致死亡或其他不可预测的不良反应。

3. 按照发生时间　可将对比剂不良反应分为急性不良反应、迟发性不良反应、晚迟发性不良反应。

（1）急性不良反应　为对比剂注射后1h内出现的不良反应。最常见可以出现的症状为恶心、呕吐、荨麻疹、支气管痉挛、喉头水肿、低血压及全身过敏样反应等。

（2）迟发性不良反应　为对比剂注射后1h至1周内出现的不良反应。

（3）晚迟发性不良反应　通常在对比剂注射1周后出现的不良反应。可引起甲状腺功能亢进，偶见于未经治疗的毒性弥漫性甲状腺肿或结节性甲状腺肿患者。

（二）碘对比剂不良反应及发生机制

1. 特异性反应/过敏样反应　碘对比剂引起的急性不良反应称为过敏样反应而非过敏反应，因为碘对比剂分子量小，通常在给药后数分钟或半小时内出现，在不良反应患者体内没有抗体或淋巴细胞的参与，血清中免疫球蛋白IgE浓度也不高，而且不良反应患者再次注射对比剂不良反应的发生率仅为8%～25%。

因为和I型变态反应表现比较相似，也常会出现诊断失误的情况，而二者的本质区别为潜伏期不同、参与组织不同及患者血清免疫球蛋白IgE浓度不同等。I型变态反应主要是致敏原在相关免疫因子的介导下所形成的一种免疫应答，由致敏原使人体形成非常多的特异性免疫球蛋白IgE抗体，而免疫球蛋白IgE抗体再和肥大细胞、嗜碱性粒细胞受体相互结合，当相同的抗原又一次进入人体后就会和肥大细胞及嗜碱性粒细胞表面免疫球蛋白IgE抗体相互结合，进而促使肥大细胞与嗜碱性粒细胞脱颗粒释放出组胺等相关的炎性介质，形成相对应的生理及病理变化。

碘对比剂过敏样反应发生机制非常复杂，目前还不十分清楚。

（1）直接膜效应机制　碘对比剂可致细胞脱水，刺激嗜碱性粒细胞和肥大细胞，诱导释放组胺、白三烯、前列环素等炎性介质，导致毛细血管扩张、通透性增加、支气管平滑肌收缩、黏液分泌增加，引起支气管痉挛。

（2）补体系统的激活　补体系统激活后会产生过敏毒素，导致嗜碱性粒细胞和肥大细胞释放更多的炎性介质，虽然两种细胞都可以充当反应器细胞，但有研究提示肥大细胞更容易被激活。

（3）促进缓激肽释放　碘对比剂还可以激活纤维溶解系统导致缓激肽系统激活，一方面缓激肽可以直接引起毛细血管扩张、通透性增加等病理基础形成；另一方面缓激肽可激活花生四烯酸途径，产生炎性介质，进一步加重变态反应。

2. 物理-化学反应　此类反应临床较多见，是由于碘对比剂的某些物理或化学因素引起的反应。与使用剂量和注射流率有关，有时与碘过敏样反应同时出现。临床表现主要是与神经、血管功能调节紊乱有关的症状，如恶心、呕吐、面色潮红或苍白、胸闷、心慌、出汗、四肢发冷等。引起物理-化学反应的因素很多，但主要与碘对比剂本身的因素有关。

（1）渗透压　目前常用的对比剂其渗透压是血浆渗透压的2～5倍，故易产生下列损害。①内皮和血脑屏障损害：高渗的对比剂注入血管后，细胞外液渗透压急剧增加，细胞内液快速排出，导致血管内皮细胞皱缩，细胞间连接变得松散、断裂，血脑屏障受损，对比剂外渗至脑组织间隙，使神经细胞暴露在对比剂的化学毒性的危险中。②红细胞损害：高渗使得红细胞变硬，呈棘细胞畸形，结果红细胞不易或无法通过毛细血管，引起微循环紊乱。③高血容量：除了细胞内液排出外，高渗对比剂可使组织间液进入毛细血管，从而使血容量快速增加，可达10%~15%，导致心脏负荷增加。随对比剂外渗至血管外及渗透性利尿作用，血容量很快恢复正常。④肾毒性：虽然对比剂诱发的肾衰竭总的发生率较低，但在原有肾功能不全被检者可达10%~20%，60%对比剂诱发的肾病被检者有氮质血症基础。⑤心脏毒性：除了对比剂所致的高血容量外，在选择性冠状动脉造影中，高渗透性可直接作用于窦房结引起心率过缓。高渗透性能使房室间传导、室内传导和复极化作用减弱，引起心电改变，使心律不齐和心室颤动的发生率增加。⑥疼痛与血管扩张：在外周血管造影中，虽然高渗对比剂所致内皮损害是一过性的，但产生的血管性疼痛却是非常明显的。除了和渗透压有关外，这与对比剂的疏水性及离子性有关。对比剂可直接作用于小动脉平滑肌，引起局部动脉扩张，产生热感及不适。

（2）水溶性　理想的对比剂应具有无限的水溶性，但由于碘原子具有高度疏水性，难达到无限的水溶性。离子型对比剂中的水溶性来自阳离子的盐，而非离子型对比剂中的水溶性则来自分子核心并减少它与生物大分子的结合，以降低对比剂的生物活性，减少反应。单体的离子型对比剂水溶性比非离子型高，但非离子型二聚体对比剂碘曲仑却具有极高的水溶性。

（3）电荷　由于离子型对比剂在血液中可离解成带电荷的正、负离子，增加了体液的传导性，扰乱体液内电解质的平衡，特别是影响神经组织的传导，可造成一系列交感和副交感神经功能失调引起的临床症状，同时可造成神经毒性，损伤脑组织而引起惊厥或抽搐。对比剂高浓度的离子及分子大量与钙离子结合，而钙离子只要作用于肌电的耦合过程，就会导致负性肌力作用，还可以引起血压降低。

（4）分子结构　对比剂的亲水性和亲脂性与其分子结构有关。对比剂的亲水性与对比剂苯环侧链上的羧基、羟基有关。若羟基分布均匀且无羧基者，对比剂的亲水性强，其化学毒性低；反之，其化学毒性就高。若对比剂的亲脂性强而亲水性弱，引起反应的机会较多，或引起的反应较重。碘原子本身有亲脂性，亲脂性越大，与血浆蛋白结合率越高，毒性就越大。故非离子型对比剂在其化学分子结构中都增加了亲水性而减少了亲脂性，使其毒性明显降低。

（5）黏稠度　由溶质颗粒的浓度、形状、与溶液的作用及溶质颗粒之间的作用所决定，与温度变化成反比，与碘浓度成正比。如在37℃时碘浓度为300mg/ml的碘曲仑的黏稠度为9.1cp，碘海醇为6.1cp，但碘浓度为280mg/ml的碘曲仑黏稠度与碘浓度为300mg/ml的非离子型单体对比剂碘海醇相似。注入对比剂后可使血液-对比剂混合物黏稠度增加，从而可使血流减慢。这种情况只有在大动脉等高切变力状态及静脉和毛细血管循环等低切变力状态才有可能出现，但对提高显影清晰度却有利。为此，尽管非离子型二聚体对比剂与单体类对比剂相比黏稠度较高，但综合其显影效果及反应而言，前者是后者所无法比拟的。

（6）化学毒性　对比剂分子中疏水区与生物大分子结合，影响其正常功能，即所谓的疏水效应。第一代非离子型对比剂甲泛葡胺由于大量引入疏水基团且又未能遮掩，故化学毒性很大，很快遭到淘汰。此后的非离子型对比剂中亲水基团能有效地遮盖疏水核心，因而毒性明显降低。

对比剂的毒性反应表现为局部疼痛和烧灼感、血管内皮损伤、红细胞损伤、肾功能损伤、心律失常、截瘫、惊厥、凝血机制障碍，还可发生窦房结和房室传导减慢、周围血管扩张、低血压，表现为神经紧张、大汗、尿失禁、反应迟钝、血压降低，甚至心搏骤停。

3. 对比剂后急性肾损伤（postcontrast acute kidney injury，PC-AKI）　是指静脉注射碘对比剂48h内发生的急性肾损伤。其发生机制如下。

（1）碘对比剂的渗透压　碘对比剂中所含有的碘对肾小管上皮细胞和内皮细胞有直接的毒性作用，这种毒性作用可能与碘对比剂直接激活凋亡相关信号通路、破坏线粒体活性、不受氧化和缺氧的影响有关。碘对比剂的高渗性增加了其固有的细胞毒性。体外实验表明，高渗性的碘对比剂（泛影葡胺）使紧密连接相关膜蛋白重新分布，从而损伤上皮细胞单层屏障功能，这是对比剂后急性肾损伤的主要病理生理机制。此外，碘对比剂的高渗性还会诱导肾小管细胞的脱氧核糖核酸（deoxyribonucleic acid，DNA）

断裂和细胞凋亡。血浆渗透压为 300 mOsm/L，肾髓质的渗透压为 400～600 mOsm/L，当肾小管液的渗透压高于周围肾髓质的渗透压时才会发生高渗透压对肾小管细胞的直接损伤。研究发现，只有当碘对比剂渗透压＞800mOsm/L 时，才会出现高碘对比剂渗透压引起的肾毒性。

（2）碘对比剂的黏度　高黏度的碘对比剂导致肾小球和肾小管毛细血管血流量减少，并减缓肾小管中液体的流动，使碘对比剂在肾脏滞留时间延长，进而导致肾血流动力学的改变和细胞毒性的增加。

（3）危险因素　碘对比剂注射后发生急性肾损伤的风险因素如下。

1）肾小球滤过率的风险阈值：估算的肾小球滤过率（estimated glomerular filtration rate，eGFR）水平降低是公认的对比剂后急性肾损伤最重要的危险因素，中华医学会放射学分会质量控制与安全管理专业委员会 2021 年发布的专家共识认为碘对比剂注射的 eGFR 风险阈值为 30ml/（min·1.73m^2）。

2）碘对比剂相关危险因素：根据对比剂后急性肾损伤的发生机制及碘对比剂的理化特性，选用除碘海醇和碘克酸之外的次高渗、低黏度碘对比剂在理论上是相对安全的。同时在保证影像质量的情况下，可以通过降低管电压联合迭代重建技术适度降低对比剂用量。不建议在 3 天内重复使用碘对比剂。

3）不同群体及疾病相关危险因素：目前认为与群体及疾病相关的危险因素包括年龄＞60 岁、肾脏病史（如透析、肾移植、肾癌、肾脏手术）、蛋白尿、高血压、糖尿病、高尿酸血症、二甲双胍或含二甲双胍药物的使用等。糖尿病患者需在确定肾小球滤过率后再使用碘对比剂进行检查。由于慢性肾脏病（chronic kidney disease，CKD）是广泛承认的危险因素，这部分被检者均需进行血清肌酐（serum creatinine，sCr）筛查。另外，慢性肾脏病患者同时伴有以下因素，如年龄＞60 岁、高血压、糖尿病、蛋白尿、高尿酸血症时，建议放宽水化预防的 eGFR 阈值至 45 ml/（min·1.73 m^2）。

4）具有残留肾功能的维持性肾透析患者的风险：对有残留肾功能的维持性肾透析患者，如果临床需要保留残余肾功能，不建议采用碘对比剂进行造影检查。如仍需要进行造影检查，风险与 eGFR＜30 ml/（min·1.73 m^2）的患者相似。

5）单肾患者的风险：单肾患者，不包括移植肾及先天性肾功能不全者，对比剂后急性肾损伤危险因素与无透析双肾患者相同。

6）肾毒性相关药物的使用注意事项：许多药物，包括非甾体抗炎药、利尿剂、氨基糖苷类、部分化疗药物等都具有肾毒性，在慢性肾脏病患者中这些药物与碘对比剂同时使用可能会诱发对比剂后急性肾损伤。对 eGFR＜30 ml/（min·1.73 m^2）的患者，建议在检查前 1～2 天及检查后 2 天内停止使用肾毒性药物。若停止某种肾毒性药物给患者带来的潜在风险比对比剂后急性肾损伤更大，应根据患者治疗情况进行个性化调整，可保留必要药物的使用，且可放宽水化预防的肾小球滤过率阈值。

（4）预防方案　水化疗法被认为是预防碘对比剂引起的急性肾损伤最方便、有效且经济的方法之一，该疗法主要通过增加患者的肾血流量和肾脏灌注来减轻碘对比剂的肾脏毒性。目前临床上多采用静脉补液的水化方式，也可以通过口服补液来增加尿量，防止碘对比剂在肾小管内形成结晶，进而减轻肾脏毒性。

（三）硫酸钡不良反应及发生机制

硫酸钡理化性质稳定，与水溶性对比剂相比硫酸钡制剂能更充分地涂布黏膜，获得更高的对比度，从而更好地显示解剖细节，因此是消化道造影检查最常用的对比剂。临床实践显示硫酸钡制剂用于消化道造影检查较为安全，不良反应和并发症的发生率较低，多数患者症状轻微，表现为轻度便秘、腹泻、腹痛等，以上症状大部分为自限性，无须特殊处理。较为严重需要重视的并发症如下。

1. 过敏样反应　硫酸钡的过敏样反应发生率约为 1：250 万，在特应性个体如变应性皮炎、变应性鼻炎、哮喘等患者发生概率可能增加，有对比剂过敏史者风险更高。机制同碘对比剂（详见本小节第二部分）。硫酸钡行胃肠造影的过敏样反应可由钡或其制剂中的添加剂引起，也可由给药时使用到的乳胶管、球囊、手套、直肠润滑剂等材料引起。

2. 硫酸钡中毒 硫酸钡性质稳定，耐热，不溶于水、脂质及酸碱性溶液中，因此不会被胃肠道黏膜吸收也不被机体代谢。但是悬浮液中一些极细的硫酸钡颗粒可以游离出可溶于水的钡离子，并经消化道吸收。这些钡大部分在几天内随尿液和粪便排出体外，少量残留钡沉积于骨骼和结缔组织。低剂量的钡对人体短期影响包括呼吸困难、血压升高、心脏和神经性疾病、脑炎等。患者存在肠梗阻时，肠道环境改变、黏膜屏障受损，滞留于消化道内的钡离子可被大量吸收，引起急性中毒，甚至死亡；但钡在人体中长期存在对健康的影响目前尚不明确。

3. 硫酸钡肉芽 是由硫酸钡进入肠壁组织间引起的肉芽肿性炎症，是消化道造影比较罕见的并发症，多为个案报道，因此发生率尚不清楚。硫酸钡肉芽肿全消化道均可发生，但是最常见部位为直肠。胃肠道溃疡和帕金森病被认为是危险因素，老年人排便减少和胃排空延迟也可能是促进硫酸钡肉芽肿发生的原因。硫酸钡肉芽的发生机制与黏膜组织的完整性有关，潜在感染或肠道病变可造成黏膜损伤，也可因肠道造影操作造成医源性损伤。硫酸钡颗粒经黏膜损伤处进入消化道管壁内，沉积于黏膜和黏膜下组织，进而形成肉芽组织。少量硫酸钡引起的肉芽肿可在 2 个月内完全愈合；量较多者可形成肿块、溃疡或壁内病变，引起一些非特异性症状，如吞咽梗阻、腹痛、便血、贫血、消瘦等，需注意与消化道肿瘤相鉴别；极少数患者其肉芽肿病变可进一步侵蚀消化道壁而发展为穿孔，引起急性化学性或慢性肉芽肿性腹膜炎，需及时处理。

4. 硫酸钡粪石嵌顿 是下消化道造影的罕见并发症，上消化道造影几乎不发生。高黏度的钡剂可造成排空延迟，结肠因此得以从硫酸钡混悬液中持续吸收水分，导致硫酸钡沉淀，最终与粪便一起形成坚硬的硫酸钡粪石，造成嵌顿。多见于先天性巨结肠、先天性结肠冗长、功能性便秘患者、老年患者及药物性便秘患者，伴有肠内容物黏稠度增加的情况也可提高此并发症的发生率，如囊性纤维化患者。患者可于检查后数日出现肠梗阻甚至穿孔，也可数月甚至数年内不产生任何症状。部分患者于消化道造影数周至数月后发生硫酸钡粪石嵌顿，因其症状无特异性而易被误诊为胃炎、肠激惹、阑尾炎或肠梗阻等。

5. 硫酸钡漏出 硫酸钡制剂漏出至浆膜腔是很罕见但危及患者生命的并发症，多发生于下消化道造影，文献报道平均死亡率约 35%，在老年患者中病死率高达 75%。钡剂腹膜炎是指胃肠道造影检查中因各种原因并发消化道穿孔，对比剂漏出至腹膜腔导致腹膜炎、肉芽肿、结石形成。钡灌肠过程中，导管尖端或球囊造成的直肠黏膜或肛管损伤可能是导致穿孔的常见原因。老年患者、接受长期类固醇治疗的患者，以及肿瘤、憩室炎、炎症性肠病和局部缺血等疾病状态下患者肠壁受损或弹性下降，更容易发生穿孔。内镜下深层组织活检或息肉电切除术也可能使局部肠壁更脆弱，增加肠壁破裂可能。对于肠壁结构完整的患者，肠一过性痉挛、过度充盈或充气过快是造成穿孔的可能诱因。硫酸钡进入腹膜腔后引发机体免疫反应，其病理过程可分为两个阶段，第一阶段为急性期：表现为化学性腹膜炎，并大量渗出性腹水，可继发低血容量休克；第二阶段为慢性期：钡剂周围广泛纤维化伴肉芽肿形成，常继发周围组织粘连和小肠梗阻。钡剂在腹膜腔迅速扩散可导致大量液体和白蛋白渗出，继发低血容量和粪便污染，从而导致败血症，因此，并发广泛性钡剂腹膜炎的患者往往情况非常危急，治疗难度较大。急性期需要静脉补液，以对抗大量腹水和低血容量休克。早期剖腹手术和大量生理盐水灌洗，以及术后使用抗生素是主要的治疗方法。硫酸钡制剂也可经食管穿孔漏至纵隔，或经瘘管进入胸膜腔。因此，怀疑食管穿孔者不能选用硫酸钡制剂造影。

6. 硫酸钡制剂漏入静脉 硫酸钡制剂经静脉进入体循环是罕见而严重的并发症，病死率约为 55%，60 岁以上被检者病死率更高。造成硫酸钡制剂漏入静脉的原因有：操作不当，如导管头的位置放置不当或肠腔内压力过高；被检查者伴有肠梗阻、肠壁变薄、弹性变差、炎症性肠病等。硫酸钡制剂从不同部位漏入静脉可造成不同区域的钡栓塞，如从高位直肠和结肠漏入静脉可造成门静脉系统栓塞，从低位直肠和阴道漏入静脉可经髂内静脉回流引起肺栓塞。门静脉系统栓塞的 25% 病死率较硫酸钡制剂进入全身循环引起栓塞者的 60% 病死率要低得多。渗漏速度也是影响预后的因素之一，渗漏速度快会增加死亡率。

7. 菌血症　钡灌肠检查后发生菌血症的概率尚有争议，部分研究显示无论被检者是否存在潜在结肠疾病，都有一定概率在钡灌肠检查后发生菌血症，但是这种菌血症是一过性的，持续时间约 30min，具有自限性且无任何症状。免疫抑制缺陷者可能因此而增加死亡率。菌血症的机制尚不明确，腔内压力的增加促进细菌从轻微的黏膜损伤或黏膜溃疡处进入毛细血管是可能致病机制。

8. 其他　包括误吸、高血容量。硫酸钡制剂误吸多发生于婴幼儿、老年人、镇静者、食管梗阻者、呼吸障碍者、意识障碍者及运动神经元功能障碍者。硫酸钡制剂刺激性小，少量误吸通常几天内就可被清除，大量误吸则会影响肺功能，引起急性肺炎甚至死亡。高血容量是由于硫酸钡悬浊液和清洁的结肠是次高渗的，渗透压梯度差导致结肠壁吸收过多水分，短时间内血容量大量增加可引起肺水肿、休克甚至死亡。儿童和肾功能不全者对血容量增加更为敏感，先天性巨结肠患者可能因对比剂长时间停留而增加高血容量风险。

三、碘对比剂不良反应的临床表现及处理措施

（一）碘对比剂不良反应的临床表现

1. 碘对比剂对神经系统的影响　轻度神经系统反应表现为焦虑、头晕、头痛、烦躁、恶心、视物模糊，通常在注射时或注射后即刻发生，停用后自行好转，多数属于可逆的；较严重的神经系统反应表现为偏瘫、失语、知觉丧失、惊厥或昏迷；碘对比剂还可以导致脊髓损伤性瘫痪。有报道称脑水肿、急性脑梗死、急性颅内出血、血脑屏障破坏、颅内肿瘤、转移瘤及有癫痫病史的被检者在碘对比剂应用后发生抽搐的可能性增加。对已有脑血管病变者，在碘对比剂应用时则有发生脑缺血、脑梗死的可能，需要对症处理。

2. 碘对比剂对心血管系统的影响　血管张力的改变，所有高渗性对比剂均会引起全身血管的明显扩张、血压降低、皮肤潮红、发热等不适。大量对比剂血管内注射可引起大范围的动脉性充血，引起血液聚集，回心血量减少，对有心功能不全的被检者可引起心肌缺血。还有引起血管收缩的报道。碘对比剂对周围血管张力的影响与血管床的生理特性、对比剂的种类和给药方法等有关。快速注射碘对比剂时可引起血压的改变。

碘对比剂引起的局部血管的并发症包括注射部位血管疼痛、静脉炎和静脉血栓形成。如果注入血管壁内时可引起动脉壁剥离、动脉血栓形成。这些反应与对比剂种类、剂量、静脉与对比剂接触时间和静脉血流速度有关。

碘对比剂对心脏的直接作用，不论浓度如何，因含有钠盐，当碘对比剂注入冠状动脉后均会引起左心室的收缩力减弱。离子型碘对比剂的渗透压数倍于血浆，当较大量的高渗碘对比剂短时间内注入血管内时，血容量会随之迅速增加，使心脏负荷加重，对原有心功能不全的被检者威胁比较大。

3. 碘对比剂对肾脏功能的影响　高渗碘对比剂还可造成肾脏损害，在原有中度至重度肾功能障碍者，有一部分可加重肾功能损害。使用碘对比剂后部分被检者可表现为一过性尿检异常，如轻度蛋白尿、颗粒管型、肾小管上皮细胞管型等，以及尿酶升高、尿渗透压下降等不良反应。

碘对比剂对肾脏影响严重时，个别病例还可出现对比剂后急性肾损伤。对比剂后急性肾损伤是指排除其他肾脏损害因素的前提下，使用对比剂后的 3 天之内发生的急性肾功能损害。对比剂后急性肾损伤多表现为非少尿型急性肾衰竭，多数被检者肾功能可于 7～10 天恢复。部分被检者需短暂透析维持，10% 的被检者需长期透析治疗。

4. 碘对比剂对血液系统的影响　主要包括对血液黏度的影响和对凝血机制的影响两个方面。离子和非离子型对比剂均有抗凝作用，离子型更强。碘对比剂对血液系统有临床意义的不良反应是血栓形成。介入手术过程中，新的治疗方法可以降低血栓栓塞并发症的危险性，从而大幅度减少了对比剂

的不良反应。

5. 碘对比剂对消化系统的影响　大剂量使用高渗离子型碘对比剂可造成恶心、呕吐、腹泻、体液丢失、腹痛、肠梗阻，对肝脏的毒性作用可出现黄疸、肝区疼痛、肝功能异常。

6. 碘对比剂对甲状腺的影响　碘对比剂中含少量游离碘，参与碘代谢，可以影响甲状腺功能。离子型对比剂可使血中钙、镁的浓度降低导致手足搐搦，如静脉注射有刺激性或高浓度对比剂可出现严重臂痛，婴儿皮下和肌内注射对比剂，偶可致组织严重坏死。碘对比剂中的稳定剂枸橼酸钠或依他酸钠可与血液中的钙离子形成螯合物，加上血容量增加，血液稀释等因素可造成低血钙。某些碘对比剂还与K^+竞争使K^+由细胞外转向细胞内，因而血清钾水平降低。

注射含碘对比剂后 2 个月内应当避免接受放射碘治疗及避免甲状腺同位素碘成像检查。

7. 碘对比剂对肺部的影响　高浓度碘对比剂可引起肺血管痉挛收缩，加上红细胞变形，脱水，血管外液进入血管内，血容量增加，加重肺循环阻力，使肺循环压力升高，导致右心衰竭，甚至死亡。使用离子型对比剂做静脉尿路造影时可有亚临床支气管痉挛现象。

（二）碘对比剂不良反应的处理措施

对比剂的不良反应是免疫、心血管和神经等系统紊乱的综合反应。碘对比剂临床上应用最广，可出现不同程度的不良反应。在临床医学实践中，在面对被检者关于对比剂不良反应的询问时，应秉持良好的服务态度，耐心细心地讲解对比剂使用的知情同意书。被检者发生不良反应时，医务人员要冷静处理，随时关注被检者，减少被检者的恐惧，让他们更多地体会到关怀与温暖。

1. 碘对比剂不良反应的预防　①正确掌握各种碘对比剂的适应证，熟悉被检者病史及全身情况。凡造影前均应筛查具有高危因素的被检者，严格掌握适应证，并做好预防和救治准备工作。②向被检者及其家属告知造影检查过程，做好解释工作，消除被检者紧张情绪，并准备好各种抢救药品和设备。③造影前应注意补液，即被检者水化，评价其水电解质平衡状况，并酌情纠正某些高危因素对脏器功能的影响，确保体内有足够的水分。如有必要，可在检查前由静脉维持输液直到对比剂从肾脏清除。④不推荐预防性用药。⑤不推荐行碘过敏试验，没有临床指导意义。⑥影像科医护人员要熟悉和掌握碘对比剂的性能、用量、禁忌证，以及过敏样反应的最佳处理方法。⑦为预防碘对比剂的神经毒性作用，最好在造影前 2 天停止使用抗抑郁药物及其他神经系统兴奋剂。

2. 使用碘对比剂禁忌证　包括绝对禁忌证和相对禁忌证。

（1）绝对禁忌证　甲状腺功能亢进未治愈的被检者，不能使用含碘对比剂。使用碘对比剂前，一定要明确被检者是否有甲状腺功能亢进。甲状腺功能亢进正在治疗康复的被检者，应咨询内分泌科医生是否可以使用含碘对比剂。如果内分泌科医生确认可以使用碘对比剂，建议使用能满足诊断需要的最小剂量，并且在使用碘对比剂后仍然需要密切观察被检者的情况。

（2）应慎用碘对比剂的情况　①肺及心脏疾病：肺动脉高压、支气管哮喘；心力衰竭。②妊娠和哺乳期妇女：孕妇可以使用含碘对比剂；但妊娠期间母亲使用对比剂，应注意胎儿出生后甲状腺功能。目前资料显示碘对比剂极少分泌到乳汁中，因此使用对比剂不影响哺乳。③骨髓瘤和副球蛋白血症：此类被检者使用碘对比剂后容易发生肾功能不全。④高胱氨酸尿：碘对比剂可引发高胱氨酸尿被检者血栓形成和栓塞。对于这些被检者，建议使用次高渗对比剂或等渗碘对比剂，避免大剂量或短期内重复使用碘对比剂；充分水化。

3. 碘对比剂应用中的监测　检查过程中应密切观察被检者，以便及早发现过敏样反应，从而采取有效措施。出现过敏样反应后，应根据其程度轻重，采取相应的处理措施。

（1）注射前应将碘对比剂适当加温或保温，降低黏滞度，可使反应率显著降低，严格掌握注射技术，不要任意加快注射速度。

（2）严格控制所使用的碘对比剂的总量，掌握好碘对比剂的浓度及注射方法与速度。

（3）尽可能缩短对比剂与血液在导管注射器所接触的时间，在碘对比剂注射完后，立即用肝素盐水冲洗导管，以减少与操作技术相关的血栓形成和栓塞。

（4）最好做到全身或局部肝素化，这在操作过程较长的造影检查时特别重要。当机体处于高凝状态时应用非离子型碘对比剂时要慎重。抗凝血酶缺乏症、高黏滞综合征等被检者给予碘对比剂时，也应特别注意。

4. 碘对比剂不良反应的一般处理　一旦发生不良反应，应立即停止注射碘对比剂，根据不良反应的类型进行对症治疗。

（1）常规准备　必须备有的紧急用药和器械，如简易呼吸机、氧气、1∶1000 肾上腺素、组胺 H_1 受体阻滞剂、阿托品、β_2 受体激动剂定量气雾剂、静脉补液用品、抗惊厥药、血压计、吸痰机、听诊器等。

（2）保持呼吸道通畅　碘对比剂不良反应所致死亡 40% 是由呼吸代偿失调所致，故气道通畅尤为重要。如有喉头水肿表现，应立即气管插管，喉头水肿严重时，可立即行环甲膜切开或气管切开，尽早人工辅助呼吸，有条件时可行呼吸机治疗。根据有无肺部疾病，给予不同流量氧气，氧流量的调整应根据血气情况而定，达到有效吸氧。

（3）保持静脉通路通畅　及时给予液体治疗，静脉输液，快速扩容，使收缩压维持在 90mmHg 以上。在补液时，优先选用胶体溶液，亦可使用晶体溶液。使用肾上腺皮质激素，虽然起效较慢，但可减少延迟复发的症状和不良反应的程度。

5. 碘对比剂不良反应的对症处理　碘对比剂不良反应常发生在注射时或注射后不久，且来势凶猛。迟发反应较少见。

（1）碘对比剂过敏样反应的对症处理　在注射过程中或者在注射完毕后必须密切观察被检者，对具有高危因素者更应加倍注意。一旦出现不良反应，立即停止注射，并保持血管内针头或导管的留置，确保静脉通路通畅，能够及时推注抢救药物。

首先判定过敏样反应的受累器官及临床表现，区分是过敏样反应还是迷走神经反射引起的症状。医务人员应熟悉常见反应的表现，特别是喉头水肿、支气管痉挛、休克、昏迷等。轻度反应只需严密观察，不必特殊处理。对于症状明显者，应给予对症治疗。对中重度反应应紧急处理。

1）轻度反应：立即停止注药，安慰被检者不要紧张，张口深呼吸，根据症状可给予止吐药、H_1 或 H_2 受体阻断药，必要时肌内注射地塞米松、抗组胺类药物治疗，多在短时间内治愈。

恶心/呕吐为一过性时给予支持治疗。严重而持续时间长者，应当考虑给予适当的止吐药。荨麻疹散发而一过性者，支持治疗及观察。持续时间长者，应当考虑适当的组胺 H_1 受体阻滞剂肌内或静脉内注射。有可能发生嗜睡和（或）低血压。严重者可考虑使用 1∶1000 肾上腺素肌内注射，成人 0.1～0.3ml（0.1～0.3mg），儿童 0.01mg/kg 体重，最大剂量 0.3mg。必要时重复给药。

2）中度反应：表现较危急。将被检者置于头低足高位，吸氧，观察被检者的血压、脉搏和心率变化。单纯低血压，可以抬高被检者下肢、6～10L/min 面罩吸氧、快速补充生理盐水或乳酸林格氏液，如果无效，则给予 1∶1000 肾上腺素 0.5ml（0.5mg）肌内注射，必要时重复给药。

如血压下降合并心动过缓，可做如下处理：①抬高被检者下肢，6～10L/min 面罩吸氧。②静脉注射阿托品，成人首次给药 0.5～1.0mg，必要时 3～5 min 后重复给药，总剂量可达 3mg；儿童 0.02mg/kg 体重给药，每次最大剂量 0.6mg，必要时重复给药，总剂量可达 2mg。③静脉补液，快速补充生理盐水或乳酸林格氏液。④如血压下降伴呼吸困难，可以给予氨茶碱 0.125mg 静脉注射。

支气管痉挛者，可做如下处理：①6～10L/min 面罩吸氧，定量吸入 2～3 次 β_2 受体激动剂气雾剂；②血压正常时，可以肌内注射 1∶1000 肾上腺素，成人 0.1～0.3ml（0.1～0.3mg），冠心病患者或年老者使用较小的剂量，儿童 0.01mg/kg，最大剂量 0.3mg；③血压降低时，可以肌内注射 1∶1000 肾上腺素，成人 0.5ml（0.5mg），6～12 岁儿童 0.3ml（0.3mg），6 岁以下儿童 0.15ml（0.15mg）。

喉头水肿者，可做如下处理：①保持气道通畅，必要时行环甲膜穿刺。②6～10L/min 面罩吸氧。

③肌内注射 1∶1000 肾上腺素，成人 0.5ml（0.5mg），必要时重复给药；6～12 岁儿童 0.3ml（0.3mg），6 岁以下儿童 0.15ml（0.15mg）。

3）重度反应：①全身过敏样反应可做如下处理：保持气道通畅，必要时气道吸引；呼吸循环停止者应立即进行心肺复苏术；呼叫复苏人员，紧急通知急诊科、麻醉科配合抢救。②低血压时，抬高被检者下肢；6～10L/min 面罩吸氧；肌内注射 1∶1000 肾上腺素，成人 0.5ml（0.5mg），儿童被检者 0.01mg/kg 至 0.3mg，必要时重复给药；静脉补液；H_1 受体阻滞剂，如苯海拉明 25～50mg 静脉注射。

心室颤动者，恢复有效的心律是复苏成功的至关重要的一步，终止心室颤动最有效的方法是电除颤。心脏搏动、呼吸停止时应胸外按压和人工通气，并同时给予肾上腺素 1mg 静脉注射。

心脏搏动、呼吸停止时的抢救原则：治疗最关键的是尽早进行心肺复苏和尽早进行心复律治疗。给予人工呼吸、心外按压、气管插管、临时起搏器置入等方法。同时，也要注意其他器官功能保护问题。

（2）对比剂外渗的处理措施 ①轻度外渗：多数损伤轻微，无须处理，但需要嘱咐被检者注意观察，如果有加重，应及时就诊。对个别疼痛较为敏感者，局部给予普通冷湿敷。②中、重度外渗：可能引起局部组织肿胀、皮肤溃疡、软组织坏死和间隔综合征。处理措施：抬高患肢，促进血液的回流；早期使用 50%硫酸镁保湿冷敷，24h 后改为硫酸镁保湿热敷，或者黏多糖软膏等外敷；也可以用 0.05%地塞米松局部湿敷；对比剂外渗严重者，在外用药物基础上口服地塞米松 5 mg/次，3 次/天，连续服用 3 天；必要时，咨询临床医生。

（三）碘对比剂造影后的观察

（1）使用对比剂后的被检者应至少观察 30 min，因为大多数的严重不良反应都发生在这段时间。

（2）对比剂给药后可出现各种迟发性症状。例如，恶心、呕吐、头痛、骨骼肌肉疼痛、发热等，但许多反应与对比剂无关。与其他药疹类似的皮肤反应是真正的迟发性不良反应，常常为轻至中度并且为自限性。需提前告知以往有对比剂不良反应或白介素-2 治疗的被检者有发生迟发性皮肤反应的可能性。

（3）要注意被检者有无其他不适，必要时及时给予特殊处理。造影后需观察 48h，观察的主要内容包括被检者的症状、体征、血清肌酐、尿素氮等。特殊病例，在造影结束后可适当输液、利尿，以促进对比剂排泄。

（4）注射碘对比剂后有发生甲状腺功能亢进的风险，在注射含碘对比剂后应当由内分泌科医生密切监测。

（5）椎管造影后，被检者应休息 1h，头胸抬高 20°，然后可小心下床行走但不要弯腰。如仍躺在床上，应保持头胸抬高位 6h。对癫痫发作阈值较低的被检者在此期间应密切观察。椎管内注射后，被检者 24h 内不应驾驶汽车等交通工具和操作设备。

（6）对比剂清除之前应避免任何加重肾脏负担的肾毒性药物、动脉钳闭术、肾动脉成形术或其他大型手术。

屠呦呦以身试药，从中草药中分离青蒿素

医者仁心

2015 年 12 月 10 日，屠呦呦因开创性地从中草药中分离出青蒿素应用于疟疾治疗而获得当年的诺贝尔生理学或医学奖。这是在中国本土进行的科学研究首次获得诺贝尔奖。1968 年，中药研究所开始抗疟中药研究，当时的科研条件和环境可想而知，屠呦呦和她的团队，克服重重困难，历经千辛万苦。为了检验药物的效果，屠呦呦亲自口服药物，尝试药物在自己身上的反应，以保证药物的万无一失。在失败了 190 次之后，项目组终于成功提取出青蒿素。没有先进实验设备、科研条件艰苦，屠呦呦带领着团队攻坚克难，胜利完成科研任务。青蒿素问世 50 多年来，共使超过 600 万人逃离疟疾的"魔掌"。

第 3 节　各部位 X 线造影检查技术

一、消化系统造影

消化系统包括食管、胃、小肠及结肠等消化道和肝、胆、胰等消化腺，均缺乏自然对比。因此，需采用造影检查（contrast examination）的方法，改变组织和器官与邻近组织的对比度。消化系统造影不仅能显示消化道病变的形态及功能改变，同时也可反映消化道外某些病变的范围与性质，临床应用十分广泛。

消化系统造影检查分为消化腺造影和消化道造影，本小节主要讲述消化道造影，分为食管造影、胃及十二指肠造影、小肠造影和结肠造影。

（一）食管造影

食管是输送食物的管道，全长有三个生理性狭窄，这些狭窄处是异物容易停留的部位，也是食管癌好发部位。食管造影可确定食管病变的上、下范围，对治疗有一定参考价值。

（1）适应证　①吞咽困难及吞咽不适；②食管、咽部肿瘤或异物感；③门静脉高压，检查有无静脉曲张；④食管异物及炎症；⑤观察食管周围病变与食管关系。

（2）禁忌证　①胃肠道穿孔；②肠梗阻；③食管腐蚀炎症急性期；④食管-气管瘘；⑤急性消化道出血等。

（3）造影前准备　一般无须特殊准备，但不宜进食后立即进行食管检查，以免因有食物残渣附在食管黏膜上造成误诊。疑有食管梗阻、最好食后数小时检查。疑有贲门痉挛，贲门胃底肿瘤及食管裂孔疝时，需禁食空腹检查。如需做低张双对比造影，需提前准备好平滑肌松弛剂如盐酸山莨菪碱（654-2 针）、阿托品等。

（4）对比剂　应根据不同目的和要求，以及被检者吞咽困难的程度调制不同剂量与黏滞度的钡剂。疑有食管-气管瘘者宜选用碘油或碘水制剂。

（5）造影技术　先行常规胸部透视，食管邻近结构的异常及纵隔内病变常可对食管造成压迫和推移，检查时应特别注意观察纵隔形态的变化。

一般采取站立多体位透视下观察，让被检者含一口对比剂，取右前斜位，吞钡，观察吞咽动作是否正常，双侧梨状窝是否扩张正常，并跟随钡剂走行，逐段观察食管充盈扩张与收缩排空情况，以及钡剂通过后的黏膜情况。然后再进行正位与左前斜位的检查，必要时点片。

在检查过程中，应根据病变情况，采取一些特殊方法以提高病变显示率。如食管异物被检者用钡棉检查，食管静脉曲张以卧位检查为宜，做呃气、咳嗽等动作或服产气药物形成气钡双重对比，均有利于显示细微病变。

透视中如发现病变或可疑处，应局部点片。对有疑问的病变，可采用双重对比造影进一步检查。若仍难以确诊，可短期复查或建议内镜检查（图 6-3-1）。

（二）胃及十二指肠造影

胃肠道造影常用的方式有传统的钡剂造影、气钡双重造影和动态多相造影检查。由于普通 X 线摄影检查对胃肠疾病的诊断价值有限，临床上常用硫酸钡作对比剂进行胃肠道造影检查，可在胃肠道内与周围组织形成鲜明对比，通过观察充盈相、黏膜相、加压相、双对比相，从而对胃肠道病变进行影像观察。

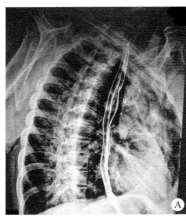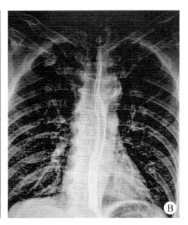

图 6-3-1　食管造影

A. 右前斜位；B. 正位

（1）适应证　①疑有胃癌、胃溃疡、胃炎、十二指肠溃疡者；②了解上腹部肿块与胃肠道的关系；③持续性呕吐、上消化道出血等上腹部症状欲明原因者；④单对比造影发现可疑病变难以定性者；⑤胃、十二指肠术后复查。

（2）禁忌证　①胃肠道穿孔；②急性上消化道出血，一般于出血停止后二周，大便隐血试验阴性后方可作此检查；③急性肠梗阻；④体质衰弱，难以耐受检查者，宜慎重考虑；⑤青光眼及明显心律不齐，禁做低张双对比造影。

（3）造影前准备　禁食、水 6~12h。一般于前一天晚餐后即不再进食，直至第二日上午检查完毕。检查前 3 日内禁服影响胃肠道功能和不透 X 线的药物。

（4）对比剂　胃肠道专用双重对比造影用硫酸钡。

（5）造影技术　先行胸腹部常规透视，排除禁忌，如发现胃内潴留液较多时，应用胃管抽出或于造影前 1.5h 口服甲氧氯普胺 5mg，后每隔 30 min 服 1 片，共服 3 片，取右侧卧位使胃液排出。

被检者立位口服产气剂一包，随后含一口钡剂，咽下后分别于左前斜位与右前斜位观察钡剂通过食管的情况并曝光。将摄影床放平，请被检者在床上由左向右在床上翻滚 2~3 周，然后正位仰卧，使钡剂均匀涂布于胃黏膜上，以显示内腔表面的细微结构，此时观察胃体胃窦的双对比相。使被检者转至仰卧右前斜位胃窦及幽门区双对比相，再以左前斜位观察胃体区双对比相，随后将摄影床拉起至半立位观察胃底、贲门侧双对比相，转至右前斜位观察十二指肠双对比相。也可于俯卧右后斜位观察胃体、窦部充盈相或双对比相，以俯卧左后斜位十二指肠充盈相。最后将摄影床放至立位观察，必要时可用压迫器进行加压，观察黏膜相。检查时应立位、卧位相互配合，多体位观察各部的形态、轮廓、位置、张力及蠕动情况等，并适时曝光，疑似病变部位可反复观察，随时吞钡（图 6-3-2）。

（三）小肠造影

1. 小肠常规造影　小肠包括十二指肠、空肠和回肠。十二指肠属上消化道检查范围，小肠造影主要检查空肠和回肠。

（1）适应证　①不明原因的腹痛、腹胀、腹泻者；②疑有小肠炎症和肿瘤者；③胃肠道出血怀疑来自小肠者。

（2）禁忌证　①急性胃肠道大出血；②胃肠道穿孔；③小

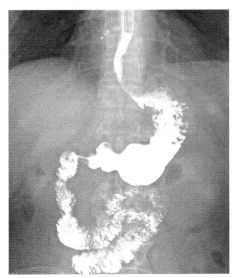

图 6-3-2　胃十二指肠造影

肠完全梗阻。

（3）造影前准备　被检者于造影前禁食6~12h；检查前一晚服用缓泻剂，清洁肠道。

（4）对比剂　浓度为40%~50%W/V硫酸钡混悬液。

（5）造影技术　造影前先行常规胸腹部透视，观察有无结石及钙化影，了解肠内积气和积液情况，有无气腹。口服钡剂小肠造影检查通常是在上消化道造影后立即让被检者再口服300ml左右低浓度稀钡液，使小肠完全充盈。随后于透视下观察各部分影像并适时点片；单纯口服钡剂小肠造影是一种独立于上消化道造影的检查方法，被检者直接口服稀钡约600ml，可取右侧卧位以使钡剂更快进入小肠。透视中辅以压迫法检查，分开相互重叠的肠袢，注意小肠黏膜有无中断破坏，小肠活动度有无改变，以及肠管蠕动情况和钡首到达各段肠管的时间，疑有病变随时点片。至钡剂到达回盲部，在末段回肠、部分盲肠及升结肠显影后，方可结束检查。

2. 小肠气钡双对比造影　是检查小肠病变的最佳方法，系利用插入十二指肠内的特制导管，直接注入稀钡液和空气，使小肠充分扩张，蠕动会减弱或消失，此法可更确切地显示器质性病变，但不能了解肠管的功能状态。

（1）适应证　①怀疑不完全性小肠梗阻者；②梅克尔憩室；③小肠肿瘤的诊断；④小肠炎性病变；⑤除外食管、胃、十二指肠和大肠出血的消化道出血者。

（2）禁忌证　①消化道穿孔；②上消化道局部狭窄变形，不能插管者；③小肠坏死；④急性胃肠道出血；⑤体质衰弱不能耐受检查者。

（3）造影前准备　①检查前2天食用少渣食物。②造影前1天服缓泻剂，清理肠道。③造影当日早晨禁食，消除被检者紧张情绪。

（4）对比剂　双重对比造影用硫酸钡混悬液，浓度为50%~60%W/V。

（5）造影技术　造影前先行常规胸腹部透视，观察有无消化道穿孔及梗阻。被检者咽部局部麻醉，取坐位，头后仰，经鼻腔或口腔将带有金属导丝的十二指肠导管缓缓送入胃内，再取仰卧右后斜位，在透视引导下借助导丝将导管末端插入十二指肠空肠曲以下，用胶布固定导管。将钡剂混悬液加温至37℃，装入灌肠桶内，灌肠桶挂于输液架上，高度距床面70~80cm。于透视下缓慢灌钡，观察钡剂走行情况并分段进行压迫，当钡剂到达回盲部时即停止灌钡，摄取钡剂充盈相。经导管注入空气形成双对比，注气量可根据被检者耐受程度及肠腔充盈情况而定，一般为800~1000ml，注气后摄取双重对比相。

在灌钡注气过程中，重点观察钡首、气头在小肠中的走行、充盈情况及黏膜皱襞情况等。因回盲部是疾病的好发部位，故应重点观察。检查过程中充分变换被检者体位，观察各段小肠情况并适时曝光（图6-3-3）。

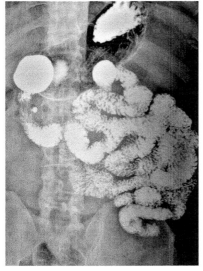

图6-3-3　小肠造影

（四）结肠造影

1. 结肠常规钡剂灌肠造影　是直接将稀钡剂自直肠逆行灌入结肠，以了解结肠器质性病变的常规造影方法。

（1）适应证　①结肠肿瘤、炎症或结核；②结肠先天性疾病；③结肠套叠及早期整复；④盆腔占位性病变鉴别诊断。

（2）禁忌证　①结肠穿孔或坏死；②急性溃疡性结肠炎、急性阑尾炎；③肛裂疼痛不能插管者。

（3）造影前准备　被检者检查前3日内不吃有渣及纤维类食物。检查前一晚进流食，晚8时左右服缓泻剂。检查当天早晨禁食，检查前1.5h用温水或生理盐水清洁灌肠，彻底清洁肠腔。准备灌肠相应器械，如带气囊的双腔导管、灌肠桶、压力泵。

（4）对比剂　普通钡灌肠用稀钡液，浓度为 50%～80%，钡水比例一般为 1∶4，总量 800～1000ml。

（5）造影技术　将钡剂装入灌肠桶内，上接导管和消毒肛管，检查肛管是否通畅，排出管内气体，管端涂润滑剂。将灌肠桶挂在输液架上，高度约距床面 1m。

被检者取屈膝左侧卧位，将肛管慢慢插入直肠，深度为 5～10cm。再取仰卧位，行胸腹部常规透视。随后右侧略抬高，将准备好的稀钡剂经导管缓慢灌入，并于透视下观察钡剂走行，了解结肠的轮廓、柔软度、移动度，以及有无压痛和激惹征象，重点检查病变好发部位，必要时点片。通过调整体位点出各段清晰充盈相，当钡剂到达盲肠时即停止灌肠。充盈相检查结束后，嘱被检者将钡排出，观察肠黏膜相，并根据需要摄取照片。

2. 结肠低张双对比造影　是应用低张药物向结肠内灌入钡剂并注入足量的气体，使肠腔充气扩张形成双重对比的方法，可更清楚地观察结肠黏膜的细微结构，有助于早期病变的发现。

（1）适应证　①怀疑有结肠息肉或肿瘤者；②慢性溃疡性结肠炎或肉芽肿性结肠炎者；③鉴别肠管局限性狭窄的性质；④结肠高度过敏或肛门失禁者。

（2）禁忌证　①中毒性巨结肠；②结肠穿孔或坏死；③假膜性结肠炎；④急性溃疡性结肠炎。

（3）造影前准备　①被检者检查前 3 日内不吃有渣及纤维类食物。②检查前一天下午开始大量饮水，晚餐流质并无渣，晚 8 时左右服缓泻剂。③检查当天早晨禁食，检查前 1h 做清洁灌肠 1～2 次，彻底清洁肠腔。④准备灌肠相应器械，如带气囊的双腔导管、灌肠桶、压力泵。

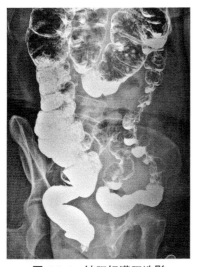

图 6-3-4　结肠钡灌肠造影

（4）对比剂　浓度为 60%～80%W/V 的硫酸钡混悬液，用量取决于结肠的长度，一般为 150～200ml。

（5）造影技术　灌钡前注射低张药物，被检者取俯卧头低位或左侧卧位，由肛门插入带有气囊的双腔导管，将钡剂注入结肠。透视下观察钡剂到达结肠脾曲时，即停止注入。换上注气囊，被检者体位改变为右侧卧位，经导管向肠腔内注气，推动钡剂到达盲肠，整个结肠充盈满意时即可停止注气，注气量一般为 800～1000ml。嘱被检者翻转体位 3～5 次，使钡剂将肠壁均匀涂布，有利于整个结肠的显示。

于透视下观察双对比造影效果，采用分段拍摄。一般先摄取俯卧头低位直肠、乙状结肠和降结肠下段的双对比相，再摄左前斜半立位结肠脾曲对比相，随后取右前斜半立位摄结肠肝曲双重相，最后使被检者仰卧于摄影床上，摄取横结肠及升结肠对比相。拍摄时应根据临床要求和病变的具体情况，适当变动体位并适时点片（图 6-3-4）。

二、泌尿及生殖系统造影

泌尿系统由肾、输尿管、膀胱及尿道组成，普通 X 线摄影检查时这些结构均表现为软组织密度，缺乏良好的天然对比。而泌尿系统造影能够观察泌尿系统的解剖结构及生理功能，对明确有无病变和病变的性质具有重要意义。

（一）静脉肾盂造影

静脉肾盂造影又叫静脉尿路造影，是将对比剂注入静脉后经肾脏排泄至尿路而显影。静脉肾盂造影简单易行，危险性小，可观察整个泌尿系统的解剖结构、分泌功能及各种尿路病变。因此，这是临床上最常用的一种泌尿系 X 线摄影检查方法。

静脉肾盂造影有常规静脉肾盂造影和大剂量静脉肾盂造影两种。

1. 常规静脉肾盂造影　将对比剂注入静脉中，利用对比剂自肾脏和尿路的生理排泄而使肾、肾盂、输尿管以至于膀胱显影的一种X线摄影检查技术。

（1）适应证　①不明原因的血尿或脓尿；②肾、输尿管疾病，如结核病、肿瘤、结石、先天性畸形和积水；③尿道狭窄不能插入导管或做膀胱镜检查者；④了解腹膜后包块与泌尿系统的关系；⑤肾血管性高血压的筛选检查。

（2）禁忌证　①碘过敏者；②肝、肾功能严重受损者；③全身衰竭，急性传染病或高热者；④妊娠期及产褥期；⑤严重的甲状腺功能亢进者；⑥急性泌尿系统炎症、严重血尿和肾绞痛者。

（3）造影前准备　①造影前2～3天不吃易产气和多渣食物，并禁服钡剂、碘剂、含钙或重金属的药物。②造影前一天口服泻药，排空肠道内粪便。③造影前禁食12h、适当控制饮水。④向被检者介绍造影前的准备事项、造影中可能发生的情况及造影加压的反应，取得被检者的配合。⑤造影前先行腹部透视，如腹腔内有较多气体，可注射垂体加压素0.5ml。待肠内容物和气体排出后可行造影检查。

（4）对比剂　最好采用非离子型对比剂，成人一般用量为20～40ml，儿童因不能压迫输尿管，且肾浓缩功能不如成人，用量可按每千克体重0.5～1.0ml计算，6岁以上即可用成人量。

（5）造影技术　被检者仰卧于摄影床上，双下肢伸直，正中矢状面垂直台面并与暗盒长轴中线重合，两臂置于体侧，摄取腹部平片，如发现肾区有钙化，加摄腹部侧位平片。在两侧髂前上棘连线水平，将两个圆柱状压迫器呈倒八字形放置，此位置对应于输尿管进入骨盆处。将连以血压计的气袋覆盖其上，用多头腹带束紧绑好，充气后可压迫两侧输尿管，防止对比剂流入膀胱。儿童或因腹部病变不宜加压时，可采取头低位，即骨盆抬高10°～15°。

经静脉注入对比剂，注入1～2ml后减慢速度，观察2～3min，如被检者无不良反应即将对比剂快速注入。注药过程中如有反应，应立即停止注药。对比剂注射完毕后即行气袋充气，加压压力视被检者的耐受能力调整，一般为80～100mmHg，以能压迫输尿管使对比剂停留在肾盂、肾盏内。

于注射对比剂后7min摄第1片，观察摄影位置、条件，以及肾盂、肾盏显影情况。分别于第15、30min摄取第2片、第3片。如一侧肾盂、肾盏显影不佳，应延长等待时间。按常规延迟时间拍摄，肾盂显影淡或不显影者，可在数小时后再拍摄。双侧肾盂、肾盏显影良好时，除去腹压带，摄全尿路X线片1张。如疑有肾下垂或游走肾，应加摄立位片。疑膀胱占位性病变者，解压后，待排尿前摄取膀胱造影片。

常规法静脉肾盂造影多摄取双肾区前后位片，中心线对准胸骨剑突至脐部连线的中点，照片上缘包括第11肋骨，下缘包括第3腰椎（图6-3-5）。正常尿路造影是经静脉注入对比剂后1～2min肾实质显影，密度均匀。2～3min后肾小盏开始显影，随后肾大盏和肾盂也对称显影。7min时肾盂、肾盏在照片上显示的影像较淡，15min后影像显示清晰，30min时肾盏、肾盂显影最浓。如果肾功能不良，则显影延迟，密度较低，严重时可不显影。正常肾盂多呈三角形，上缘凸，下缘凹呈弧形弯曲，基底位于肾窦内，尖端向内下与输尿管相连。在全尿路片上输尿管呈细带状影。膀胱内虽有对比剂充盈，但因量较少，充盈不足，故膀胱上方多呈凹陷状。正常两侧肾盂肾盏密度相等。

（6）注意事项　①腹部有巨大肿块、肥胖及腹水的被检者压迫输尿管有困难时，可采用倾斜摄影床面的方法，使被检者头低足高30°角以减缓对比剂及尿液流入膀胱；②若因腹带压力过大，出现迷走神经反应或下肢血供不足时，应减轻腹带压力或暂时松解，待症状缓解后重新加压或采用头低足高位继续造影，症状严重者应立即解除腹带，进行对症治疗；③对于年老体弱、腹主动脉瘤及腹部手

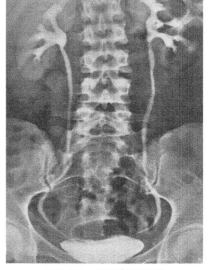

图6-3-5　静脉肾盂造影

术后不久的被检者，也可采用将双倍量的对比剂 3min 内注射完毕，不加压迫带，取头低足高 15°。

2. 大剂量静脉肾盂造影 是将对比剂（100ml）加葡萄糖液做快速静脉滴注，使血液内对比剂浓度迅速提高，同时肾脏排尿量超过输尿管下泄量，从而使全尿路显影的一种检查方法。

（1）适应证 ①常规静脉肾盂造影或逆行肾盂造影显影不满意者；②需要进行肾脏检查的高血压患者；③输尿管病变等不能配合常规造影检查者；④肥胖、腹水及腹部巨大肿块者。

（2）禁忌证 ①碘过敏者；②肝功能严重受损者；③有严重的心血管疾病者；④多发性骨髓瘤合并肾衰竭者。

（3）造影前准备 一般不须禁水，对肾功能不佳者，禁水会损害肾功能。此外，亦不需做压迫输尿管准备。其他准备事项同常规静脉肾盂造影。

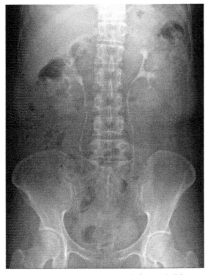

图 6-3-6 大剂量静脉肾盂造影

（4）对比剂 最好采用非离子型对比剂，也可用 60%复方泛影葡胺，剂量按体重 2ml/kg 计算，加上等量 5%葡萄糖溶液或生理盐水稀释，混匀后使用。对比剂的剂量不应超过 140ml。

（5）造影技术 被检者仰卧于摄影床上，先摄取全尿路平片。然后使用 1 号针头或输血针头做快速静脉滴注，将对比剂在 5～8min 滴注完毕，一般不超过 10min，否则会影响造影效果。肾盂输尿管一般在滴注开始后 15～30min 充盈显影最充足，不需要压迫输尿管，取头低足高位 10°～15°，于注药开始后的 10min、20min 及 30min 分别摄尿路造影片一张。若肾盂、肾盏及输尿管显影不良，可适当延长时间再拍摄。

大剂量静脉肾盂造影摄影位置同腹部前后位，被检者仰卧，中心线对准剑突至耻骨联合上缘连线中点垂直射入，照射野应包括第 11 胸椎及耻骨联合（图 6-3-6）。

（二）逆行尿路造影

1. 逆行肾盂造影 是使用膀胱镜经尿道和膀胱向输尿管内插入特制的导管，并注入对比剂使肾盂、肾盏、输尿管等全尿路显影，从而可用以观察全尿路情况的检查方法。此方法充盈完全，显影清晰，不受肾脏分泌功能的影响。但膀胱镜的插入可给被检者带来一定痛苦，且此方法操作复杂，无法观察肾功能，易发生逆行性感染，故通常多作选择性应用。

（1）适应证 ①碘过敏者；②静脉肾盂造影显影不佳或不显影者如严重的肾盂积水、肾结核及先天多囊肾等；③尿路阴性结石；④了解肾、输尿管与邻近器官的关系。

（2）禁忌证 ①尿道狭窄；②肾绞痛、严重血尿及泌尿系统感染；③严重膀胱病变不能做膀胱镜检查者；④严重的心、肝、肾功能不全及其他严重的全身性疾病。

（3）造影前准备 造影前的准备与静脉肾盂造影相同，需清洁肠腔以排除肠气及肠内容物，但不需禁水。

（4）对比剂 非离子型对比剂或使用浓度为 10%～15%的泛影葡胺，一般用量为每侧 10～20ml。或以被检者有胀感为标准，具体用量据临床实际操作而定。如有阳性结石可选用气体作对比剂。

（5）造影技术 由泌尿科医生在膀胱镜窥视下，将导管插入输尿管，摄腹部平片或通过透视观察导管位置，以导管头位于肾盂下方一个椎体为宜。透视下将对比剂缓慢注入体内，速度不宜过快，压力不能过高，一般每侧用 10～15s 注完 5～10ml，可根据被检者情况多次重复注射。

被检者仰卧于摄影床上，双下肢伸直，人体正中矢状面垂直台面并与暗盒长轴中线重合，两臂置于身体两侧，透视下肾盂、肾盏充盈满意后立即拍摄。如需观察肾盂、肾盏的排空，可于注入对比剂后 2min 再曝光，必要时可加摄侧位和斜位片。若观察肾盂、输尿管交界处，须先把导管抽至输尿管上 1/3

处，然后注入对比剂后曝光。若想观察输尿管情况，应将导管头端抽至输尿管下端，注入少量对比剂后曝光。

检查中，对比剂用量可根据显影情况酌情增减。对于肾盂积水被检者，如在扩大的肾盂内再注入大量对比剂，则会因肾脏内压力突然增加而导致输尿管完全梗阻，因此应予以注意。照片显示满足诊断要求后即可抽出导管，终止检查。

逆行肾盂造影一般常规摄取腹部仰卧前后位片，必要时加摄侧位、斜位或头低位片（图 6-3-7）。

2. 膀胱造影　是利用导管经尿道将对比剂逆行注入膀胱内，以显示膀胱影像的造影方法，可观察膀胱的位置、形态、大小及其与周围组织器官的关系。

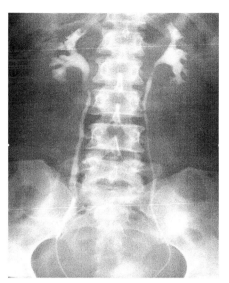

图 6-3-7　逆行肾盂造影

（1）适应证　①膀胱器质性病变：如肿瘤、憩室、结石、炎症、慢性炎症及先天性畸形等；②膀胱功能性病变：如尿失禁、输尿管反流及神经性膀胱等；③膀胱外压性病变：如盆腔内肿瘤、前列腺疾病、输尿管囊肿等。

（2）禁忌证　①膀胱大出血；②膀胱及尿道急性感染；③尿路严重狭窄。

（3）造影前准备　①造影前嘱被检者排空膀胱，排尿困难者应插导尿管；②清洁灌肠，清除结肠及直肠内粪便和气体；③准备导尿管，成人用 12～14 号，小儿用 8～10 号；④准备插导尿管所需消毒用品。

（4）对比剂　常用非离子型对比剂浓度稀释一半，或者 76%复方泛影葡胺稀释至 35%左右，成人用量一般为 200～300ml。小儿视年龄而定：2 岁以下 20～30ml；2～5 岁 30～70ml；6～10 岁 70～100ml；11～12 岁 100～150ml。怀疑有膀胱结石或肿瘤病变者，为免遮盖病变，应用低浓度对比剂。

膀胱造影亦可用空气作为对比剂，用量 250～300ml，通常注气至被检者有胀感为止。也可先注入上述碘对比剂 30～50ml，再注入空气或氧气 250～300ml 形成双重对比造影。

（5）造影技术　被检者仰卧于检查台上，尿道外口消毒，铺洞巾，导尿管顶端涂润滑剂后，经尿道插入膀胱，固定导尿管，透视下将对比剂缓慢注入膀胱，注药过程中不断改变被检者体位，做多轴位观察，发现病变及时点片。注射完毕即拔出导尿管，摄取前后位及左、右后斜位片，必要时加摄侧位或俯卧位片。影像观察满意后，即嘱被检者自行排尿（图 6-3-8）。

（6）注意事项　膀胱造影为有损检查，插导管时动作要轻，以免损伤尿道；单纯膀胱气体造影对观察膀胱内低密度结石、小肿瘤及异物等更为清晰。

（三）生殖系统造影

生殖系统造影主要指子宫输卵管造影，是通过导管经子宫颈口向子宫腔及输卵管注入对比剂，以显示子宫颈管、子宫腔及两侧输卵管的位置、大小、形态，以及通畅与否的一种 X 线摄影检查方法。此检查损伤与刺激性较小，且对部分输卵管粘连阻塞有一定的治疗作用，对于多次刮宫后引起的子宫腔内粘连，造影可分离粘连，目前仍为妇科所常用。

1. 适应证　①原发或继发不孕症；②内生殖器病变，如炎症、结核及肿瘤等；③子宫输卵管畸形；④对于考虑再育或绝育者，可观察输卵管、子宫腔情况。

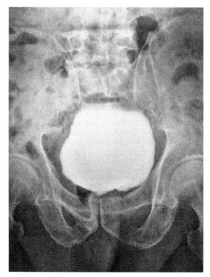

图 6-3-8　膀胱造影

2. 禁忌证 ①碘过敏者；②急性和亚急性子宫输卵管炎症及盆腔炎症；③子宫恶性肿瘤；④妊娠期内、月经期、经前期、分娩后 6 个月内和刮宫术后 1 个月内或子宫出血期间；⑤严重的心肺疾病。

3. 造影前准备 ①造影时间一般选择在月经停止后第 3～7 天内进行，造影前 3 天内禁性生活。②造影前嘱被检者排空膀胱，清洁肠道。③准备好消毒用的器械，清洁外阴部及尿道。

4. 对比剂 非离子型对比剂或碘油，碘油剂中 40%碘化油最为常用，其显影清晰，刺激性小，但吸收较慢。

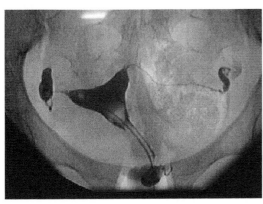

图 6-3-9　子宫输卵管造影

5. 造影技术 被检者仰卧于检查台上，取膀胱截石位，常规消毒后铺无菌巾，检查子宫位置及大小。用窥器扩张阴道，用子宫颈钳夹住子宫颈前唇，探查子宫腔，放入锥形橡皮头的导管。在注入对比剂前，需排出导管内空气，避免假性充盈缺损。缓慢注入对比剂，在 X 线透视下观察对比剂流经输卵管及子宫腔的情况，一般在子宫输卵管充盈或被检者感到闷胀时停止注射并摄取第 1 张 X 线片。用碘化油做对比剂造影时于 24h 后再次拍摄，以观察腹腔内有无游离对比剂及弥散情况（图 6-3-9）。

6. 注意事项 ①注射对比剂过程中，透视发现子宫腔轮廓不清，周围出现条纹状和树枝状阴影时，为对比剂进入子宫静脉征象，应立即停止注药；②尽量缩短透视时间，减少 X 线照射量；③造影前 3 天及造影后一周内禁止性交，造影前应排空大、小便，必要时清洁灌肠；④忌混入气泡，否则易造成误诊；⑤造影后使用 3 天口服抗感染药物。

三、其 他 造 影

（一）乳腺导管造影

乳腺导管造影是通过乳头上的输乳管开口，向输乳管内注入对比剂后曝光，以显示部分输乳管的形态及其邻近组织结构的检查方法。

1. 适应证 ①乳头异常溢液包括血性、浆液性、黄色和清水样溢液等；②单侧乳腺增大；③鉴别乳腺肿块与乳导管位置关系；④鉴别乳头状瘤和乳腺癌。

2. 禁忌证 ①急性乳腺炎患者；②碘过敏者。

3. 造影前准备 ①清除乳头表面分泌物。②备好常规消毒用品及造影器具，如 2ml 无菌注射器、4 号或 5 号去尖注射针头等。

4. 对比剂 碘浓度为 300 mg/ml 的碘海醇、碘普罗胺或 30%～60%的泛影葡胺等。注入剂量视乳腺大小与病变而定，通常为 0.5～2.0ml。

5. 造影技术 被检者取坐位或仰卧位，用 75%乙醇对乳头部及周围皮肤进行常规消毒。挤压患侧乳头以明确溢液导管开口处，选择粗细合适的针头，用一手固定乳头，另一手持针顺着溢液孔缓缓插入。入针时动作轻柔，不可用力插入，以免造成人为假道刺破导管导致对比剂外溢，进针深度一般不超过 1cm。排空针管内气体，以免造成假性充盈缺损。缓慢注入对比剂 0.5～2.0ml，至被检者有胀感时停止注射。拔出针头，立即拍摄头尾位和内外斜位 X 线片，必要时加摄其他位置（图 6-3-10）。

6. 注意事项　①被检乳腺导管口的选择必须正确，若误插入正常的乳孔可造成假阴性表现；②操作时，勿将小气泡注入乳导管内，否则可造成假性充盈缺损，影响正常诊断；③若乳头溢液较多，注入对比剂前务必将溢液尽量抽净，以免对比剂被溢液冲淡而影响对比；④针头不宜插入过深而刺破管壁，使得对比剂外溢；⑤注射对比剂时应缓慢、轻柔，若注射时感到阻力且被检者主诉有痛感，则表示插管不当，对比剂有外溢进入间质，应立即停止注射；⑥检查后应尽量将对比剂挤出。

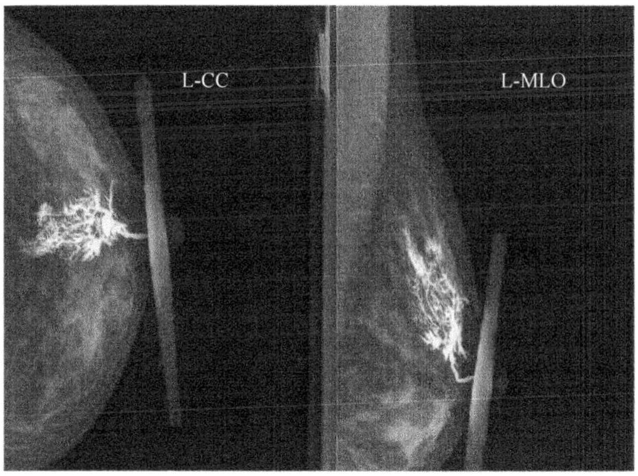

图 6-3-10　乳腺导管造影

（二）T 形管造影

在胆道手术后，将对比剂注入留置于胆总管内的 T 形管中而使胆道显影，是一种用于了解术后胆道通畅情况及有无残留结石的检查方法。

1. 适应证　胆道手术后留置 T 形管引流者，了解手术后胆道内有无残余结石、蛔虫、胆管狭窄，以及胆总管与十二指肠间的畅通情况，从而决定是否终止引流或再次手术。

2. 禁忌证　①严重的胆系感染和出血者；②碘过敏者；③严重的心、肾功能不全者；④甲状腺功能亢进者。

3. 造影前准备　①清洁灌肠，清除肠道内粪便和气体；②准备好造影用具及药品。

4. 对比剂　常用 76% 的复方泛影葡胺或碘海醇，用量一般为 20～40ml。

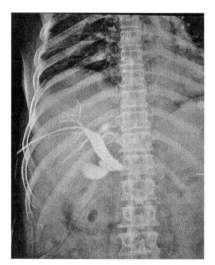

图 6-3-11　T 形管造影

5. 造影技术　多于术后 1～2 周内进行。造影时被检者仰卧于摄影床上，严格消毒引流管口部，抽吸管内胆汁，降低管内压，用生理盐水冲洗胆管，注意勿将空气带入。将加温的对比剂 10ml 注入 T 形管内，速度不宜过快，压力不能过大，当被检者感到肝区饱胀时，应停止注射，否则对比剂大量流入肠道，使胆管显示不佳。透视观察肝管和胆总管的充盈情况。如肝管尤其是左侧肝管充盈不良，应取头低 30° 体位、右侧抬高或左侧卧位，加注 10ml 对比剂，透视下观察全部肝管及胆总管充盈满意后立即曝光。若影像未达到诊断要求，可调整体位重复造影一次；若肝管充盈良好，15min 后再次拍摄，以观察其排空情况。冲洗胆道和注射对比剂过程中要防止带入气体，以免误认气泡为阴性结石（图 6-3-11）。

6. 注意事项　①对比剂用量不得超过 60ml；②注射对比剂前测量胆管内压力；③注射对比剂压力不应太大，防止发生感染；④造影结束后应尽量将对比剂抽出。

（三）经皮穿刺肝胆道成像

经皮穿刺肝胆道成像（percutaneous transhepatic cholangiography，PTC）是利用特制穿刺针经皮肤穿入肝管，并将对比剂直接注入，使胆道系统迅速显影的一种检查方法。此法操作简便，成功率高，且并发症少，有利于胆道疾病，特别是阻塞性黄疸的鉴别诊断。

1. 适应证　①原因不明的阻塞性黄疸；②了解胆管肿瘤的部位及范围；③术后疑有残余结石或胆管狭窄者；④有肝内胆管扩张者。

2. 禁忌证　①凝血机制有严重障碍者；②急性梗阻性化脓性胆管炎；③年龄过大，全身情况差，不能耐受手术者。

3. 造影前准备 ①术前化验血型，检查凝血功能。②造影前禁食8h，必要时清洁灌肠。③训练被检者呼吸，以缓慢连续地浅呼吸为主。④建立静脉通路。⑤造影前行腹部透视，观察肝区下有无充气肠管，以免穿刺时误伤。⑥准备好对比剂及穿刺用品。

4. 对比剂 非离子型对比剂，用量20～40ml。

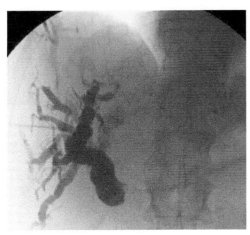

图 6-3-12 经皮穿刺肝胆道成像

5. 造影技术 被检者仰卧于摄影床上，结合透视确定穿刺部位及方向，穿刺点多取右侧腋中线第8～9肋间处，做好标记。常规消毒局部皮肤，进行局部麻醉。选用长8～15cm，带钢丝针芯的穿刺针，在平静呼吸下，由穿刺点标记对准肝门方向逐渐刺入，一般进针8～13cm，当穿刺针刺入胆管时，可有突破感。此时，拔出针芯，接上注射器，一面徐徐退针，一面抽吸，若抽得胆汁即停止外退，表明针尖已在胆管内。如未抽出胆汁，须在持续抽吸下，将穿刺针逐渐推入或徐徐退出，继续寻觅胆管。

穿刺成功后，固定针头，接上带有塑料管的注射器，抽出部分胆汁，然后缓缓注入对比剂，被检者感觉肝区微胀时，应立即停止注射进行拍摄。影像满足诊断要求后即可结束检查。如不满意，可再次注入对比剂进行拍摄（图 6-3-12）。

（四）小儿肠套叠空气灌肠复位

肠套叠是婴儿时期常见的急腹症，也是引起婴幼儿肠梗阻的常见原因，系某一段肠管及其肠系膜套入邻近肠管内所致。小儿肠套叠以回结型最为多见，表现为腹痛、呕吐、血便等，空气灌肠整复法简单易行，成功率高，是治疗小儿肠套叠的理想方法。

1. 适应证 病程在48h以内，全身情况好，无明显中毒症状及腹膜刺激征者。

2. 禁忌证 ①患儿有休克、脱水、肠坏死及腹膜刺激征象；②立位腹平片有穿孔。

3. 造影前准备 ①空气灌肠前，检查空气灌肠机是否正常，气囊导管（Foley管）气囊有无漏气。②对患儿生殖器官进行必要防护。③临床医生应在场，先用镇静药、解痉药氯丙嗪、阿托品等以使患儿镇静。

4. 对比剂 使用空气作对比剂。

5. 造影技术 先行立位胸腹部透视，若发现膈下游离气体，则提示已穿孔。如无膈下游离气体则取Foley管，以液体石蜡润滑，插入肛门，向气囊内注气20～30ml，堵塞肛门。患儿取平卧位，固定其肩部和大腿根部。连接空气灌肠机于透视下开始注气，先以60mmHg最低压做诊断性结肠注气，当出现气柱前进受阻，且有类圆形软组织及杯口状块影时，即诊断为肠套叠。随后根据肠套叠块影移动和转变的程度逐渐加压力，复位时所用空气压力多为60～90mmHg，最高压力不应超过110～120mmHg，否则会增加穿孔危险。必要时可采用间断注气法，并辅以手法按摩。

肠套叠复位成功时可见回盲部块影消失，大量气体进入小肠，回肠充气，患儿症状消失，安静入睡（图 6-3-13）。

（五）窦道及瘘管造影

窦道及瘘管造影对显示窦道或瘘管的轮廓、范围、分布情况、与

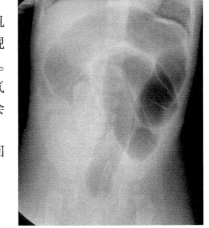

图 6-3-13 小儿肠套叠空气灌肠复位

邻近器官或组织的关系，以及指导临床手术治疗具有重要意义。

1. 适应证 先天性或病理性窦道及瘘管。临床有窦道和瘘管存在的症状和体征时，为明确其沟通关系即可做造影检查。

2. 禁忌证 ①碘过敏者；②窦道或瘘管有急性炎症者。

3. 造影前准备 ①清除窦道及瘘管内的分泌物，便于对比剂充盈；②腹部瘘管造影前应做清洁灌肠和排尿；③准备好相应的消毒及造影用具。

4. 对比剂 采用非离子型碘对比剂。

5. 造影技术 被检者取卧位，窦口或瘘口在上。对周围皮肤及窦/瘘口进行常规消毒，铺消毒孔巾，将造影导管与抽好对比剂的注射器连接，插入窦道及瘘管内，用胶布将导管固定，在透视下缓慢注入对比剂，直至对比剂有少许溢出，多方向转动被检者体位，观察对比剂引入途径、分布情况，以及窦道或瘘管与邻近结构的关系。在透视下选择对窦道、瘘管及病灶显示最清楚的位置与角度点片，一般应至少摄取互相垂直的两张照片（图 6-3-14）。

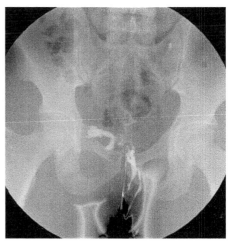

图 6-3-14 窦道及瘘管造影

（石凤祥 崔军胜）

第7章
X线影像质量管理及控制

第1节 影像质量管理概述

一、影像质量管理发展简介

1980年10月，世界卫生组织在慕尼黑召开了放射诊断的质量保证（quality assurance，QA）研讨会，并于1982年出版了《放射诊断的质量保证》一书，向世界各国推荐放射诊断质量保证方案，推动了放射影像诊断质量管理（quality management，QM）工作发展，致使放射诊断影像质量保证成为医学影像技术发展的重要推动力。

1987年，我国在参照世界卫生组织编写的《放射诊断的质量保证》的基础上，开始了医学影像质量管理工作的探索。国家卫生部分别于1993年、1995年颁布了《医用X射线诊断放射卫生防护及影像质量保证管理规定》《大型医用设备配置与应用管理暂行办法》等法规，宣传并推广影像质量保证和质量控制的计划和实施方法，推动了我国影像质量管理工作的发展。

二、影像质量管理的基本概念

（一）国际标准化组织管理理念

1. 质量管理原则 成功的质量管理需要采用系统和透明的方式进行管理。为促进管理目标的实现，明确了8项质量管理原则：①以被检者（顾客）为中心；②领导作用；③全员参与；④过程方法；⑤管理的系统方法；⑥持续改进；⑦基于事实的决策方法；⑧互利的原则。

2. 质量管理体系的要求 为实施质量管理体系，组织应：①识别质量管理体系所需要的过程；②确定这些过程的顺序和相互作用；③确定为确保这些过程有效运作和控制所需要的准则和方法；④确保可以获得必要的信息，以支持这些过程的有效性运作和对这些过程的监控；⑤测量、监控和分析这些过程，并实施必要的措施，以实现规划的良好结果和持续改进。

（二）质量与质量管理

1. 质量 对医学影像诊断来说，质量就是"影像本身或该项检查固有的、决定是否能满足临床诊断目的、作为评价对象的性质的总和"。好的影像质量是诊断质量的保证。

2. 质量保证（QA） 通过有计划的系统活动，力求在尽可能减少辐射剂量和医疗费用的同时，不断改进医学影像技术，以获得最佳的影像质量。

3. 质量控制（QC） 通过特定的方法和手段，对影像诊断设备及其附属设备的各项性能指标进行检测和维修，对影像制作过程进行监测和加以校正，从而保证获得高质量的影像。

4. 质量管理（QM） 是指制订质量计划并实施这些计划所开展的一切活动的总和。它包括QA和QC一切活动的全部过程。它要求全员参与，充分发挥组织管理和专业技术水平，建立一套完整的QA体系和QC体系，以达到合理的辐射剂量、较高的检查效率和较低的检查费用，确保影像质量、设备状况、防护质量、人员工作质量及成本管理处于最佳的运行状态。

（三）全面质量管理

全面质量管理（total quality management，TQM）就是为了最经济地生产、销售令用户充分满意的合乎质量标准的产品，将企业内所有部门为质量开发、质量保证、质量改进所付出的努力统一、协调起来，从而能达到效果的组织管理活动。

对于医学影像质量管理来说，其主要包括下面 4 个方面的组织协调活动：①以最低的辐射剂量获得最好的影像质量；②充分满足临床诊断需要的符合质量标准的照片影像；③引进高质量的成像设备；④影像学科全员参与并共同努力开展 QA、QC 的活动。

三、质量管理程序及体系

质量管理是一种活动，是一项组织行为。因此，必须首先建立一个 QC 活动小组，同时要取得全员的管理共识，接着按一定的管理程序开展 QC 工作。

质量管理活动程序分正常管理程序和出现问题时的管理程序两种。

（一）正常管理程序

医学影像学科的正常管理程序，可利用计划-实施-检查-总结循环（plan-do-check-action cycle，PDCA）来进行。

1. 计划（plan） 包括工作目标、人员分工、成像设备和材料的购置计划、技术路线、方法等的 QA、QC 等管理活动。制订计划时注意可行性、科学性、稳定性、可定量性和严肃性。

2. 实施（do） 计划能够实施的条件是：①人员分工明确、具体；②各类人员的职责和上下级关系明确；③合理可行的规章制度，使全体人员有章可循；④各类人员配置合理，有明确的时效性；⑤各类人员有良好的职业道德。最好的实施是通过一段运行后，形成惯性运行。

3. 检查（check） 这一个程序是保证计划是否能够健康地实施的关键，主要的工作是利用客观的物理评价与统计手段，将实施结果与计划进行对照比较，了解情况，发现问题并及时解决。

4. 总结（action） 当计划实施完毕时，应根据提供的一切技术资料、数据、图表等反映出的基本情况，进行总结，肯定成绩，找出存在的关键问题，对全员进行利益兑现。找出的问题暂时解决不了的，可转到下一次 PDCA 循环程序的计划中。

这样每循环一次，就向一个新的水平迈进一步。上一次 PDCA 作为下一次 PDCA 的依据，而下一级又是上一级的具体化落实，从而达到全面质量管理。

（二）出现问题时的管理程序

在管理活动中，发现问题后必须迅速做出反应，通过以下管理程序及时解决。

1. 分析问题的原因 按专业组划分的 QC 小组，到现场分析应有状态（或称标准状态）与现状之间的差别。然后分析出现问题的原因，通过集体讨论，确定是设备还是技术方法、材料、操作人员出现的问题。分析时注意客观数据资料，从各个角度进行分析，防止先入为主。

2. 制订对策 根据找出的问题及分析的出现问题的原因，提出对策及解决问题的方案，制订新方案实施计划书，终止以前的做法并按新对策实施。

3. 确认效果进行总结 在实施新方案取得良好效果时，要对效果进行确认，并取得上级主管部门的理解和支持。为了防止质量效果的退化，进一步明确责任人、技术方法、注意点、操作要点，将取得的良好效果稳定下来，形成惯性运行。总结完毕，要写成书面的 QC 活动报告书。若问题未得到全面解决，不要放弃，可以写出阶段性报告，成为进行下一次 QC 活动的出发点。

第2节 X线影像质量评价

影像质量评价是对影像形成过程中的各个环节的性能进行评价,从而确定影像的质量好坏及是否符合诊断需求。总结起来,主要的评价方法可分为主观评价法(观察者性能法)和客观评价法(物理参数法),以及两者相结合的综合评价法。

一、主观评价法

主观评价法又称心理学评价法或识别评价法,是指通过人的视觉,并根据心理学的规律来评价影像质量的方法。主观评价方法易受到观察者知识背景、临床经验、观测目的和环境等影响,缺乏客观性,因而是不全面的。目前常用的主观评价法主要是分辨力评价法(或 Bureger 法)和受试者操作特性曲线(receiver operating characteristic curve,ROC)法,其中 ROC 法更具有科学性和准确性。

1. 分辨力评价法 是以人的视觉感觉到的能分辨清楚的影像细节,来评价影像质量的方法。其单位是每毫米中能分清楚的线对数,记作 LP/mm。其优点是简单易行,操作方便;缺点是因人而异,不够全面。

2. ROC 法 是以通信工程学中信号检测理论(signal detection theory,SDT)为基础,以心理临床评价的受试者操作特性曲线解析和数理统计处理为手段的一种评价方法。

ROC 是以信号检出概率方式,对成像系统在背景噪声中微小信号的检出能力进行解析与评价。现已得到国内外医学影像研究工作者的认可,应用广泛,被认为是影像检查技术和诊断方法的对照研究标准方法和最广泛的统计方法。

二、客观评价法

客观评价是指用构成影像中的一些物理属性特性量来进行测定的评价法。现在常用的客观评价法主要有:MTF 评价法、噪声评价法、噪声等价量子数(noise equivalent quanta,NEQ)测定法和量子检出效率(detective quantum efficiency,DQE)评价法。

1. MTF 评价法 是从光学传递函数(optical transfer function,OTF)发展而来,并借用无线电通信中"频率调制"的概念而成的。MTF 是描述成像系统分辨力特性的重要参量,它把输入对比度与输出对比度联系起来。MTF 又是描述输入影像系统的信息量再现率的物理量,当 MTF 等于 1.0 时,影像最清晰;反之,当 MTF 值等于 0 时,影像最模糊。

2. 噪声评价法 所谓噪声(noise),是指 X 线照片影像上 X 线量子的统计涨落。描述噪声特性的物理量有 2 个,均方根(root mean square,RMS)和维纳频谱(Wiener spectrum,WS)。

(1)均方根(RMS) 是描述 X 线影像噪声特征的物理量。RMS 值小代表照片影像的噪声少。

(2)维纳频谱(WS) 也称噪声功率频谱(noise power spectrum,NPS),它是描述 X 线影像中噪声能量随空间频率变化的特性,因而表示了噪声和空间分辨力的关系。

3. 噪声等价量子数测定法和量子检出效率评价法 NEQ 和 DQE 原是 20 世纪 60 年代应用于评价天体物理摄影系统成像质量的物理量,20 世纪 80 年代进入医学影像领域,是对系统整体性能进行量化评价的基本方法。NEQ 一般定义为成像系统中输出侧的信噪比(signal-noise ratio,SNR)的平方。DQE 定义为成像系统的输出信噪比的平方与输入信噪比的平方之比值,实质上就是成像系统的有效量子利用率。

NEQ 描述数字化成像系统有效光子的数目,而 DQE 则是描述数字化 X 线成像系统中有效光子占入射光子数目的百分比。因此，NEQ 反映的是数字化影像的质量，DQE 反映的是数字化成像系统的性能。DQE 已成为客观评价探测器，尤其是现代的数字成像探测器性能的重要方法。

MTF、RMS、WS 等物理评价参数对于成像系统性能的客观评价是十分重要的。但是，它们之间是相互独立的评价，缺少综合的概念。而 DQE 和 NEQ 却能将这些参数联系起来。因此，在数字成像系统性能的客观评价上更具有价值。此外，还有信噪比和特性曲线等。

三、综合评价法

综合评价法是将主观评价与客观评价结合起来，使观察者能够客观定量地分析和研究已形成的影像。所谓综合评价法，按照 QA 和 QC 的术语可叙述为：以诊断要求为依据，用物理参量作为客观评价手段，再以成像的技术条件做保证，三者有机结合，而且注意尽量减少被检者受检剂量的综合评价影像质量的方法。

常规影像综合质量评价标准包括：影像显示标准、画面质量标准、诊断参考水平、成像技术参数、影像密度范围、环境因素等。

1. 影像显示标准 指在影像上能显示的解剖结构和细节，用可见程度来表征其性质。可见程度的表征可分为 3 级：①隐约可见：解剖结构可探知，但细节未显示，只特征可见；②可见：解剖结构的细节可见，但不能清晰辨认；③清晰可见：解剖结构的细节能清晰辨认。这取决于体位设计的正确、被检者的配合和成像系统的技术性能。

2. 画面质量标准 画面美观，体位设计标准，摄影标志齐全，用片尺寸合理、分格规范，照射野大小适当，影像无污染、无划痕等。

3. 诊断参考水平（DRL） ICRP 引入了诊断参考水平的概念，诊断参考水平是用于电离辐射的医学诊断程序，以表征在常规条件下，某种特定检查程序中的辐射剂量是否过高或过低。通常以在体模或参考人群表面上的空气内或组织等效材料内的吸收剂量来表示。如果被检者辐射剂量持续高于 DRL，则应采取必要的 QA、QC 措施，以降低被检者剂量。表 7-2-1 是不同组织机构发布的 DRL 数值。

表 7-2-1 不同组织机构发布的诊断参考水平（mGy）

检查	IAEA	EC	IPEM	NRPB	AAPM
胸部后前位	0.4	0.3	0.3	0.2	0.25
胸部侧位	1.5	1.5	1.5	1	1.5
腹部前后位	10	—	10	6	4.5
骨盆前后位	10	10	10	4	—

注：IAEA，国际原子能结构；EC，欧盟委员会；IPEM，医学物理与工程研究所；NRPB，英国国家放射防护局；AAPM，美国医学物理师协会。

4. 成像技术参数 为满足诊断学要求所必需的成像技术参数要合理组合。成像技术参数包括：摄影设备、标称焦点、管电压、总滤过、滤线栅性能、摄影距离、照射野大小控制、曝光时间，防护屏蔽等。

标准影像必须遵守下列一般原则：影像能满足诊断学要求；影像标注完整、无误；无技术操作缺陷；用片尺寸合理、分格规范，照射野大小适当；影像整体布局美观，无影像变形；检查部位外的防护；密度值控制在 0.25～2.0。

5. 环境因素 常规影像照片是一种黑白负片，必须借助 X 线观片灯，通过透射光将照片的光密度分布转换为光的空间强度分布，形成视觉可见影像。人眼感受的 X 线照片密度的变化在本质上是可见光线透过照片后形成的透过量强弱变化，观片灯的亮度影响着对比度的观察效果。因此阅片室环境与观片灯性能也要列入质量管理。数字成像是用电子显示设备进行影像观察的，显示设备的亮度、表面反射等会影响诊断，对环境要求也很严格。

四、模拟成像与数字成像质量评价的异同

模拟成像包括屏-片成像系统、影像增强电视系统；数字成像包括 CR、DR、DSA、CT 和 MRI 等。本节所介绍的成像质量评价主要指屏-片成像系统与 CR 和 DR 的异同。

（一）主观评价结果的异同

1. 分辨力评价结果 X 线胶片与增感屏组合使用，高分辨力增感屏的分辨力为 15LP/mm 左右，普通增感屏的分辨力为 5.0LP/mm 左右，一般应用的屏-片系统成像的分辨力为 5.0～7.0LP/mm。CR 和 DR 成像像素值，受技术水平的限制，一般在 100～150μm，即成像的分辨力为 3～5LP/mm。显然，从评价成像的分辨力角度上看，CR 和 DR 是低于屏-片系统的。

2. ROC 评价异同 屏-片系统的技术参数确定后，若视读条件相同，所测试的 ROC 的面积等特性参数值是不变的；而 CR 和 DR 的 ROC 的特性参数值却受 CR 和 DR 后处理参数的影响而改变，也就是说当成像技术条件确定后，通过影像后处理，可获得多条 ROC。

（二）客观评价结果的异同

1. γ 值测定的异同 对屏-片系统来说，当屏-片组合确定后，在相同测试条件下获得的特性曲线是不变的，其 γ 值是一定的。但 CR、DR 成像系统在统一的成像技术条件下，曝光后通过后处理可改变 γ 值的大小，即可以改变影像对比度。这就是说 CR 和 DR 成像系统的 γ 值从临床使用上讲，比屏-片系统具有更好的选择性。

2. MTF 测试的异同 测定成像系统的 MTF 有两个条件：一是成像系统必须是线性的；二是成像系统成像必须具有位移不变性。对屏-片成像系统而言，由于其特性曲线仅是直线部分是线性的，其他部分都是非线性的，而 CR 和 DR 成像系统的数字特性曲线完全是线性的，显然在这一点上 CR 和 DR 的比屏-片成像系统的好；从成像位置的不变性来看，由于屏-片系统成像时影像上的密度值是连续的，故形成影像信号的位置是固定不变的，而 CR 和 DR 成像系统所形成的数字影像的那些“数字”是不连续的，是离散数字，在这一点上不如屏-片系统的好。但是，由于 CR 和 DR 有影像后处理功能，其测得的 MTF 值比屏-片系统的好。

3. WS 测定的异同 屏-片系统形成影像上的噪声因素仅 3 个：①X 线量子的噪声；②增感屏结构噪声；③胶片的粒状性。而形成数字影像的噪声因素多，以非晶硅 DR 成像系统为例，就包含：①X 线量子噪声；②碘化铯材料将 X 线转换成可见光产生的噪声；③非晶硅二极管阵列光电转换产生噪声；④A/D 转换量子噪声；⑤显示或记录系统的噪声；⑥胶片的噪声。显然，测试噪声频率特性 WS 时，测定 CR 和 DR 的困难大，而且测定的 WS 值还受后处理影响，而对屏-片系统而言就无此现象。

模拟成像的 MTF、WS、SNR 是固定的，数字影像的 MTF、WS、SNR 是可变化的，可通过后处理功能获得较高的 SNR 影像，为诊断医生提供信息量更多的影像。从总体上看，数字影像要比屏-片系统优越性多。但必须注意的是，应用后处理技术时要选择恰当的后处理参数，否则会使所获得的影像上噪声增加，使成像系统输出信息量减少。

第 3 节　X 线影像质量控制

一、X 线影像的质量标准

中华医学会影像技术分会借鉴欧共体影像综合评价标准，制定了我国的 X 线影像综合评价标准，称为《常规 X 线影像质量标准（草案）》。

（一）影像质量标准

医学影像质量控制标准制定的目的，是以最低辐射剂量、最好影像质量，为临床诊断提供可供信赖的医学影像信息。它由医学影像检查的成像过程的最优化来实现。该标准以成像过程最优化中的以下 3 条主线给出影像综合评价标准：①以诊断学要求为依据；②以能满足诊断学要求的技术条件为保证；③同时充分考虑减少影像检查的辐射剂量。

（二）影像质量控制

1. 诊断学要求

（1）影像显示标准　指在影像上能显示特别重要的解剖结构和细节，并用可见程度来表征其性质。可见度可分为隐约可见、可见、清晰可见 3 级。在影像上能看到以上规定的解剖学结构和细节，有助于做出正确的诊断。

（2）重要的影像细节　这些标准为在影像上应显示的重要解剖学细节提供了最小尺寸的定量信息，这些细节也许是病理性的。

2. 体位显示标准　该标准以相应的摄影位置的体位显示标准为依据。

3. 成像技术标准　该标准给出为满足诊断学要求所必需的成像技术参数的合理组合。成像技术参数包括：摄影设备、标称焦点、管电压、总滤过、栅比、摄影距离、照射野大小控制、曝光时间、防护屏蔽等。

4. 被检者剂量标准　该标准提供在各种摄影类型的标准体型下，被检者体表入射剂量的参考值。

5. 照片影像上解剖点的密度标准范围　该标准设定的不同部位解剖点的密度范围，可作为定量评价照片影像质量标准的参考值。

（三）标准影像必须遵循的一般规则

标准影像必须遵循的一般规则：①影像显示能满足诊断学要求；②影像注释完整、无误；③无任何技术操作缺陷；④用片尺寸合理、分隔规范、照射野控制适当；⑤整体布局美观，无影像诊断的变形；⑥对检查部位之外的辐射敏感组织和器官应尽量加以屏蔽；⑦影像呈现的诊断密度范围应控制在 0.25～2.0。

二、影像显示的质量控制

医学影像专业显示器作为数字成像系统与 PACS 的终端设备，其性能的优劣直接影响诊断信息的传递。近年来由于数字化进程的加速，医生认知影像的载体正在经历以胶片为影像介质的硬拷贝模式向显示器屏幕的软阅读（soft-copy reading）模式的转化。软阅读是指在专业影像显示器上观察影像，以显示器为认知载体进行疾病诊断/功能研究的方式。一般专业显示器都配备外接控制器或内置校准软件，普通显示器则根据使用时间和衰减程度进行亮度和对比度的调整，以保证影像在不同地点的终端工作站上显示一致。

三、影像打印的质量控制

医学影像打印的质量控制是保障医学影像诊断一致性的重要前提，影响医学影像照片质量的环节因素主要包括主机设备自身的影像信号质量、胶片打印机的输入数值转换、打印介质转换的化学特性和介质存储条件等。

干式打印机作为主流的胶片打印设备，为了使各种因素对影像质量的影响达到最小，目前多数干式打印设备内均配有自动影像质量控制系统（automatic image quality control，AIQC），可实时进行密度检测、自动校准、自动调节打印机的参数，使打印片的质量恒定于标准水平。

（刘 蕊 曹国全）

主要参考文献

曹阳，沈孝翠，2021. 医学影像检查技术. 北京：中国医药科技出版社.

崔军胜，李少民，王帅，2019. 医学影像检查技术实训与考核. 2版. 郑州：郑州大学出版社.

李萌，张晓康，2020. X线摄影检查技术. 北京：人民卫生出版社.

李真林，雷子乔，刘启榆，2021. 医学影像设备与成像理论. 北京：科学出版社.

医学名词审定委员会，2020. 医学影像技术学名词. 北京：科学出版社.

余建明，李真林，2018. 医学影像技术学. 4版. 北京：科学出版社.

余建明，李真林，2021. 实用医学影像技术. 2版. 北京：人民卫生出版社.